やさしくわかる
医学×看護
略語カタカナ語事典

監修
奥原 秀盛
文京学院大学保健医療技術学部看護学科教授

サイオ出版

監修

奥原秀盛
文京学院大学保健医療技術学部看護学科教授

編集協力

遠藤貴子 (文京学院大学 保健医療技術学部看護学科 准教授)
桑原美弥子 (前文京学院大学 保健医療技術学部看護学科 准教授)
今井　亮 (文京学院大学 保健医療技術学部看護学科 助教)
山下明美 (文京学院大学 保健医療技術学部看護学科 助教)

はじめに

　医療および看護の高度化・専門分化に伴い、使われる専門用語も数多くなっています。自分が慣れ親しんだ領域であれば、日常的に使用している用語や略語、カルテに記載された英独語も理解できると思いますが、領域が異なるとその用語や略語を正確に理解するのは容易ではありません。

　また、私は看護学科に勤務していますが、臨地実習に行った学生たちが、カルテに記載されている略語がわからず、患者の病状、行われている治療や看護を理解するのにとても時間がかかることを経験してきました。そして、カルテに記載されている内容を短時間で把握・理解し、少しでも多く患者のベッドサイドに行くことができればと願ってきました。

　そこで、知らない単語や略語に出くわしたときに、その意味を正確かつ迅速に調べられる書籍の必要性を実感したのです。本書は、そうしたニーズに応えるべく生まれました。まずは、わからない単語や略語をさっと調べて、カルテに記載されている内容を大まかに把握し、必要に応じてより専門的な書籍に当たって詳細に調べる、その手がかりにしてほしいと思います。

　多くの看護・医療用語の略字をカバーできるよう約4,700語を収載し、わからない単語や略語をすぐに調べられるように構成しました。また1つの略語を調べた時に、その対義語や関連用語も同時に押さえられるように工夫しました。さらに、臨床現場でよく使用されているカタカナ語も加えました。

　本書が、皆さんの学習や看護実践を行ううえで少しでも役に立てばと願っています。

2017年11月

奥原　秀盛

本書の特徴

第1章
看護・医学略語

　医療の現場でよく使われる略語をアルファベット、欧文フルスペル（ドイツ語表記のものには「独」を付した）、和文の順に配置し、重要語句には簡略な解説をつけた。和文には可能なかぎりふりがなを付し、また、必要な語句には、関連のある語句（略語）を参考として併せて記載した。

第2章
カタカナ用語

　臨床現場や看護場面でよく使われるカタカナ用語を五十音順に配置した。カタカナ語の意味を記載し、必要なものには簡略な解説を記載した。

第3章
逆引きさくいん

　和文・略語の順に配置した。

CONTENTS

第1章 看護・医学略語 ……… 7

第2章 カタカナ語 ……………… 275

第3章 逆引きさくいん …… 317

第1章

医学・看護略語

A

a	動脈血　arterial blood　静脈血：V	
A	アセスメント　assessment　評価や査定。主観的・客観的情報を収集し、何が問題なのかを明確にする	
A	動脈　artery　静脈：V	
A	アルコール精神病　alcoholic psychosis	
A	アレルギー　allergy	
A	(肝)右葉前区域　anterior segment	
A	上行結腸　ascending colon　大腸の主要部分である結腸の一部で、横行結腸へつながる部分　横行結腸：T、下行結腸：D、S状結腸：S	
A1/3	胃下1/3　lower third of the stomach	
A2	第2大動脈音　aortic second sound	
A-Ⅱ	アンジオテンシンⅡ　angiotensinⅡ	
AA	鍼麻酔　acupuncture analgesia	
AA	アルコール依存症者匿名断酒会　alcoholics anonymous　アルコール依存からの回復をめざすため、患者が匿名のまま相互に協力し合う団体	
AA	円形脱毛症　alopecia areata　円形・楕円形の脱毛斑が突然に被髪頭部などに発生する疾患	
AA	アミロイドアンギオパチー　amyloid angiopathy	
AA	再生不良性貧血　aplastic anemia　骨髄の造血幹細胞の障害により、末梢血液中の血球が減少する病態	
AA	労作性狭心症　arbeitsangina　労作などによって心筋の酸素消費量が増加して酸素需給バランスが破綻して起きる　安定性狭心症：SA	
AA	人工流産　artificial abortion　人工的に誘発させた流産(人工妊娠中絶)	
AA	上行大動脈　ascending aorta　左心室の大動脈口から上方へ出る大動脈が大動脈弓になるまでの部分	
AA	アスコルビン酸　ascorbic acid	
AA	環椎軸椎の　atlantoaxial	

AAA	腹部大動脈瘤 abdominal aortic aneurysm	腹部大動脈にみられる内腔の病的な拡張。粥状硬化などで生じる
AAA	急性不安大発作 acute anxiety attack	
AAD	抗生物質随伴下痢症 antibiotic-associated diarrhea	
AAD	α1-アンチトリプシン欠損症 α1-antitrypsin deficiency	
A-A dislocation	環椎軸椎脱臼 atlanto-axial dislocation	
A-aDO₂	肺胞気動脈血酸素分圧較差 alveolar artery difference of partial pressure of oxygen	肺胞気酸素分圧と動脈血酸素分圧の差のことで、基準値は5〜15mmHg (Torr) である
AAE	積極的介助運動 active assistive exercise	
AAE	急性アレルギー性脳炎 acute allergic encephalitis	
AAE	大動脈弁輪拡張症 annuloaortic ectasia	
AAH	異型腺腫過形成 atypical adenomatous hyperplasia	
AAI	心房抑制型心房ペーシング atrium atrium inhibit pacing	人工心臓ペースメーカーのモードの1つ。自己のリズムが出たら休止する
AAL	前腋窩線 anterior axillary line	腋窩の前縁を通る垂直線
AAMI	加齢性記憶障害 age associated memory impairment	加齢に伴ってみられる記憶力の低下で、健常高齢者に生じる記憶障害
AAR	抗原抗体反応 antigen antibody reaction	
AAS	大動脈弓症候群、大動脈炎症候群 aortic arch syndrome	
AAS	環椎軸椎亜脱臼 atlantoaxial subluxation	第1頸椎 (環椎) が第2頸椎 (軸椎) に対して前方へずれ、不安定な状態をいう。ダウン症候群、関節リウマチに伴う
AB gap	気導骨導差 air bone gap	
AB	流産 abortion	
Ab	抗体 antibody	体内に入った異物 (抗原) から生体を防御するためにつくられる蛋白質。血液や体液中に存在する
ab	抗原結合能 antigen-binding capacity	
AB	喘息性気管支炎 asthmatic bronchitis	生後1、2年の体質異常児に多い気管支喘息に似た症状

ABB	酸塩基平衡　acid base balance　体液の水素イオン濃度（酸性とアルカリ性）が一定に保たれている状態
ABC	救命処置の手順　airway breathing circulation　気道：気道確保、呼吸：人工呼吸、循環：胸骨圧迫心マッサージ
ABC	動脈瘤様骨嚢腫、動脈瘤様骨腫　aneurysmal bone cyst　長管骨骨幹端部に発生する良性単発性の血液貯留性骨嚢腫
abd	腹部　abdomen
abd	外転　abduction　中心線から遠く離れて行く運動 内転：**Add**
abd resp	腹式呼吸　abdominal respiration
ABD	高齢者、眼の見えない人、障害者　aged, blind, disabled
ABD	平均身体投与量　average body dose
ABD	外転筋　abductor　　　内転筋：**Add**
ABE	急性細菌性心内膜炎　acute bacterial endocarditis　先天性心疾患や僧帽弁狭窄症などの基礎疾患に合併してみられることが多い感染性心内膜炎の急性・悪性型
ABF	抗出血因子　anti-bleeding factor
ABG	動脈血ガス　arterial blood gas　動脈血中に含まれる酸素や二酸化炭素のこと
ABI	足関節・上腕血圧指数　ankle brachial pressure index　足首と上腕の血液比。
ABK	アルベカシン　arbekacin　抗菌薬。アミノグリコシド系抗生物質の１つ
ABL	無βリポ蛋白血症　abetalipoproteinemia　網膜色素変性・有棘赤血球症・フリードリヒ型運動失調・脂肪吸収障害を特徴とする症候群＝バッセン・コルーンツバイク症候群
ABMT	自家骨髄移植　autologous bone marrow transplantation　患者自身の正常な骨髄を採取・冷凍保存しておき、化学療法や放射線療法後に骨髄を体内に戻す方法
ABLB test	両耳音の大きさバランス検査、両耳聞聴力バランス検査 alternate binaural loudness balance test
ABO	ABO式血液型　ABO blood group system　赤血球上にあるＡ抗原とＢ抗原の有無により、Ａ、Ｂ、Ｏ、ABの４つの血

	液型に分類される
ABP	急性細菌性前立腺炎　acute bacterial prostatitis　慢性細菌性前立腺炎：**CBP**
ABP	動脈圧　arterial blood pressure　静脈圧：**VP**　動脈の血管壁にかかる圧力
ABPA	アレルギー性気管支肺アスペルギルス症　allergic broncho-pulmonary aspergillosis　主に肺、気管支に感染するアスペルギルスによる感染症
ABPC	アンピシリン　ampicillin　ペニシリン系の抗菌薬
ABPM	アレルギー性気管支肺真菌症　allergic broncho-pulmonary mycosis
ABPM	携帯型自動血圧計 (24時間自動血圧測定)　ambulatory blood pressure monitoring　血圧測定装置を身体につけて一定時間ごとに血圧を測定し、血圧の24時間の変動を調べる血圧計
ABR	聴性脳幹反応 (聴覚脳幹反応)　auditory brainstem response　音の刺激を与え、蝸牛神経と脳幹の反応をみる。難聴や脳管障害の診断、脳死の判定などに有用
ABS	急性脳症候群　acute brain syndrome
ABS	羊膜索症候群　amniotic band syndrome　羊膜バンドが付着した胎児部分の障害＝羊膜バンド症候群
ABSI	簡易式熱傷重度度指数　abbreviated burn severity index
ABU	無症候性細菌尿　asymptomatic bacteriuria　全身的、局所的に自覚症状、他覚症状がない尿中に細菌をみとめる状態
ABVD	アドリアマイシン、ブレオマイシン、ビンブラスチン、ダカルバジンの併用療法　adriamycin, bleomycin, vinblastine, dacarbazine
AC, ac	腹囲　abdominal circumference
AC	腺がん　adenocarcinoma　腺上皮由来の悪性腫瘍。腺腔構造があるものを高分化腺がん、ないものを低分化腺がんという
AC	副腎皮質　adrenal cortex　副腎髄質：**AdM**
AC	アダルト・チルドレン　adult children
AC	気導、気導聴力　air conduction
AC	前房、前眼房　anterior chamber

AC	抗凝固薬	anticoagulant 血液の凝固を阻止する薬物。血栓症の予防・治療に用いられるものとしてワーファリン、ヘパリンが代表的
AC	上腕囲	arm circumference
AC	無症候性キャリア	asymptomatic carrier 病原微生物に感染した後、著名な症状を示さないで異常でないようにみえる状態
a.c.	食前	ante cibum
A-C bypass	大動脈冠動脈バイパス術	aorto-coronary artery bypass procedure 冠状動脈の狭窄や閉塞に対して自己血管を用いたバイパスをつくり心筋への血流量を増やす手術 ＝A-Cバイパス手術
AC-IOL	前房内レンズ	anterior chamber intraocular lens
ACA	前大脳動脈	anterior cerebral artery 内頸動脈から２本に分岐し大脳半球内側面に栄養を送る 後大脳動脈：PCA
ACB	抗体被覆細菌	antibody coated bacteria
ACBE	空気注腸造影	air contrast barium enema
ACBG	大動脈冠動脈バイパス移植術	aortocoronary bypass graft
ACC	腺房細胞がん	acinic cell carcinoma 唾液腺や膵臓などの外分泌腺にまれに発生する悪性度の低いがん
ACC	腺様嚢胞がん	adenoid cystic carcinoma 小型の腫瘍細胞が索状、腺管状に配列し篩条構造を示すがん
ACC	副腎皮質がん	adrenocortical carcinoma 副腎皮質を起源とする非常にまれな悪性腫瘍
ACC	肺胞上皮がん	alveolar cell carcinoma 肺の腺がんの一型で肺胞隔壁に沿ってがん細胞が広がる
ACC	先天性皮膚欠損症	aplasia cutis congenita 生下時に皮膚(表皮、真皮、皮下細胞)が欠損するまれな疾患
ACC	関節軟骨石灰化症	articular chondrocalcinosis ピロリン酸カルシウム結晶による結晶性滑膜炎。偽痛風
ACCS	交代性共同性内斜視	alternating convergent comitant strabismus
ACD	アクチノマイシンD	actinomycin 抗悪性腫瘍薬

ACD	アレルギー性接触性皮膚炎	allergic contact dermatitis
ACD	前胸部横径	anterior chest diameter
ACDK	多嚢胞化萎縮腎　acquired cystic disease of the kidneys　長期透析患者に腎萎縮、腎嚢胞形成を基盤として発生する		
ACE	アンジオテンシン変換酵素　angiotensin-converting enzyme　アンジオテンシンⅠをⅡに変換する酵素		
ACEI	アンジオテンシン変換酵素阻害薬　angiotensin converting enzyme inhibitor　アンジオテンシンⅡ産生を抑制する降圧薬		
ACF	膣鏡的異常所見　abnormal colposcopic findings		
ACF	付随的臨床所見　accessory clinical findings		
ACF	アドリアマイシン、クロロマイセチン、フルオロウラシル併用療法　adriamycin, chloroethyl, 5 -fluorouracil		
ACG	心血管造影法　angiocardiography		
ACG	大動脈冠動脈移植術　aortocoronary graft		
ACG	心尖拍動図　apex cardiogram		
Ach	アセチルコリン　acetylcholine　コリンの酢酸エステル		
ACH	活動性慢性肝炎　active chronic hepatitis　慢性肝炎の犬山分類の病型の１つで限界板の破壊が強いものをいう		
ACH	副腎皮質ホルモン　adrenal cortical hormone　副腎皮質より産生されるホルモンの総称。炎症の制御、炭水化物の代謝、蛋白質の異化、血液の電解質のレベル、免疫反応など広範囲にかかわる		
ACI	急性冠動脈梗塞　acute coronary infarction		
ACI	急性冠動脈不全　acute coronary insufficiency		
ACI	副腎皮質機能不全　adrenocortical insufficiency　副腎皮質からのステロイドの分泌が必要量以下に減少した状態		
AC-IOL	前房レンズ　anterior chamber intraocular lens　白内障治療に用いられる眼内レンズ　後房眼内レンズ：**PC-IOL**		
ACJ	肩峰鎖骨関節　acromioclavicular joint		
AC joint	肩鎖関節　acromioclavicular joint		
ACKD	後天性嚢胞腎　acquired cystic kidney disease　透析にいたらない腎不全患者の萎縮腎に高率に発生する多発性の嚢胞		
ACL	前房コンタクトレンズ　anterior contact lens		

ACL	前十字靭帯　anterior cruciate ligament　膝関節の中にあって大腿骨と脛骨を結ぶ強靭な紐で、関節を安定に保つ支持機構
ACLE	急性皮膚エリテマトーデス　acute cutaneous lupus erythematosus
ACLS	二次救命処置　advanced cardiovascular life support　病院など設備の整った環境で、広範な患者に対して有資格者により行われる救命処置
ACM	アドリアマイシン、シクロホスファミド、メドロキシプロゲステロン併用療法　adriamycin, cyclophosphamide, medroxyprogesterone
ACM	アドリアマイシン、シクロホスファミド、メトトレキセート併用療法　adriamycin, cyclophosphamide, methotrexate
ACMP	アドリアマイシン、キロサイド、6-メルカプトプリン、プレドニン併用療法　adriamycin, cylocide, 6-mercaptopurine, predonine
ACN	結節性皮膚アミロイドーシス　amyloidosis cutis nodularis
ACNA	萎縮性結節性皮膚アミロイドーシス　amyloidosis cutis nodularis atrophicans
ACO	急性冠動脈閉塞症　acute coronary occlusion
A com	前交通動脈　anterior communicating artery　左右の前大脳動脈間を結ぶ一種の吻合動脈　　後交通動脈：Pcom
ACS	急性錯乱状態　acute confusional state
ACS	急性冠症候群　acute coronary syndrome　急激な冠動脈狭窄によって生じる不安定狭心症、急性心筋梗塞、虚血性心臓性突然死を包括した名称
ACS	交代性内斜視　alternating convergent strabismus
ACT	アドリマイシン、シクロホスファミド、タモキシフェン併用療法　adriamycin, cyclophosphamide, tamoxifen
ACT	アトロピン昏睡療法　atropine coma therapy
ACT	活性化凝固時間　activated coagulation time
ACTH	副腎皮質刺激ホルモン　adrenocorticotrophic hormone　39個のアミノ酸からなるペプチドホルモンで下垂体前葉の好塩基性細胞から産生・分泌される

ACUP	原発巣不明がん　adenocarcinoma of unknown primary tumor site　原発巣の判明しない転移性腫瘍
ACV	アシクロビル（ゾビラックス）　acyclovir　抗ウイルス薬
ACVD	アテローム硬化性心血管疾患　atherosclerotic cardiovascular disease
ACW	前胸壁　anterior chest wall
AD	常用者、常習者　addict
AD	アドレナリン　adrenaline
AD	アリューシャン病　Aleutian disease
AD	アルツハイマー型認知症　Alzheimer dementia　アルツハイマーによって報告された痴呆性疾患
AD	アトピー性皮膚炎　atopic dermatitis　掻痒のある湿疹を主とする疾患で増悪と寛解を繰り返す
AD	右耳　auris dextra　　左耳：**AS**
AD	常染色体優性遺伝　autosomal dominant inheritance　常染色体上に存在する遺伝子が支配する形質の遺伝様式
AD-CA, ad-ca	腺がん、アデノカルチノーマ　adenocarcinoma
ADCMC	抗体依存性細胞媒介性細胞傷害作用　antibody-dependent cell-mediated cytotoxicity
ad.feb.	有熱時　adstante febre
AdC	副腎皮質　adrenal cortex　　副腎の周囲に位置する部分でアルドステロンとコルチゾールのそれぞれを含む鉱質コルチコイドと糖質コルチコイドを産生する　　副腎髄質：**AdM**
ADCC	抗体依存性細胞傷害　antibody-dependent cell-mediated cytotoxicity　受容体を2つもつエフェクター細胞が、抗体に覆われた標的細胞をその抗体部分を介して結合、傷害すること
Add	内転　adduction　　外転：**Abd**
Add	内転筋　adductor　中心線に向かって行う運動　　外転筋：**ABD**
ADD	注意欠陥障害　attention deficit disorder　多動、学習障害、協調障害が主な症状
ADE	急性播種性脳脊髄膜炎　acute disseminated encephalomyelitis

ADEM	急性散在性脳脊髄膜炎　acute disseminated encephalomyelitis　急性の経過をとる脳・脊髄の散在性炎症性病変。水痘や麻疹などの感染症で起こる脱髄疾患
ADEN	急性播種性表皮壊死　acute disseminated epidermal necrosis
ADH	癒着　adhesion
ADH	抗利尿ホルモン　antidiuretic hormone　下垂体後葉ホルモンの1つ
ADH	異型乳管過形成　atypical ductal hyperplasia
ADHD	注意欠陥多動障害　attention deficit hyperactivity disorder　不注意、過活動・衝動性が主な症状で、7歳以前に発症、6か月以上症状が持続する
ADI	1日摂取許容量　acceptable daily intake
ADI	環椎歯突起間距離　atlanto-dental interval
ADL	日常生活動作　activities of daily living
ADM	小指外転筋　abductor digiti minimi
Adm	入院　admission、Ad　退院：**Disc**
AdM	副腎髄質　adrenal medulla　副腎の内部に位置する内分泌性組織。副腎全体の10〜20％にあたる　副腎皮質：**AdC、AC**
ADML	急性十二指腸粘膜病変　acute duodenal mucosal lesion
ADP	母指内転筋　adductor pollicis
ADP	アデノシン三リン酸　adenosine diphosphate　リボヌクレオチドの1つ
ADPKD	常染色体優性遺伝型多発性嚢胞腎　autosomal dominant polycystic kidney disease
ADQ	小指外転筋　abductor digiti quinti
ADR	薬害有害反応　adverse drug reaction　＝副作用
Adrex	副腎を摘出した　adrenalectomized
ADS	抗利尿性物質　antidiuretic substance
ADS	交代性外斜視　alternative divergent strabismus
ADS	抗体不全症候群、抗体欠損症候群　antibody deficiency syndrome

Ad-St	アダムス・ストークス症候群 Adams-Stokes syndrome 不整脈・徐脈・血圧低下・心停止などの脳循環不全から脳虚血症状が生じ、めまいや意識消失、痙攣などをきたす病態	
ad.us.ext.	外用 ad usum externum	
ad.us.int.	内用 ad usum internum	
AdVP	アドリアマイシン、ビンクリスチン、プレドニゾロン併用療法 adriamycin, vincristine, prednisolone	
AE amp	上腕切断 above-elbow amputation	
AE	自動運動 active exercise	
AECD	アレルギー性湿疹状接触皮膚炎 allergic eczematous contact dermatitis	
AED	抗てんかん薬 antiepileptic drug	
AED	自動体外除細動 automated external defibrillator	
AEDH	急性硬膜外血腫 acute epidural hematoma 頭部外傷後、頭蓋骨と硬膜の間にたまる血腫	
AEG	気脳図 air encephalogram	
AEP	聴覚誘発電位 auditory evoked potential 耳への音刺激で聴神経・脳幹部聴覚路から誘発される電位	
AER	聴覚誘発反応 auditory evoked response	
AES	大動脈駆出音 aortic ejection sound	
AF	腹部皮弁形成 abdominal flap	
AF	羊水 amniotic fluid 羊膜と胎児から産生され羊膜腔を満たす液体	
AF	前屈 anteflexio	
AF	大泉門 anterior fontanel	
AF	腹水 ascitic fluid 腹腔内に体液が過剰に貯留した状態	
Af	心房細動 atrial fibrillation 心房の興奮収縮が不規則で速い状態	
AF	心房粗動 atrial flutter 心房レートが規則正しい上室性頻拍症	
AFB	抗酸菌 acid-fast bacillus	
AFB	大動脈大腿動脈バイパス術 aorta femoral bypass	

AFC	抗体産生細胞	antibody forming cell　B細胞が活性化し抗体を血清中に分泌する段階にまで分化したもの
AFCE	急性局所性脳浮腫	acute focal cerebral edema
AFD	相当重量児	appropriate for dates infant
AFE	羊水塞栓症	amniotic fluid embolism　羊水成分が妊婦血中へ流入して母体に呼吸不全、循環不全、ショックなどを発生する重篤疾患
AFI	羊水指標	amniotic fluid index
AFI	黒内障性家族性白痴	amaurotic familial idiocy
AFO	短下肢装具	ankle-foot orthesis
AFP	αフェトプロテイン(胎児性蛋白)	α-fetoprotein　肝細胞がんマーカー
AFRD	急性熱性呼吸器疾患	acute febrile respiratory disease
AFS	アレルギー性副鼻腔真菌症	allergic fungal sinusitis
Afta	人工肛門	Kunstafter　消化管の疾患などにより、便を排泄するために腹部に造設された消化管排泄孔。ストーマ
AFV	羊水量	amniotic fluid volume
AG	腹囲	abdominal girth
AG	血管造影	angiography　造影剤を注入して行うX線撮影
AG	陰イオンギャップ	anion gap　主要な陽イオンと陰イオンの差
Ag	抗原	antigen
AG	動脈造影	arteriography
AGA	アレルギー性肉芽腫性血管炎	allergic granulomatous angiitis　原因不明で慢性の中小動脈・細動脈の全身性壊死性血管炎
AGA	在胎期間に比して適当な大きさの児(適性発育児)	appropriate for gestational age (infant)
AGC	進行胃がん	advanced gastric cancer
AGC	自動音量調節	automatic gain control
AGD	肛門性器間距離	anogenital distance

AGE	急性胃腸炎	acute gastroenteritis　ウイルスや細菌などの感染症や薬剤・食事・毒物などの接種が原因で、急激に悪心・嘔吐・下痢をきたす胃腸炎の総称
AGG	無γグロブリン血症	agammaglobulinemia
AGL	急性顆粒球性白血病	acute granulocytic leukemia
AGML	急性胃粘膜病変	acute gastric mucosal lesion　上部消化管出血の検査目的で内視鏡をした際に、急性潰瘍、出血性びらん、胃炎が混在してみられる粘膜病変の総称
AGN	急性糸球体腎炎	acute glomerulonephritis　感冒、咽頭炎、扁桃炎などの上気道炎、皮膚感染などの後潜伏期をおいて急に蛋白尿、血尿、乏尿、浮腫、高血圧腎機能低下などを発症する症候群
AGN	失認	agnosia
A/G ratio	アルブミン/グロブリン比	albumin-globulin ratio　血漿蛋白の異常を察知する臨床検査
AGS	副腎性器症候群	adrenogenital syndrome　先天性副過形成、副腎腫瘍による性器の異常をきたす病態
AGS	乳汁漏出・無月経症候群	amenorrhea-galactorrhea syndrome
AGTT	異常糖負荷試験	abnormal glucose tolerance test
AH interval	心房ーヒス束時間	atrio-His bundle interval
AH	腹式子宮摘出術	abdominal hysterectomy
AH	急性肝炎	acute hepatitis　急性の肝実質のびまん性炎症。ウイルス性、薬剤性、アルコール性、原因不明などに原因が分けられる
AH	アルコール性肝炎	alcoholic hepatitis
AHA	後天性溶血性貧血	acquired hemolytic anemia
AHA	米国心臓協会	American Heart Association
AHA	抗血友病A因子	antihemophilic factor A
AHA	自己免疫性溶血性貧血	autoimmune hemolytic anemia　赤血球に対する自己抗体が産生されるため赤血球が破壊され寿命が短くなる貧血の総称
AHC	急性出血性腸炎	acute hemorrhagic colitis

AHC	急性出血性結膜炎　acute hemorrhagic conjunctivitis　ウイルスによる急性出血性結膜炎でガーナから世界に広がり、日本でも流行した＝アポロ病
AHD	後天性心疾患　acquired heart disease　生後に発生する心臓疾患
AHD	急性心疾患　acute heart disease
AHD	動脈硬化性心疾患　arteriosclerotic heart disease
AHD	自己免疫性溶血性疾患　autoimmune hemolytic disease
AHF	急性心不全　acute heart failure　臓器や末梢組織の需要に見合うだけの血液を心臓が送り出すことができなくなった状態
AHF	抗血友病因子、血液凝固因子　antihemophilic factor　＝第Ⅷ因子
AHI	肩峰骨頭距離　acromiohumeral interval
AHO	アルブライト遺伝性骨形成異常症　Albright hereditary osteodystrophy　皮膚の褐色色素斑、性早熟、多骨性線維性骨異形性を3主徴とする症候群
AHP	急性出血性膵炎、劇症膵炎　acute hemorrhagic pancreatitis　出血性・壊死性の急性膵炎で血管透過性の亢進のため循環血漿量の低下をきたし、ショックに陥り急速に状態が悪化する
AI	臼蓋指数　acetabular index
AI	大動脈弁閉鎖不全症　aortic insufficiency　大動脈弁の閉鎖が不完全になり拡張期に大動脈から左心室へ血液の逆流が起こる病態
AI	死亡時画像診断　autopsy imaging
AI	無呼吸指数　apnea index　睡眠1時間あたりの無呼吸回数
AI	人工授精　artificial insemination　卵管内の卵子への受精を目的に精液を女性の性管内へ注入すること
AIA	アスピリン誘発喘息　aspirin-induced asthma　アスピリンなどの解熱鎮痛薬で起こる気管支喘息
AICA	前下小脳動脈　anterior inferior cerebellar artery　橋を経由して小脳に到達する動脈
AICF	自己免疫補体結合反応　autoimmune complement fixation

▶▶▶ AIOD

AID	急性感染症 acute infectious disease 小児期に罹患のピークが多くインフルエンザ、麻疹、水痘、耳下腺炎などがある
AID	非配偶者間人工授精 artificial insemination with donor's semen　配偶者間人工授精：**AIH**　第三者の精子で行う人工授精
AID	自己免疫疾患 autoimmune disease　免疫系の機能異常によって起こる疾患群。膠原病、自己免疫性溶血性疾患に分けられる
AIDP	ギラン・バレー症候群（急性炎症性多発ニューロパチー） acute inflammatory demyelinating polyradicuropathy　上気道感染、下痢などの後、四肢の遠位部から近位部、体幹の運動麻痺を急速に起こす原因不明の多発神経炎
AIDS	後天性免疫不全症候群 acquired immunodeficiency syndrome　ヒト免疫不全ウイルス (HIV) 感染により細胞性免疫不全をきたし、日和見感染、カポジ肉腫などの悪性腫瘍、HIV 脳症などを起こす症候群
AIE	急性感染性心内膜炎 acute infectious endocarditis
AIH	配偶者間人工授精 artificial insemination with husband's semen　夫の精子で行う人工授精　非配偶者間人工授精：**AID**
AIH	自己免疫性肝炎 autoimmune hepatitis　慢性の炎症性肝疾患。若年・更年期の女性に多い
AIHA, A (I) HA	自己免疫性溶血性貧血 autoimmune hemolytic anemia
AIIS	下前腸骨棘 anterior inferior iliac spine
AIM	異常不随意運動 abnormal involuntary movement
AIMD	異常不随意運動疾患 abnormal involuntary movement disorder
AIMP	急性免疫性多発神経炎 acute immune-mediated polyneuritis
AIN	急性間質性腎炎 acute interstitial nephritis
AIN	自己免疫性好中球減少症 autoimmune neutropenia
AIOD	大動脈腸骨動脈閉塞症 aortoiliac occlusive disease　腹部大動脈から腸骨動脈にかけて閉塞したもの。塞栓による急性のものと動脈硬化や炎症に基づく慢性の狭窄によるものがある

AION	前部虚血性視神経症　anterior ischemic optic neuropathy　動脈の炎症・硬化により視神経が虚血となる状態。視力低下などが起こる
AIP	急性特発性心膜炎　acute idiopathic pericarditis　急性心膜炎のうち原因の特定できないもので、胸痛、発熱など感冒症状を主訴とすることが多い
AIP	急性炎症性多発ニューロパチー　acute inflammatory polyneuropathy　ギラン・バレー症候群が代表的な多発根神経炎
AIP	急性間欠性ポルフィリン症　acute intermittent porphyria　肝性ポルフィリン症の1つ。症状は腹部症状、末梢神経障害、精神症状
AIP	急性間質性肺炎　acute interstitial pneumonia　原因不明のびまん性間質性は胃炎の急性に進行するもの。症状は乾性咳などにはじまり、ベルクロラ音、ばち指などをみる
AIP	アルコール性膵炎　alcohol induced pancreatitis　アルコール摂取過剰で起こる急性膵障害。全身倦怠感や悪心・嘔吐、腹痛、発熱、腹水、などを認める
AIPD	前下膵十二指腸動脈　anterior inferior pancreatico duodenal artery
AIPD	自己免疫性プロゲステロン皮膚炎　autoimmune progesterone dermatitis
AIS	簡易式外傷指数　abbreviated injury scale　交通事故などの外傷の重症度分類スケール
AJ	アキレス腱反射　ankle jerk　下腿三頭筋の伸張反射、単シナプス反射の代表的なもの
a.j.	朝食前　ante jentaculum　夕食前：**a.p.**
AK	日光角化症　actinic keratosis
AK	人工腎臓　artificial kidney
AK	乱視矯正角膜切開術　astigmatic keratotomy　角膜周囲部の切開手術
AK amp	大腿切断　above-knee amputation
AKBR	動脈血中ケトン体比　arterial ketone body ratio

AL	急性白血病 acute leukemia 慢性白血病：CL	
ALA	抗リンパ球抗体 antilymphocyte antibody	
Alb	アルブミン albumin 水溶性で加熱によって凝固する蛋白質	
ALbL	急性リンパ芽球性白血病 acute lymphoblastic leukemia 貧血、発熱、出血のほかに肝脾腫、リンパ節腫大がみられやすい	
alc	アルコール依存症 alcoholism	
ALD	副腎白質ジストロフィー adreno-leukodystrophy	
ALD	アルコール性肝障害 alcoholic liver disease 飲酒によって生じる肝障害の総称	
ALD	アルドステロン aldosterone 副腎皮質の球状層から産生される鉱質コルチコイドホルモン	
ALD	前広背筋 anterior latissimus dorsi	
ALF	急性肝不全 acute liver failure	
ALG	抗リンパ球グロブリン antilymphocyte globulin	
ALH	前葉ホルモン anterior lobe hormone 脳下垂体の前葉から内分泌されるホルモン。成長ホルモン・生殖腺刺激ホルモン・甲状腺刺激ホルモン・副腎皮質刺激ホルモンなどがある	
A-line	動脈ライン arterial line 動脈に入っているルートのこと。Aラインと呼ぶ	
ALI	急性肺傷害 acute lung injury	
ALL	急性リンパ性白血病 acute lymphocytic leukemia 慢性リンパ性白血病：CLL	
ALL	前縦靱帯 anterior longitudinal ligament 脊柱前面を上下に縦走する帯状の靱帯	
allo	同種の allogenic	
allo-BMT	同種骨髄移植 allogeneic bone marrow transplantation	
allo-PBSCT	同種末梢血幹細胞移植 allogeneic peripheral blood stem cell transplantation	
allo-SCT	同種幹細胞移植 allogeneic stem cell transplantation	
ALM	末端部黒子型黒色腫 acral lentiginous melanoma	
ALP, AP	アルカリホスファターゼ alkaline phosphatase	

ALS ▶▶▶

ALS	二次救命処置　advanced life support　　一次救命処置：BLS
ALS	筋萎縮性側索硬化症　amyotrophic lateral sclerosis　随意運動をつかさどる第1・2運動ニューロンの進行性変性疾患。錐体路、前角細胞、下部運動性脳神経核が侵される
ALS	抗リンパ球血清　antilymphocyte serum
ALS	人工的肝機能補助　artificial liver support
ALT	アラニンアミノトランスフェラーゼ　alanine aminotransferase　アラニンとピルビン酸との間のアミノ基転移反応を触媒する酵素
ALTE	乳幼児突発性危急事態　apparent life threatening event
am	午前　ante meridiem　　午後：pm
AM	扁桃腺　amygdala
AMA	抗心筋抗体　antimyocardial antibody
AMC	上腕筋周囲長　arm muscle circumference　腕の皮下脂肪を除いた筋肉周囲の厚さ
AMC	先天性多発性関節拘縮症　arthrogryposis multiplex congenita
AMD	加齢性黄斑変性　age-related macular degeneration
AME	アメーバ性髄膜脳炎　amebic meningoencephalitis
AMI	急性心筋梗塞　acute myocardial infarction
AML	急性骨髄芽球性白血病　acute myeloblastic leukemia
AML	急性骨髄性白血病　acute myelocytic leukemia　顆粒球系骨髄芽球の分化異常により急激に未熟な骨髄芽球が増殖し、末梢血にまで出現する急性白血病　　慢性骨髄性白血病：CML
AML	血管筋脂肪腫　angiomyolipoma　腎皮質や後腹膜、腎周囲の軟部組織に発生する腫瘍。血管・平滑筋、脂肪組織が混在して腫瘤を形成する
AML	僧帽弁前尖　anterior mitral leaflet
AMMoL	急性骨髄単球性白血病　acute myelomonocytic leukemia
AMN	副腎脊髄神経障害　adrenomyeloneuropathy
AMoL	急性単球性白血病　acute monocytic leukemia　ほかの白血病より皮膚浸潤や歯肉腫脹がみられやすい　　慢性単球性白血病：CMoL

Amp.	アンプル	ampule　薬液や薬を溶かす液を入れる容器
Amp	切断	amputation
AMV	補助機械換気	assist mechanical ventilation
AN	黒色表皮症、黒色表皮腫	acanthosis nigricans　頸部、腋窩、陰股部、指背に乳嘴状増殖・角質増生、色素沈着をきたす
AN	聴神経腫	acoustic neuroma
AN	不安神経症	anxiety neurosis
AN	神経性食思不振症	anorexia nervosa　不食や摂食制限などの摂食行動異常を生じ、短期間に著しいやせに至る。無月経、徐脈、低体温などの症状がある
AN	無菌性壊死	aseptic necrosis
ANA	抗核抗体	antinuclear antibody　DNA、RNA、核蛋白などの細胞の核成分と反応する自己抗体の総称。全身性エリテマトーデスなどのスクリーニング検査として汎用される
ANC	好中球絶対数	absolute neutrophil count
ANCA	抗好中球細胞質抗体	anti-neutrophil cytoplasmic antibody　患者血清中に存在する好中球の細胞質成分に対する抗体
ANE	血管運動神経性浮腫	angioneurotic edema
ANF	抗核因子	antinuclear factor
ANF	無血管性大腿骨頭壊死症	avascular necrosis of the femoral head
Angio	血管造影	angiography
ANLL	急性非リンパ性白血病	acute non-lymphocytic leukemia　リンパ芽球ががん化して著しく増加することによって起こる
ANP	急性壊死性膵炎	acute necrotizing pancreatitis
ANP	心房性ナトリウム利尿ペプチド	atrial natriuretic peptide　心血管系に対する作用は血圧低下作用、末梢血管における交感神経緊張の低減作用、腎作用としては利尿作用がある
ANS	前鼻棘	anterior nasal spine
ANS	自律神経系	autonomic nervous system　中枢神経系：**CNS**、末梢神経系：**PNS**
ANSD	自律神経機能障害	autonomic nervous system dysfunction

Ao	大動脈　aorta　大動脈弁口弾性型の大きな動脈で、上行大動脈、大動脈弓、胸部下行大動脈、腹部下行大動脈の4部分からなる　　大静脈：**VC**
AoAW	大動脈前壁　anterior wall of aorta
AOC	急性閉塞性胆管炎　acute obstructive cholangitis
AOD	成人発症型糖尿病　adult-onset diabetes
AOD	動脈閉塞性疾患　arterial occlusive disease
AOG	動脈造影　aortography　直接造影剤を注入する方法とカテーテルによる造影法がある
AOG	聴覚誘発電気眼球運動図　auditory electro-oculomotogram
AOM	急性中耳炎　acute otitis media　感冒による鼻や咽頭の急性炎症に引き続いて耳管経由で感染することが多い。主な起因菌はブドウ球菌、インフルエンザ菌など
AoPW	大動脈後壁　posterior wall of aorta
AOSC	急性閉塞性化膿性胆管炎　acute obstructive suppurative cholangitis　胆道閉塞時において胆管にうっ滞した胆汁の感染による胆管炎
AoV	大動脈弁　aortic valve
AP	急性期　acute phase　　慢性期：**CP**
AP	急性肺炎　acute pneumonia
AP	アナフィラキシー性紫斑病　anaphylactoid purpura
AP	狭心症　angina pectoris　必要な血液を十分に心筋に供給できなくなり、胸痛などの症状を示す状態。冠動脈硬化による内腔の狭小化、冠動脈攣縮などにより起こる　　労作性狭心症：**AA**、**EA**、異型狭心症：**VAP**
Ap.	アプガー・スコア　appearance-pulse-grimace-activity-respiration score　新生児の心拍数、呼吸、筋緊張、反射、皮膚色を点数により評価する方法
AP	虫垂切除術　appendectomy
AP	虫垂　appendix
AP	動脈圧　arterial pressure　　静脈圧：**VP**
AP	人工気胸　artificial pneumothorax
A&P	アセスメントとプラン　assessment and plan

A-P	前後方向、腹背方向	anteroposterior
a.p.	夕食前 ante prandium 朝食前：**a.j.**	
AP window	大動脈肺動脈窓	aorticopulmonary window
APA	副腎皮質腺腫、アルドステロン産生腫瘍 aldosterone-producing adenoma	
APACHE	アパッシュ重症度評価基準 acute physiology and chronic health evaluation	
APB	短母指外転筋	abductor pollicis brevis muscle
APB	心房性期外収縮	atrial premature beat
APBD	膵管胆道合流異常 anomalous arrangement of pancreaticobiliary ducts	
APC	心房性期外収縮 atrial premature contraction 予期される心周期より早く洞結節以外の心房から発生する異所性の収縮波の出現で生じる期外収縮	
APCD	成人型多嚢胞症	adult polycystic disease
APD	腹部前後径	anteroposterior diameter
APD	自動腹膜灌流 automated peritoneal dialysis 腹膜透析液の注入、排液の工程を自動的に行う装置	
APGAR score	アプガー・スコア appearance-pulse-grimace-activity-respiration score	
APH	下垂体前葉ホルモン anterior pituitary hormone 分泌されるものに、副腎皮質刺激ホルモン、成長ホルモン、プロラクチン、甲状腺刺激ホルモン、卵胞刺激ホルモン、黄体形成ホルモンがある	
APH	失語症	aphasia
APH	心尖部肥大型心筋症	apical hypertrophy
API	足関節・上腕血圧指数	ankle pressure index
APKD	成人発症型多嚢胞腎	adult-onset polycystic kidney disease
APL	長母指外転筋	abductor pollicis longus muscle
APL	急性前骨髄性白血病 acute promyelocytic leukemia 骨髄内で胞体内に多数の粗大な顆粒があり、腎臓形や分葉形の核をもつ異常な前骨髄球の著明な増加がある	

Aplas	再生不良性貧血　aplastic anemia　骨髄機能不全の1つで、骨髄の血球産生低下をもとに起こる造血障害。汎血球減少症が特徴
APMPPE	急性後極部多発性鱗状網膜色素上皮症　acute posterior multifocal placoid pigment epitheliopathy
APN	急性腎盂腎炎　acute pyelonephritis　学童期から壮年期の女性に多く、主に大腸菌による腎実質、腎盂・腎杯系の感染症。高熱、悪寒、膀胱炎症状など　慢性腎盂腎炎：**CPN**、**CP**
Apo	脳卒中　apoplexia cerebri
Apo	アポ蛋白　apoprotein
Appe	虫垂炎　appendicitis　盲腸の内側に付着する虫垂の炎症性疾患。急激な痛みを伴うことが多く、放置すると穿孔して腹膜炎に至る
APR	腹会陰式直腸切除術　abdominoperineal resection　マイルズ手術。現在では下位直腸まで進行したがんに適応される
APR	耳性眼瞼反射　auropalpebral reflex
AProL	急性前骨髄性白血病　acute promyelocytic leukemia
APRV	気道圧開放換気　airway pressure release ventilation
APS	抗リン脂質抗体症候群　antiphospholipid syndrome　リン脂質に対する抗体の存在により、動静脈血栓症、習慣性流産、血小板減少などを起こす症候群
APS	心房性早期収縮　atrial premature systole
APSD	大動脈肺動脈中隔欠損症　aortopulmonary septal defect
APSGN	急性溶連菌感染後糸球体腎炎　acute poststreptococcal glomerulonephritis
APTT	活性化部分トロンボプラスチン時間　activated partial thromboplastin time　血液中の内因系凝固因子活性を測定するためのスクリーニング検査
APVC	肺静脈還流異常　anomalous pulmonary venous connection
APW	大動脈肺動脈中隔欠損　aortic pulmonary window
aq.	水　aqua
AR	アレルギー性鼻炎　allergic rhinitis

AR	前方切除術 anterior resection	
AR	大動脈弁閉鎖不全症 aortic regurgitation　大動脈弁の閉鎖が不完全になり、拡張期に大動脈から左心室へ血液の逆流[大動脈逆流(症)]が起こる病態	
AR	補助呼吸法 assisted respiration	
AR	萎縮性鼻炎 atrophic rhinitis	
AR	常染色体劣性遺伝 autosomal recessive inheritance	
ARC	エイズ関連症候群　AIDS related complex　エイズを発症する前の病態。発熱、倦怠感、慢性の下痢、口腔カンジダ症などの症状がある	
ARC	自動明聴調節 automatic recruitment control	
ARD	急性呼吸器疾患 acute respiratory disease　⇄慢性呼吸器疾患：**CRD**	
ARDS	急性呼吸窮迫症候群 acute respiratory distress syndrome　侵襲度の大きい手術、外傷後に起こる重篤な急性呼吸不全	
ARE	能動抵抗運動 active resistance exercise	
ARF	急性腎不全 acute renal failure　何らかの原因で時間あるいは日の単位で急激に腎機能低下をきたす。乏尿性と非乏尿性とに分類される　　慢性腎不全：**CRF**	
ARF	急性呼吸不全 acute respiratory failure　呼吸障害により急激に動脈血の酸素あるいは二酸化炭素分圧が異常を示し、身体の恒常性が保てなくなった状態　　慢性呼吸不全：**CRF**	
ARF	急性リウマチ熱 acute rheumatic fever	
ARM	人工破膜 artificial rupture of membrane	
ARMD	加齢性黄斑変性 age-related macular degeneration　網膜色素上皮が徐々に萎縮するタイプと網膜下に出血や滲出が起きる円板状黄斑変性症の病型がある	
ARN	急性網膜壊死 acute retinal necrosis　広範な網膜壊死を伴う急性のぶどう膜炎。帯状ヘルペスまたは単純ヘルペスウイルスが原因	
ARPKD	常染色体劣性多発性嚢胞腎 autosomal recessive polycystic kidney disease	
ARS	急性放射線症候群 acute radiation syndrome	

ART	生殖補助技術	assisted reproductive technology
ARZ	アキレス腱反射時間	Achilles sehnenreflexzeit
AS	強直性脊椎炎	ankylosing spondylitis
AS	大動脈弁狭窄症	aortic stenosis　大動脈弁に狭窄が生じ左心室から大動脈への血液駆出の抵抗が増大する病態。先天異常、リウマチ熱などが病因
AS	動脈硬化症	arteriosclerosis　動脈壁に肥厚と弾性の硬化ができる病変。進行すると動脈の狭窄や閉塞をきたす
As	乱視	astigmatism
AS	左耳	auris sinistra　　右耳：**AD**
ASB	自発呼吸補助換気	assisted spontaneous breathing
ASC	鎖骨下動脈	arteria subclavia
ASC	無症候性キャリア	asymptomatic carrier
ASCVD	動脈硬化性心血管疾患	arteriosclerotic cardiovascular disease
ASD	学習能力障害	academic skills disorders
ASD	急性ストレス障害	acute stress disorder
ASD	アルツハイマー型老年認知症	Alzheimer senile dementia
ASD	心房中隔欠損症	atrial septal defect　心房中隔の形成不全による欠損孔が左房と右房間の交通路となる奇形。先天性奇形の15%を占める
ASDH	急性硬膜下血腫	acute subdural hematoma　外傷を受け脳皮質に出血性挫傷をきたし、硬膜下血腫となったもの。受傷時に意識障害や神経症状を示すことが多い　　慢性硬膜下血腫：**CSH**、**CSDH**
ASF	脊髄前方固定	anterior spinal fusion
ASH	強直性脊椎骨増殖症	ankylosing spinal hyperostosis
ASH	非対称性心室中隔肥大	asymmetric septal hypertrophy
ASHD	動脈硬化性心疾患	arteriosclerotic heart disease　動脈壁の肥厚・硬化による血管閉塞が原因の心臓疾患
ASI	大動脈弁狭窄および閉鎖不全症	aortic steno-insufficiency
ASIS	前上腸骨棘	anterior superior iliac spine

ASK	抗ストレプトキナーゼ	antistreptokinase　A群溶レン菌の産生する菌体外毒素の１つであるストレプトキナーゼに対する抗体
ASLE	急性全身性エリテマトーデス	acute systemic lupus erythematosus
ASLO	抗ストレプトリジンO	antistreptolysin　主としてA群溶レン菌の産生する菌体外溶血毒素に対する患者血清中の抗体
ASM	心房収縮期雑音	atrial systolic murmur
ASN	動脈硬化性腎炎	arteriosclerotic nephritis
ASO	閉塞性動脈硬化症	arteriosclerosis obliterans　粥状動脈硬化症によって動脈内腔が狭窄または閉塞して起こる疾患。間欠性跛行などの症状がみられる
ASR	アキレス腱反射	achilles-sehnen reflex
ASR	大動脈弁狭窄および閉鎖不全症	aortic stenosis & regurgitation
ASS	前上腸骨棘、長骨前上棘	anterior superior iliac spine
AST	アスパラギン酸アミノトランスフェラーゼ	aspartase aminotransferase　肝・筋細胞内や赤血球内に存在する酵素
AST	星細胞腫	astrocytoma
Asth	眼精疲労	asthenopia
AT	聴神経腫瘍	acoustic tumor　内耳道内の下前庭神経のシュワン細胞から生じる腫瘍で女性に多い
AT	活動療法	activity therapy
AT	大動脈三角	aortic triangle
AT	芸術療法	art therapy
AT	動脈血栓症	arterial thrombosis　凝固した血液の塊が動脈内に血栓となる血流障害
AT	毛細血管拡張性運動失調	ataxia telangiectasia
AT	異型移行形	atypical transformation zone
AT	自立訓練	autogenous training
AT	ドキソルビシン、タキソテール併用療法	doxorubicin, taxotere
AT	アンチトロンビン	antithrombin　セリンプロテアーゼインヒビターの１つで活性化凝固因子の重要な阻止物質

A&T	アデノイド切除・扁桃摘出術　adenoidectomy and tonsillectomy
ATD	アルツハイマー型痴呆　Alzheimer type dementia
ATG	抗胸腺細胞グロブリン　antithymocyte globulin　ヒト胸腺細胞をウナギやヤギなどに免疫して得られるT細胞反応性の抗リンパ球抗体。免疫抑制効果がある
ATH	腹式子宮単純全摘術　abdominal total hysterectomy　開腹による子宮全摘出手術
ATL	成人T細胞白血病　adult T-cell leukemia　ヒトT細胞白血病ウイルスⅠ型感染で起こるT細胞の白血病
ATLL	成人T細胞リンパ腫白血病　adult T-cell lymphoma leukemia
ATL	三尖弁前尖　anterior tricuspid leaflet
ATLA	成人T細胞白血病関連抗原　adult T cell leukemia antigen
ATLL	成人T細胞白血病（リンパ腫）　adult T-cell leukemia lymphoma
ATLV	成人T細胞白血病ウイルス　adult T cell leukemia virus
ATM	急性横断性脊髄症　acute transverse myelopathy
ATN	急性尿細管壊死　acute tubular necrosis　広範囲に尿細管の壊死と変性を認める急性腎不全の病理組織学的病変。腎虚血によるものと腎毒性物質によるものとがある
ATN	急性尿細管間質性腎炎　acute tubulointerstitial nephritis
ATNR	非対称性緊張性頸反射　asymmetrical tonic neck reflex
ATP	アデノシン三リン酸　adenosine triphosphate　リボヌクレオチドの１つ
ATP	異型上皮　atypical epithelium
ATP	非定型精神病　atypical psychosis
ATP	自己免疫性血小板減少性紫斑病　autoimmune thrombocytopenic purpura　血小板数の減少が原因で皮膚粘膜の出血、紫斑、鼻出血や消化管出血、血尿などの臓器出血器出血を発症する症候群
ATR	アキレス腱反射　Achilles tendon reflex
Atr	萎縮　atrophic changes

ATS	腹部外傷スコア	abdominal traumatic score
ATS	抗破傷風血清	antitetanic serum
AUL	急性非分類型白血病	acute unclassified leukemia
Aus	子宮内容除去術　Auskratzung　人工妊娠中絶や流産時に子宮内の胎児や遺残物などを除去する手術	
auto-BMT	自家骨髄移植	autologous bone marrow transplantation
auto-PBSCT	自家末梢血幹細胞移植　autologous peripheral blood stem cell transplantation	
auto-SCT	自家幹細胞移植	autologous stem cell transplantation
AV	大動脈弁　aortic valve　心臓の左心室から大動脈への血液の流出路にある弁	
AV	房室	atrioventricular
aV	異型血管	atypical vessel
A-V	動静脈の	arteriovenous
A-V	奇静脈	azygos vein
AVA	動静脈吻合　arteriovenous anastomosis　動脈が毛細血管を通らずに静脈と交通すること	
AVB	房室ブロック、A-V block　atrioventricular block　心臓の刺激伝導系において、心房から心室に刺激が伝わらない、または刺激伝導が遅延する病態	
AVC	自動音量調節	automatic volume control
AVCD	房室管孔欠損	atrioventricular canal defect
AVD	大動脈弁疾患	aortic valve disease
AVF	動静脈瘻　arterio-venous fistula　動脈が毛細血管を通らずに静脈と交通する疾患で先天性と後天性がある	
AVH	急性ウイルス性肝炎	acute viral hepatitis
AVIP	アドリアマイシン、ビンクリスチン、イホスファミド、プレドニゾロン併用療法　adriamycin, vincristine, iphosphamide, prednisolone	
AVM	動静脈奇形　arteriovenous malformation　毛細血管を介さずに動脈・静脈が異常に吻合する血管腫様の奇形。男性に多い	

AVN	房室結節　atrioventricular node　心臓の刺激伝導系の1つで右房の中隔壁にある。別名、田原結節
AV node	房室結節　atrioventricular node
AVP	大動脈弁形成術　aortic valvuloplasty
AVR	大動脈弁置換術　aortic valve replacement　大動脈弁狭窄症、閉鎖不全症への手術術式の1つで、大動脈を横切開して大動脈弁を切除後、弁輪に人工弁を縫着する
AVRT	房室回帰性頻拍　atrioventricular reentrant tachycardia
AVV	房室弁　atrioventricular valve　僧帽弁：MV
AW	気道、エアウェイ　airway　舌根沈下した患者の舌根を挙上し、気道を確保するための器具
AWO	気道閉塞　airway obstruction

B

B	血液　blood
B	細気管支　bronchiole
B-Ⅰ	ビルロートⅠ法　Billroth Ⅰ　幽門側胃切除後に、再建法として残胃」と十二指腸間に端端吻合を行う胃手術法
B-Ⅱ	ビルロートⅡ法　Billroth Ⅱ　幽門側胃切除後、胃切除断端を完全に縫合閉鎖し、残胃後壁と空腸とを端側吻合して再建をはかる胃手術法
BA top	脳底動脈頂点動脈瘤　basilar top aneurysm
Ba	バリウム　barium
BA	脳底動脈　basilar artery
BA	胆道閉鎖症　biliary atresia
BA	骨年齢　bone age
BA	上腕動脈　brachial artery
BA	気管支喘息　bronchial asthma　気道の慢性炎症により気道閉塞が起こり発作性に呼吸困難をきたす疾患。家塵、ダニ、カビ、ペットの毛、大気汚染物質などはアレルゲンとされる
BAC	基礎分泌最高酸濃度　basal acid concentration
BAC	血中アルコール濃度　blood alcohol concentration

BAE	気管支動脈閉塞症	bronchial artery embolism
BAE	気管支動脈塞栓術　bronchial artery embolization　気管支拡張症などでの喀血時、切除不能な進行癌の喀血時に行われる。カテーテル内にゼラチンスポンジを送り込む塞栓術	
BAG	気管支動脈造影　bronchial arteriography　逆行性大動脈造影法を応用した、肺の腫瘍と炎症の鑑別に用いられるX線撮影	
BAG	逆行性上腕動脈造影法	retrograde brachial arteriography
BAI	気管支動脈注入	bronchial artery infusion
BAL	血中アルコール濃度	blood alcohol concentration
BAL	気管支肺胞洗浄　bronchoalveolar lavage　気管支ファイバースコープを用いて滅菌生食水を気管支に注入して吸引回収する検査	
BALL	B細胞急性リンパ芽球性白血病　B-cell acute lymphoblastic leukemia	
BALT	気管支関連リンパ組織　bronchus-associated lymphoid tissue	
BAO	基礎酸分泌量	basal acid output
BAS	バルーン心房中隔裂開術　balloon atrioseptostomy　新生児の心房中隔欠損孔を拡大し、右心房と左心房の間の交通をよくする術式	
Bas	好塩基球	basophil
BB	床上浴	bed bath
BB	β遮断薬	beta blocker
BB	乳房生検	breast biopsy
BB	緩衝塩基　buffer base　血液中の水素イオンを緩衝する塩基の総和	
BBB	血液脳関門　blood brain barrier　脳組織と毛細管の間にある必要な物質と老廃物を移行する障壁	
BBB	脚ブロック　bundle branch block　右脚ブロック：**RBBB**、左脚ブロック：**LBBB**　房室刺激伝導系における左脚と右脚の興奮伝導障害。完全脚ブロックをさす場合が多い	

BBBB	両脚ブロック	bilateral bundle branch block　右脚、左脚前枝・後枝のうち2本または全部が障害された心室内刺激伝導異常
BBD	良性乳房疾患	benign breast disease
B bile	胆嚢胆汁	gallbladder bile
BBO	閉塞性気管支細気管支炎	broncho bronchiolitis obliterans
BBT	基礎体温	basal body temperature
BC	胆石仙痛	biliary colic
BC	急性転化	blastic crisis
BC	血液培養	blood culture
BC	骨導	bone conduction
BC	気管支がん	bronchial carcinoma
BCAA	分枝鎖アミノ酸	branched-chain amino acid
BCC	基底細胞がん	basal cell carcinoma　高頻度にみられる皮膚の扁平上皮がん。多くが顔面有毛部皮膚に発生する
BCD	ブレオマイシン、シクロホスファミド、アクチノマイシンD併用療法	bleomycin, cyclophosphamide, actinomycin-D
BCE	基底細胞上皮腫	basal cell epithelioma　表皮細胞の悪性腫瘍
BCECT	中心・側頭部に棘波を伴う良性小児てんかん	benign childhood epilepsy with centro temporal spike
B-cell	骨髄由来細胞	bone marrow derived cell
BCG	カルメット・グラン桿菌	bacillus Calmette-Guérin
B-CLL	B細胞慢性リンパ性白血病	B cell chronic lymphocytic leukemia
BCLS	一次循環救命処置	basic cardiac life support　**ACLS**：二次循環救命処置
BCO	血液一酸化炭素	blood carbon monoxide
BCO$_2$	血液二酸化炭素	blood carbon dioxide
BCP	経口避妊薬	birth control pill
BCPP	BCNU、シクロホスファミド、ナツラン、プレドニゾロン併用療法	BCNU, cyclophosphamide, naturan, prednisolone
BCS	被虐待児症候群	battered child syndrome

BCU	熱傷集中治療室	burn care unit
BD	塩基欠乏	base deficit
BD	行動異常	behavior disorder
BD	脳死 brain death 脳幹を含む脳全体に及ぶ全脳機能の不可逆的消失をきたした状態をいう	
BD	気管支拡張薬	bronchodilator
b.d.	1日2回 bis die 1日3回：tid、1日4回：qid	
BDAE	ボストン失語診断検査	Boston diagnostic aphasia examination
BDH	血液透析性水疱症	bullous dermatosis of hemodialysis
BDR	腹壁反射	Bauchdecken reflex
BE amp	前腕切断	below-elbow amputation
BE	細菌性心内膜炎	bacterial endocarditis
BE	バリウム注腸検査 barium enema 腸重積の診断・治療を目的とした高圧注腸	
BE	塩基過剰 base excess 塩基の濃度が血液の正常酸塩基平衡から余分に増えている状態	
BE	気管支拡張症 bronchiectasis 気管支壁の障害によって気管支内腔の慢性・非可逆的な拡張を主な病変とする疾患	
BEAR	聴性脳幹反応	brainstem evoked auditory response
BEE	基礎エネルギー消費量 basal energy expenditure 成長、年齢、性別、身長や体組成などに影響される。体表面積と筋肉量の相違から、女性より男性のほうが代謝率は高くなる	
BEL	骨盤位 Beckenendlage 胎児の殿部が頭部よりも母体の足方にある胎位	
BENP	ブレオマイシン、エンドキサン、6-MP、プレドニン併用療法 bleomycin, endoxan, 6 -MP, prednin	
BEP	ブレオマイシン、エトポシド、シスプラチン併用療法 bleomycin, etoposide, cisplatin	
BER	(聴性)脳幹反応	brain stem evoked response
BET	良性上皮腫瘍	benign (auditory) epithelial tumor
BFHR	基礎胎児心拍数	basal fetal heart rate
BFO	肩関節動的装具	balanced forearm orthosis
BFP (R)	生物学的偽陽性（反応）	biological false positive (reaction)

BFS	気管支ファイバースコープ	bronchofiberscope 気管支内病変の観察、生検、細胞診、菌検査などさまざまなものに用いられる。通常は6mmを使用する
BG	気管支造影	bronchography 陽性造影剤を注入した気管支内をX線撮影により行う検査法
BGA	血液ガス分析	blood gas analysis 通常、動脈血を橈骨動脈や上腕動脈からヘパリン採血し、酸素分圧、二酸化炭素分圧を計測する
BGTT	境界型ブドウ糖負荷試験	borderline glucose tolerance test
BHL	両側肺門リンパ節腫脹	bilateral hilar lymphadenitis 胸部X線検査で両側肺門部のリンパ節腫脹が認められるもの。サルコイドーシス、悪性リンパ腫などがある
BI	バーゼルインデックス	Barthel index 神経筋疾患、骨関節疾患を対象に患者の機能的自立度を測る尺度。ADL評価法の1つ
BI	骨盤出口横径	biischial diameter
BI	熱傷指数	burn index 熱傷面積と深度を加味した熱傷重症度の判定法の1つ
BIH	良性頭蓋内圧亢進	benign intracranial hypertension
Bil	両側	bilateral
BIL	ビリルビン	bilirubin
BIP	ブレオマイシン、イホスファミド、シスプラチン併用療法	bleomycin, ifosfamide, cisplatin
BIP	細気管支性間質性肺炎	bronchiolar interstitial pneumonia
BiPAP	二相性陽圧呼吸	bi-levels of positive airway pressures バイパップと呼ぶ。持続的気道内陽圧では回路内に常時陽圧がかかるが、その陽圧を周期的により低い値に下げる様式
BJ	上腕二頭筋反射	biceps jerk
B&J	骨と関節	bone and joint
BJP	ベンス・ジョーンズ蛋白	Bence Jones protein 免疫に関与するγ-グロブリンの破片で、多発性骨髄腫で上昇する蛋白質
BJP	ベンス・ジョーンズ蛋白尿	Bence Jones proteinuria
BK amp	下腿切断	below-knee amputation

BK	膝下（下腿）	below knee
BL	気管支洗浄	bronchial lavage
BLC	血液培養	blood culture
BLS	一次救命処置 basic life support　二次救命処置：ALS	
BM	基礎培地	basal medium
Bm	ベタメサゾン	betamethasone
BM	骨髄	bone marrow
BM	排便、便通　bowel movement　肛門より体外に便を排出すること	
BMD	ベッカー型進行性筋ジストロフィー　Becker type progressive muscular dystrophy	
BMD	骨塩密度	bone mineral density
BMG	良性単クローン性免疫グロブリン症　benign monoclonal gammopathy	
BME	医用生体工学	biomedical engineering
BMI	体格指数　body mass index　肥満の判定に用いられる尺度。22が標準で25以上を肥満とする	
BMM	骨髄転移	bone marrow metastasis
BMR	基礎代謝率　basal metabolic rate　身体的・精神的に安定した状態で消費する、生きていくために必要最低限のエネルギー量	
BMT	骨髄移植　bone marrow transplantation　多能性幹細胞を輸注し、骨髄、免疫系の回復をはかる治療法	
BNB	血液神経関門	blood-nerve barrier
BNC	膀胱頸部狭窄症　bladder neck contracture　内尿道口部の線維硬化性変化が起こることで排尿困難や尿閉などの前立腺肥大と同じような症状が現れる	
BNP	脳性ナトリウム利尿ペプチド　brain natriuretic peptide　主に心室から分泌されるホルモン。利尿・血管拡張作用をもち、体液量や血圧の調節に重要な役割がある。心不全の診断・治療薬としても利用される	
BO	腸閉塞　bowel obstruction　腸管内腔の閉塞のため腸内容の腸管内通過が妨げられた状態。イレウス	

BO	閉塞性細気管支炎　bronchiolitis obliterans
BOA	聴性行動反応聴力検査　behavioral observation audiometry
BOAI	バルーン閉塞下動注法　balloon-occluded arterial infusion　動脈を遮断して直接抗がん薬を注入する
BOD	生物(化)学的酸素要求量　biochemical oxygen demand
BOHA	バルーンカテーテル閉塞下肝動脈造影　balloon-occluded hepatic arteriography　肝の血流を遮断して行う造影法
BOMP	ブレオマイシン、ビンクリスチン(オンコビン)、マイトマイシンC、シスプラチン併用療法　bleomycin (oncovin), vincristine, mitomycin-C, cisplatin
BONP	ブレオマイシン、オンコビン、ナツラン、プレドニゾロン併用療法　bleomycin, oncovin, naturan, prednisolone
BOOP	閉塞性細気管支炎器質化肺炎　bronchiolitis obliterans-organizing pneumonia
BOPA	バルーンカテーテル閉塞下肺血管造影　balloon-occluded pulmonary angiography
BOR	便通正常　bowel open regular
Borr Ⅰ〜Ⅳ	ボールマンの胃がん分類　Borrmann classification
BP	ベル麻痺　Bell palsy
BP	急性期　blastic phase
BP, Bp	血圧　blood pressure　心室から送り出された血液が血管壁に与える圧力
BP	水疱性類天疱瘡　bullous pemphigoid
BPD	(児頭)大横径　biparietal diameter　左右頭頂骨外面間の最大径
BPD	境界性人格障害　borderline personality disorder
BPD	気管支肺異形成　broncho pulmonary dysplasia　外因性の慢性肺疾患
BPH	前立腺肥大症　benign prostatic hyperplasia　前立腺の尿道周囲腺が腫大して、真の前立腺実質、尿道を圧迫する老人性疾患
BPM, bpm	毎分心拍数　beats per minute
BPM, bpm	毎分呼吸数　breaths per minute

BPN	上腕神経叢神経症	brachial plexus neuropathy
BPO	基礎ペプシン分泌量	base pepsin output
BPPV	良性発作性体位性眩暈(症) benign paroxysmal positional vertigo　内耳の耳石器の障害による回転性めまいを伴う疾患	
BR	床上安静	bed rest
br	呼吸	breath
BR	換気予備量	breathing reserve
br	気管支	bronchus
bra (brady)	徐脈　bradycardia　1分間に50未満の心拍数をいう	
BRA	脳転移　brain metastasis	
BrA	気管支動脈　bronchial artery	
BRD	良性呼吸窮迫症　benign respiratory distress	
BRO	気管支鏡検査　bronchoscopy	
BRP	入浴(トイレ)歩行可　bathroom privileges	
BRVO	網膜静脈分枝閉塞症　branch retinal vein occlusion　網膜の動静脈交差部で硬化した動脈によって静脈の分枝が圧迫閉塞する疾患	
B's	バビンスキー反射　Babinski's reflex　足底反射で、神経学のなかでも重要なサインの1つ。生後12〜16か月以降で出現すると錐体路障害がある	
BS	血清　blood serum	
BS	血糖　blood sugar　細胞代謝に非数の血液に含まれる糖質。グルコース、フルクトース、ガラクトースなどで構成される	
BS	腸雑音　bowel sound	
BS	呼吸音　breath sound	
BSA	体表面積　body surface area　基礎代謝量などを求める際に用いる	
BSA	熱傷面積　burn surface area	
BSB	体表熱傷　body surface burned	
BSE	牛海綿状脳症(狂牛病)　bovine spongiform encephalopathies　ウシのプリオン病で長期間の潜伏期間のうちに発症する進行性の中枢神経疾患	
BSE	乳房自己検診　breast self-examination	

BSI	血流感染	blood stream infection
BSO	両側卵管卵巣摘出術	bilateral salpingo-oophorectomy
BSP test	ブロムスルファレイン試験　bromsulphalein test　肝機能検査の1つで、肝臓の異物排泄機能検査。インドシアニングリーンに取って代わられている	
BSR	赤血球沈降速度　blood sedimentation rate　抗凝固剤を加えた血液をガラス管に入れて置いたときの赤血球の沈んでいく速度	
BS(T)	腸雑音　bowel sound(tones)　腸管蠕動と腸内ガス、内容物によって生じる音。グル音ともいう。正常でも聴取される	
BSV	基礎分泌量	basal secretion volume
BT	膀胱留置カテーテル	balloon tube
BT	行動療法	behavior therapy
BT	膀胱腫瘍　bladder tumor　原発性膀胱腫瘍のほとんどが上皮由来腫瘍で、泌尿生殖器系の腫瘍のなかで最も頻度が高い。男子に多く40歳以上に好発する	
BT	出血時間	bleeding time
BT	血液型	blood type
BT	体温　body temperature　身体の温度。腋窩温、口腔温、直腸温を体温とする	
BT	脳腫瘍　brain tumor　原発性と転移性に分けられる。神経膠腫が最も多く、髄膜腫、下垂体腺腫と続く	
BT	乳房腫瘍	breast tumor
BT	気管支洗浄	bronchial toilet
BT(F)	輸血	blood transfusion
BTL	両卵管結紮術	bilateral tubal ligation
BTP	脳組織圧	brain tissue pressure
BTR	二頭筋腱反射　biceps tendon reflex　肘関節が不随意に屈曲する反射	
BTS	徐頻脈症候群　bradycardia-tachycardia syndrome　洞機能不全に基づく徐脈に発作性心房細動・粗動、発作性上質頻拍などの頻脈を伴うもの	

B-T shunt	ブラロック・タウシッヒ短絡術　Blalock-Taussig shunt　アメリカ医師ブラロックとトーシグによって紹介された左右どちらかの鎖骨下動脈と肺動脈を吻合する短絡術
bU	良性潰瘍　benign ulcer
BUN	血液尿素窒素　blood urea nitrogen　血中の尿素の量を表す。蛋白摂取量、蛋白代謝量、腎機能の3因子によって規定される
BUO	部位不明出血　bleeding of undetermined origin
BV	両眼視力　binocular vision
BV	両心室　biventricular　右心室と左心室　右心室：RV、左心室：LV
BV	血管　blood vessel
BV	血液量　blood volume
bV	樹枝状血管　smooth branching vessels
BVCP	ブレオマイシン、ビンクリスチン、シクロホスファミド、プレドニゾロン併用療法　bleomycin, vincristine, cyclophosphamide, prednisolone
BVH	両室肥大　biventricular hypertrophy
BW	胸椎　Brustwirbel
BW	出生1時間以内に計測された新生児の体重
BWG	ブランド・ホワイト・ガーランド症候群　Bland White Garland syndrome　大動脈から起こる左冠状動脈が、肺動脈から起こる先天性疾患。
BWS syndrome	ベックウィズ・ウィーデマン症候群　Beckwith-Wiedemann syndrome
Bx	生検　biopsy

C

c	毛細血管　capillary blood
C	（胃）噴門部　cardia of stomach
C	盲腸　cecum　右下腹部の腸骨窩にある大腸の始まりの部分
C	頸髄の　cervical

C	頸椎	cervical spine
C	円柱上皮	columnar epithelium
C	補体	complement
C／kcal	カロリー	calorie
Ca	カルシウム	calcium
ca	がん	carcinoma, cancer
CA	心停止	cardiac arrest
CA	不整脈	cardiac arrhythmia
CA	カテコールアミン	catecholamine　副腎髄質および体内の神経細胞で生成・合成される神経ホルモン
CA	腹腔動脈	celiac artery
CA	舞踏病－有棘赤血球症	chorea acanthocytosis
CA	歴年齢	chronological age
CA	大動脈縮窄症	coarctation of the aorta
CA	冠動脈	coronary artery　心臓に酸素を豊富に含んだ血液を供給する血管　右冠状動脈：**RCA**、左冠状動脈：**LCA**、左回旋枝：**LCX**
CA	胆嚢動脈	cystic artery
Ca-P	前立腺がん	carcinoma of prostate
CA125	糖鎖抗原125	carbohydrate antigen 125　腫瘍マーカーの1つ
CA19-9	糖鎖抗原19-9	carbohydrate antigen 19-9　腫瘍マーカーの1つ
CAB	冠動脈バイパス	coronary artery bypass　閉塞している冠動脈の先に別の血管吻合し、血液がその道バイパスを通るようにする
CABB	完全房室ブロック	complete atrioventricular block
CABG	冠動脈バイパス術	coronary artery bypass grafting
CABS	冠動脈バイパス手術	coronary artery bypass surgery
CAD	慢性光線皮膚炎	chronic actinic dermatitis
CAD	コンピュータ(補助)診断システム	computer assisted diagnosis system
CAD	先天性肺胞異形成	congenital alveolar dysplasia

CAD	冠動脈疾患	coronary artery disease　心筋の酸素不足により胸痛発作が起こる疾患。虚血性心疾患とも呼ばれ、狭心症と心筋梗塞がある　　狭心症：**AP**、心筋梗塞：**MI**
CAE	シクロホスファミド、アドリアマイシン、シスプラチン併用療法　cyclophosphamide, adriamycin, cisplatin	
CAF	シクロホスファミド、アドリアマイシン、フルオロウラシル併用療法　cyclophosphamide, adriamycin, 5-FU	
CAG	心血管造影法　cardioangiography　心機能や血行動態を知るための検査法の1つ。心臓の内腔あるいは血管内にX線透過度の低い造影剤を注入し、X線照射によって情報を得る。通称「アンギオ」	
CAG	頸動脈造影法　carotid angiography	
CAG	脳血管造影法　cerebral angiography　脳の腫瘍や動静脈奇形などの神経性の病気の原因を診断する方法	
CAG	慢性萎縮性胃炎　chronic atrophic gastritis	
CAG	冠動脈造影法　coronary angiography	
CAGS	先天性副腎性器症候群　congenital adrenogenital syndrome	
CAH	慢性活動性肝炎　chronic active hepatitis　大山分類の1つで目安は虫食い状壊死	
CAH	先天性副腎過形成　congenital adrenal hyperplasia	
CAI	炭酸脱水素酵素阻害薬　carbonic anhydrase inhibitor	
CAHD	冠動脈硬化性心疾患　coronary arteriosclerotic heart disease	
CAL	烏口肩峰靭帯　coracoacromial ligament	
CAL	冠動脈病変　coronary arterial lesion	
CALD	慢性活動性肝疾患　chronic active liver disease	
CALL	共通性急性リンパ球性白血病　common acute lymphocytic leukemia	
CAM	細胞接着分子　cell adhesion molecule	
CAM	絨毛羊膜炎　chorioamnionitis	
CAM	代替補完医療　complementary and alternative medicine　これまでの西洋薬中心の医療をサポートする方法。代表的なものに、漢方医療、鍼灸治療、アロマセラピーなど	

cAMP	サイクリックAMP　cyclic adenosine monophosphate　細胞膜結合アデニル酸シクラーゼにより、ATPから合成される細胞内セカンドメッセンジャー
CAO	慢性気道閉塞　chronic airway obstruction
CAO	慢性動脈閉塞　chronic arterial obstruction
CAO	冠動脈閉塞　coronary artery obstruction
Cap	カプセル　capsule
CAP	中心動脈圧　central arterial pressure　　中心静脈圧：CVP
CAP	慢性アルコール性膵炎　chronic alcoholic pancreatitis
CAP	シクロホスファミド、アドリアマイシン、シスプラチン併用療法　cyclophosphamide, adriamycin, cisplatin
CAP	シクロホスファミド、ドキソルビシン、シスプラチン併用療法　cyclophosphamide, doxorubicin, cisplatin
CAPD	持続携帯式腹膜透析　continuous ambulatory peritoneal dialysis
Car, CAP	頸動脈波　carotid arterial pulse wave
Cat	白内障　cataract　水晶体が灰白色や茶褐色ににごり、物がかすんだりぼやけて見えたりするようになる眼の疾患の1つ　緑内障：GL、Gla
CAT	細胞異型度　cellular atypia
CAT	児童(絵画)統覚テスト　children's apperception test
CAV	シクロホスファミド、ドキソルビシン(アドリアマイシン)、ビンクリスチン併用療法　cyclophosphamide, adriamycin, vincristine
CAVB	完全房室ブロック　complete atrioventricular block　心房からの伝導がまったく伝導されない状態。Ⅲ度房室ブロックとも呼ばれる
CAVC	共通房室弁口　common arterioventricular canal　　房室中隔欠損症
CAVH	持続的動静脈血液濾過　continuos arterio-venous hemofiltration　腎不全患者における腎の非内分泌機能を代替する療法の1つ

CAVHD	持続的動静脈血液透析	continuos arterio-venous hemodialsys 間欠的血液透析・持続的血液ろ過、血液透析および腹膜透析がある
CB	慢性気管支炎	chronic bronchitis 気管支の慢性炎症で大量の粘液が分泌して起こる疾患。痰を伴う咳が一定期間連続し、高齢者に多い
CB	毛様体	ciliary body
CB	クループ性気管支炎	croupous bronchitis
CBA	先天性胆道閉鎖症	congenital biliary atresia 肝外胆管の閉鎖性疾患で乳児肝炎との関連が示唆されウイルス感染が病因として有力にあげられる
CBC	全血球計算	complete blood count 赤血球数、白血球数、ヘモグロビン値、ヘマトクリット値、平均赤血球容量、平均赤血球ヘモグロビン量、平均赤血球ヘモグロビン濃度を測定すること
CBD	総胆管	common bile duct 胆嚢管と肝管から十二指腸開口部に至までの胆管
CBD	先天性胆道拡張症	congenital biliary dilatation 先天的に、胆道が嚢胞状または紡錘状に拡張している疾患
CBDC	小児慢性水疱症	chronic bullous dermatosis of childhood
CBDS	総胆管結石	common bile duct stone
CBE	慢性感染性心内膜炎	chronic bacterial endocarditis
CBF	脳血流量	cerebral blood flow
CBF	冠動脈血流量	coronary blood flow
C bile	肝内胆汁	hepatic bile
CBP	慢性細菌性前立腺炎	chronic bacterial prostatitis
CBR	絶対安静	complete bed rest
CBSCT	臍帯血幹細胞移植	cord blood stem cell transplantation 臍帯血から造血幹細胞を取り出して移植する方法
CBT	認知行動療法	cognitive behavioral therapy ものの考え方や受け取り方に働きかけて、気持ちを楽にしたり、行動をコントロールしたりする精神療法の1つ
CBV	脳血液量	cerebral blood volume

CBV	循環血液量	circulation blood volume
CBV	シスプラチン、ブレオマイシン、ビンクリスチン併用療法 cisplatin, bleomycin, vincristine	
CC	子宮頸がん	cancer of the cervix
CC	心臓カテーテル法	cardiac catheterization
CC	主訴　chief complaint　患者が受診してきた主な理由	
CC	胆管がん	cholangiocarcinoma
CC	絨毛がん	choriocarcinoma
CC	症例検討会	clinical conference
CC	感冒	common cold
CC	脳梁	corpus callosum
CC	危篤状態	critical condition
Cca	結腸がん	colon carcinoma
CCA	総頸動脈　common carotid artery　頭頸部に分布する動脈の主な枝。右は腕頭動脈から、左は大動脈弓からそれぞれ分岐して気管と咽頭の外側を通り上行する	
CCC	胆管細胞がん	cholangiocellular carcinoma
CCF	頸動脈海綿静脈洞瘻　carotid-cavernous fistula　瘻孔によって内頸動脈と海綿動脈との交通に異常が生じる状態。外傷による要因と、特発性のものがある	
CCF	先天性内反足	congenital club foot
CCF	うっ血性心不全	congestive cardiac failure
CCHD	チアノーゼ性先天性心疾患　cyanotic congenital heart disease 慢性の組織低酸素、右左シャントを伴う	
CCK-PZ	コレシストキニン・パンクレオザイミン　cholecystokinin-pancreozymin　十二指腸、小腸で脂肪や脂肪酸の存在に反応して分泌されるペプチド性消化管ホルモン	
CCLE	慢性皮膚エリテマトーデス　chronic cutaneous lupus erythematosus	
CCM	非開胸心マッサージ	closed chest cardiac massage
CCM	うっ血型心筋症　congestive cardiomyopathy　特発性心筋症のうち、心室内腔の拡大と収縮不全を特徴とする疾患。拡張型心筋症のこと	

CCM	重症管理医学	critical care medicine
CCP	慢性肺性心	chronic cor pulmonale
CCP	臨界閉鎖圧	critical closing pressure
CCPD	持続的循環式腹膜透析	continuous cyclic peritoneal dialysis
CCPR	心肺脳蘇生法	cerebro cardio pulmonary resuscitation
Ccr	クレアチニン・クリアランス	creatinine clearance　腎糸球体濾過値を知るための検査法。２時間法と24時間法がある
CCSK	腎明細胞肉腫	clear cell sarcoma of the kidney
CCU	冠疾患集中治療室	coronary care unit　心臓に関する疾患で集中的な管理が必要な患者が入る部屋
CCVD	慢性脳血管疾患	chronic cerebrovascular disease
CD	帝王切開による出産	Cesarean delivery
CD	性格障害	character disorder
CD	脈絡膜剥離	choroidal detachment　脈絡膜上腔に水が貯留して脈絡膜が強膜から剥離した状態。脈絡膜血管からの滲出や房水の流入で生じる
CD	分化抗原群	cluster of differentiation
CD	膠原病	collagen disease
CD	接触皮膚炎	contact dermatitis　皮膚に接触した物質の刺激、あるいはアレルギーによって生じる皮膚炎。かぶれ
CD	痙攣性疾患	convulsive disorder
CD	クローン病	Crohn's disease
CDA	先天性赤血球異形成貧血	congenital dyserythropoietic anemia
CDAI	クローン病活動指数	Crohn disease active index
CDC	分娩予定日	calculated date of confinement
CDC	米国疾病管理センター	Centers for Disease Control and prevention
CDH	頸椎椎間板ヘルニア	cervical disc herniation
CDH	先天性横隔膜ヘルニア	congenital diaphragmatic hernia
CDH	先天性股関節脱臼	congenital dislocation of hip　出生前や出生後に関節包が弛緩して大腿骨頭が寛骨臼より逸脱した関節包内脱臼。女子に多い
CDI	中枢性尿崩症	central diabetes insipidus

CDI	小児うつ病特性尺度	children's depression inventory
(C)DLE	慢性円板状エリテマトーデス	(chronic) discoid lupus erythematosus
CDR	臨床認知症評価尺度	clinical dementia rating
CDS	子宮頸管乾燥スミア	cervical dry smear
CDV	シスプラチン、ダカルバジン、ビンデシン併用療法	cisplatin, dacarbazine, vindesine
CDW	心因性多飲症	compulsive water drinking
CE	小葉中心性肺気腫	centrilobular emphysema
CE	脳塞栓症	cerebral embolism
Ce	頸部食道	cervical esophagus　下咽頭より下で鎖骨より上部に位置する範囲の食道
CEA	がん胎児性抗原	carcinoembryonic antigen　腫瘍マーカーの1つ
CEP	大脳誘発電位	cerebral evoked potential
CEP	先天性骨髄性ポルフィリン症	congenital erythropoietic porphyria
CEP	慢性好酸球性肺炎	chronic eosinophilic pneumonia　特に30〜50歳の女性に発症しやすい。細菌性 肺炎様の症状と画像所見を呈する
CES	中枢興奮状態	central excitatory state
CET	調節環境治療法	controlled environment treatment
CF	心不全	cardiac failure
CF	シスプラチン、フルオロウラシル併用療法	cisplatin, fluorouracil
CF	補体結合反応	complement fixation
CF	嚢胞性線維症	cystic fibrosis　膵臓をはじめとする全身の外分泌腺の障害をきたす全身的系統的疾患。粘液分泌線の分泌物が粘稠になるため各種臓器に障害が出る。白人に多い
CF, CFS	大腸内視鏡検査	colonofiberscope　大腸疾患の観察、検体採取、治療のための検査。肛門から挿入して観察・治療を行う
CFIDS	慢性疲労免疫異常症候群	chronic fatigue and immune dysfunction syndrome

CFR	補体結合反応 complement fixation reaction	
CFS	脳脊髄液 cerebrospinal fluid	
CFS	慢性疲労症候群 chronic fatigue syndrome 長期にわたり疲労感が持続する状態の総称。微熱や咽頭痛、頸部リンパ節痛、筋肉痛、筋力低下などさまざまな病態がある	
CG	膀胱造影 cystography 経尿道的にネラトンカテーテルを挿入し、導尿後希釈した造影剤を注入して行うX線撮影	
CGD	慢性肉芽腫症 chronic granulomatous disease 生後6か月以内に発症し、反復性、難治性の細菌感染症を起こす先天性疾患。貪食細胞の殺菌作用の異常が原因	
CGL	慢性顆粒球性白血病 chronic granulocytic leukemia 何らかの異常で骨髄や血液中に異常に多くの白血球が増殖する。急性期には貧血、体重減少、発熱などの症状がある	
CGN	慢性糸球体腎炎 chronic glomerulonephritis 持続的に蛋白尿、血尿を生じ、時に糸球体機能障害、ナトリウム排泄障害がみられる	
CGS	心原性ショック cardiogenic shock 心臓の拡張や駆出が障害されることによって起こるショック状態。心拍出量低下でショック症状となる	
CGTT	コルチゾンブドウ糖負荷試験 cortisone glucose tolerance test	
CH	慢性肝炎 chronic hepatitis 肝細胞の一部が破壊されて肝臓に炎症が起こる肝炎のうち、6か月以上続くものをさす 急性肝炎：AH	
CHA	慢性溶血性貧血 chronic hemolytic anemia	
CHA	総肝動脈 common hepatic artery 腹腔動脈の分枝の1つ	
CHA	先天性再生不良性貧血 congenital hypoplastic anemia	
CHAI	肝動脈持続動注療法 continuous hepatic arterial infusion 冠動脈にカテーテルを送り込み直接抗がん薬を注入する方法	
CHB	慢性B型肝炎 chronic hepatitis B	
CHB	完全房室ブロック complete heart block 心房からの伝導がまったく伝導されない状態。Ⅲ度房室ブロックとも呼ばれる	

CHC	慢性C型肝炎	chronic hepatitis C　C型肝炎ウイルスに感染し、肝機能の異常が6か月以上持続的に続く疾患
CHCP	シクロホスファミド、ドキソルビシン、ビンクリスチン、プレドニゾロン併用療法	cyclophosphamide, doxorubicin, vincristine, prednisolone
CHD	総胆管	common hepatic duct
CHD	先天性心疾患	congenital heart disease　胎生期に心臓や大血管の分化や発育が障害され起きる先天性奇形
CHD	持続血液透析	continuous hemodialysis　24時間以上、持続的に血液濾過透析を行う血液浄化法
CHD	冠動脈性心疾患	coronary heart disease
CHD	チアノーゼ性心疾患	cyanotic heart disease
CHDF	持続血液濾過透析	continuous hemodiafiltration
ChE	コリンエステラーゼ	cholinesterase　アセチルコリンをコリンと酢酸に加水分解する酵素
CHE	慢性肝性脳症	chronic hepatic encephalopathy　慢性肝炎から引き起こされる脳障害
CHF	慢性心不全	chronic heart failure　心臓のポンプ機能が低下するために全身に十分な酸素が送れず、全身の血流が滞るために起こる症候群　　急性心不全：**AHF**
CHF	先天性肝線維症	congenital hepatic fibrosis
CHF	うっ血性心不全	congestive heart failure　うっ血により心臓のポンプ機能が損なわれた状態
CHF	持続的血液濾過	continuous hemofiltration　24時間以上持続的に血液濾過
CHMOL	慢性骨髄単球性白血病	chronic myelomonocytic leukemia
CHOP	抗がん剤の多剤併用療法	cyclophosphamide, hydroxydaunomycin, oncovin (vincristine), orednisolone
CHPP	持続温熱腹膜灌流	continuous hyperthermic peritoneal perfusion
chpx	水痘	chickenpox　水痘ー帯状疱疹ウイルスの上気道感染によって起こる感染症。冬から春に流行し学童期までの小児に多い

chr	慢性の chronic 急性の：acute	
CHRS	脳肝腎症候群 cerebrohepatorenal syndrome	
CHS	慢性過敏性症候群 chronic hypersensitivity syndrome	
CI	心係数 cardiac index 対表面積1 m^{2}についての心拍出量	
CI	細胞性免疫 cellular immunity	
CI	脳梗塞 cerebral infarction 脳動脈が梗塞しその血管付近の循環障害で壊死巣となる病態。血栓によるものと塞栓によるものがある	
CI	色素指数 color index	
CIA	総腸骨動脈 common iliac artery 下部大動脈から分枝し、内外腸骨動脈への動脈。脚部へ血液を供給する動脈	
CICU	心臓集中治療室 cardiac intensive care unit	
CID	複合免疫不全 combined immunodeficiency	
CIDP	慢性炎症性脱髄性多発根神経炎 chronic inflammatory demyelinating polyneuropathy	
CIDS	細胞性免疫不全症候群 cellular immunity deficiency syndrome	
CIDS	先天性免疫不全症候群 congenital immunity deficiency syndrome	
CIH	慢性非活動性肝炎 chronic inactive hepatitis 犬山分類のⅠ型で、肝臓の炎症や壊死が軽微なものをいう	
CIII	持続静脈内インスリン注入療法 continuous intravenous insulin infusion 静脈内に持続的にインスリンを注入する方法	
CIIP	慢性特発性偽性閉塞症 chronic idiopathic intestinal pseudo-obstruction	
CIN	子宮頸部上皮内新生物 cervical intraepithelial neoplasia	
CIRPN	慢性特発性再発性多発神経症 chronic idiopathic relapsing polyneuropathy	
CIS	上皮内がん carcinoma in situ 上皮層の細胞のみに腫瘍性変化がみられるもの。ボーエン病、パジェット病などがある	
CISCA	シスプラチン、シクロホスファミド、アドリアマイシン併用療法 cisplatin, cyclophosphamide, adriamycin	

CJD	**クロイツフェルト・ヤコブ病** Creutzfeldt-Jakob disease　異常プリオンによるまれな神経疾患で、記憶障害や知能障害、運動障害、筋硬直、振戦、てんかん様痙攣発作などがみられる
C-J stomy	**総胆管空腸吻合** choledocho-jejunostomy　拡張した胆道を切除し、腸管を利用した新しい胆汁の通り道をつくる手術
CK	**大腸がん** Colon Krebs
CK	**クレアチンキナーゼ** creatine kinase　筋肉内でのエネルギー代謝を触媒する酵素
CKD	**慢性腎疾患** chronic kidney desease
Cl	**塩素** chlorine
CL	**慢性白血病** chronic leukemia　　急性白血病：**AL**
CL	**唇裂** cleft lip
CL	**コンタクトレンズ** contact lens
CLBBB	**完全左脚ブロック** complete left bundle branch block　心室内の刺激伝導系の1つである左脚の伝導が障害された状態。QRS幅は0.12秒以上となる　　完全右脚ブロック：**CRBBB**
CLD	**慢性肝疾患** chronic liver disease　幹細胞の破壊・再生が持続する
CLD	**慢性肺疾患** chronic lung disease
CLE	**皮膚エリテマトーデス** cutaneous lupus erythematosus
CLL	**慢性リンパ性白血病** chronic lymphocytic leukemia　成熟したリンパ球が増殖する腫瘍性疾患。欧米に多い　　急性リンパ性白血病：**ALL**
CLN	**頸部リンパ節** cervical lymph node
CLP	**口唇口蓋裂** cleft lip palate
CLT	**凝固時間** clotting time
CM	**心筋症** cardiomyopathy
CM	**手根中手骨の** carpometacarpal
CM	**先天奇形** congenital malformation
CM	**造影剤** contrast medium
CM（T）	**（子宮）頸管粘液（検査）** cervical mucus (test)
CMA	**慢性代謝性アシドーシス** chronic metabolic acidosis

CMC	手根中手間関節	carpometacarpal
CMC	非直視下僧帽弁交連切開術	closed mitral commissurotomy
CMC	慢性皮膚粘膜カンジダ症	chronic mucocutaneous candidiasis
CMD	先天性筋ジストロフィー症	congenital muscular dystrophy
CME	嚢胞様黄斑浮腫　cystoid macular edema　糖尿病網膜症、網膜中心静脈閉塞症、ぶどう膜炎などの疾患や眼内手術術後にみられ、視力低下を生じる	
CMF	シクロホスファミド、メソトレキセート、フルオロウラシル併用療法　cyclophosphamide, methotrexate, fluorouracil　抗がん薬の多剤併用療法	
CMG	膀胱内圧測定　cystometrography　尿道から挿入したカテーテルで膀胱内に生理食塩液あるいは二酸化炭素を注入しながら、同時に膀胱内圧を測定する検査	
CMH	先天性心臓奇形	congenital malformation of heart
CMI	細胞性免疫	cell-mediated immunity
CMI	コーネル健康調査法　Cornell medical index　コーネル大学のブロードマンらによって作成された195項目からなる心身の健康に関する自記式質問紙法のテスト	
CMID	巨細胞性封入体病	cytomegalic inclusion (body) disease
CMJ	手根中手間関節　carpometacarpal joint　手根骨遠位列との関節	
CMK	先天性多嚢胞性腎　congenital multicystic kidney　両方の腎臓に嚢胞が多くあり、腎機能が低下する遺伝性疾患	
CML	慢性骨髄性白血病　chronic myelocytic leukemia　白血球生成組織の悪性腫瘍。病的組織が無制限に非可逆性に増殖し病的な幼若細胞が末梢血に多数出現する　急性骨髄性白血病：AML	
CMMoL	慢性骨髄単球性白血病　chronic myelomonocytic leukemia　進行の遅い骨髄異形成/骨髄増殖性疾患の一種で、骨髄内で異常に増加した骨髄単球によって白血球、赤血球、血小板などの正常な血液細胞が締め出されるもの	
CMoL	慢性単球性白血病	chronic monocytic leukemia

C-MOPP	シクロホスファミド+ビンクリスチン、プロカルバジン、プレドニゾロン併用療法　cyclophosphamide + vincristine, procarbazine, prednisolone
CMP	膝蓋軟骨軟化症　chondromalacia patellae
CMPD	慢性骨髄増殖性疾患　chronic myeloproliferative disease　骨髄において赤血球、白血球、または血小板が過剰につくられるようになる疾患群
CMR	脳代謝率　cerebral metabolic rate
CMR glu	脳ブドウ糖代謝率　cerebral metabolic rate of glucose
CMRO$_2$	脳酸素代謝率　cerebral metabolic rate of oxygen
CMT	子宮頸管粘液検査　cervical mucus test　排卵期の頸管粘液量を測定する
CMT	シャルコー・マリー・ツース病　Charcot-Marie-Tooth disease　家族性遺伝性ニューロパチー。男性に多く下腿部の脱力・筋萎縮が初期症状として生じる
CMV	シスプラチン、メソトレキセート、ビンブラスチン併用療法　cisplatin, methotrexate, vinblastine
CMV	持続的強制換気　continuous mandatory ventilation　すべての吸気に強制換気を用いる方法
CMV	調節機械換気　controlled mechanical ventilation
CMV	サイトメガロウイルス　cytomegalo virus　βヘルペスウイルス科のDNAウイルス
CN	脳神経　cranial nerve　脳から出る末梢神経で迷走神経は多くの枝を出しながら下行する。12対からなる
CN	認定看護師　certified nurse
CNL	慢性好中球性白血病　chronic neutrophic leukemia　成熟好中球を主体とする白血球が持続的増加した疾患
CNM	先天性非進行性ミオパシー　congenital nonprogressive myopathy
CNP	慢性非細菌性前立腺炎　chronic nonbacterial prostatitis
CNS	中枢神経系　central nervous system　末梢神経系に対するもので脳と脊髄からなる　末梢神経系：**PNS**、自律神経系：**ANS**

CNS	専門看護師　clinical nurse specialist　日本看護協会の試験に合格した特定の看護分野の看護師
CNS-leukemia	中枢神経系白血病　central nervous system leukemia
CNSDC	慢性非化膿性破壊性胆管炎　chronic nonsuppurative destructive cholangitis　肝臓の小葉間胆管や隔壁胆管に出現する病変で胆汁がうっ滞する疾患
CNSLD	慢性非特異性肺疾患　chronic nonspecific lung disease
CNT	接合尿細管　connecting tubule
CO	一酸化炭素　carbon monoxide
CO	心拍出量　cardiac output　1分間に心臓から送り出される血液量
C/O	症状の訴え　complain of (symptoms)
COA, CoA	大動脈縮窄(症)　coarctation of aorta　胸部大動脈の限局した狭窄を有する先天性疾患。通常左鎖骨下動脈の分枝直下で動脈管付着部の上下に発生する
COAC (COA-complex)	大動脈縮窄複合　coarctation of aorta complex
COAD	慢性閉塞性気道疾患　chronic obstructive airway disease
COB	慢性閉塞性気管支炎　chronic obstructive bronchitis
COBS	慢性器質性脳症候群　chronic organic brain syndrome
COCM	うっ血型心筋症　congestive cardiomyopathy
COD	死因　cause of death
COD	化学的酸素必要量　chemical oxygen demand
COLD	慢性閉塞性肺疾患　chronic obstructive lung disease
Colon-Ca	大腸がん　colon-carcinoma
COM	慢性中耳炎　chronic otitis media
COMPARDR	シクロホスファミド、ビンクリスチン、メソトレキセート、メルファラン、ドキソルビシン併用療法　cyclophosphamide, vincristine, methotrexate, melphalan, doxorubicin
complete ECD	完全型心内膜床欠損症　complete endocardial cushion defect

Con A	コンカナバリン A concanavalin A
Con	コンジローマ condyloma
COP	膠質浸透圧 colloid osmotic pressure 浸透圧の一種で、動物の循環系において主としてアルブミンの濃度によって生じる血漿や間質液の浸透圧をいう
COP	シクロホスファミド、オンコビン、プレドニゾロン併用療法 cyclophosphamide, oncovin, prednisolone
COP	シクロホスファミド、ビンクリスチン、プレドニゾロン併用療法 cyclophosphamide, vincristine, prednisolone
COP-BLAM	シクロホスファミド、アドリアマイシン、ビンクリスチン、プロカルバジン、プレドニゾロン、ブレオマイシン併用療法 cyclophosphamide, adriamycin, vincristine, procarbazine, prednisolone
COPD	慢性閉塞性肺疾患 chronic obstructive pulmonary disease 肺や気道での広範囲な病変で非可逆性の気道閉塞病態を示す一般群
COPDD	小児期発症型広汎性発達障害 childhood onset pervasive developmental disorder
COPP	シクロホスファミド、オンコビン、プロカルバジン、プレドニゾロン併用療法 cyclophosphamide, oncovin, procarbazine, prednisolone
COX	シクロオキシゲナーゼ cyclooxygenase
Cox-V	コクサッキーウイルス Coxsackie virus
CP angle	小脳橋角部 cerebello-pontine angle
CP	半規管機能低下 canal paresis
CP	脳性麻痺 cerebral palsy 受精から生後4週までに何らかの原因で受けた脳の損傷によって引き起こされる運動機能の障害をさす
CP	脳性麻痺 cerebral poliomyelitis
CP	胸痛 chest pain
CP	慢性膵炎 chronic pancreatitis
CP	慢性期 chronic phase 急性期：**AP**
CP	慢性腎盂腎炎 chronic pyelonephritis

▶▶▶ **CPD**

CP	シスプラチン、ペプロマイシン併用療法　cisplatin, peplomycin
CP	口蓋裂　cleft palate　口蓋正中での断裂が特徴の先天性欠損
CP	臨床心理士　clinical psychologist
CP	肺性心　cor pulmonale
CP	シクロホスファミド、シスプラチン併用療法　cyclophosphamide, cisplatin
CPA	心呼吸停止　cardiopulmonary arrest
CPA	小脳橋角部　cerebello-pontine angle
CPAAA	来院直後心肺停止　cardiopulmonary arrest immediately after arrival　医療機関へ来院した直後、心機能、肺機能のいずれかまたは両方が停止した状態
CPAOA	来院時心肺停止　cardio-pulmonary arrest on arrival　医療機関へ来院時に、心機能、肺機能のいずれかまたは両方が停止した状態
CPAP	持続陽圧呼吸　continuous positive airway pressure　呼気時に気道に陽圧をかけ、気道を広げ機能的残気量の増加、換気・血流比の改善を図り、動脈血酸素分圧の上昇と吸入酸素濃度の低下と肺コンプライアンスの増加を期待する呼吸管理法
CPB	心肺バイパス　cardiopulmonary bypass　酸素含量の低い静脈血を体外に出し機械的に酸素を加え血液ポンプで動脈に送る
CPB	腹腔神経叢ブロック　celiac plexus block
CPBV	心肺血流量　cardiopulmonary blood volume
CPC	臨床病理カンファレンス　clinical pathological conference　病院内で複数の臨床医・病理医・検査医が集まって行う症例の検討会
CPCR	心肺脳蘇生法　cardiopulmonary cerebral resuscitation　心肺蘇生法：**CPR**
CPD	児頭骨盤不適合（不均衡）　cephalo-pelvic disproportion　胎児が産道を正常に下降しえないほどに骨盤が小さい、胎児が大きい、両者の組み合わせが存在する場合
CPD	慢性腹膜透析　chronic peritoneal dialysis　腎不全での水、電解質異常、老廃物蓄積是正のため腹腔に腹膜灌流液を注入し4〜8時間貯留させ1日4回交換、これを毎日反復して行う

CPD	慢性光線過敏性皮膚炎	chronic photosensitivity dermatitis
CPD	感染性膿疱性皮膚炎	contagious pustular dermatitis 物質に直接触れることでかぶれる状態
CPD	持続腹膜透析	continuous peritoneal dialysis
CPE	心原性肺水腫	cardiac pulmonary edema
CPE	慢性肺気腫	chronic pulmonary emphysema 閉塞性肺疾患の一種で肺胞壁の破壊的変化を伴う疾患。気道や終末細気管支から末梢にかけての含気区域が異常に拡大する病態を示す
CPE	細胞変性効果	cytopathic effect
CPEO	慢性進行性外眼筋麻痺	chronic progressive external ophthalmoplegia
CPGN	慢性増殖性糸球体腎炎	chronic proliferative glomerulonephritis
CPH	慢性持続性肝炎	chronic persistent hepatitis
CPI	カリフォルニア心理検査	California psychological inventory
CPIP	未熟児慢性肺機能障害	chronic pulmonary insufficiency of prematurity
CPK	クレアチンリン酸酵素（クレアチンホスホキナーゼ）	creatine phosphokinase
(C)PKD	(小児型)多嚢胞腎	childhood polycystic kidney disease
CPK-MB	クレアチンホスホキナーゼMB	Creatine Phosphokinase MB
CPL	CPL（硬性、進行性、リンパ管型がん組織）分類	cirrhotic, progressive and lymphatic forms
CPLD	先天性リパーゼ欠損症	congenital pancreatic lipase deficiency
CPM	橋中心髄鞘崩壊症	central pontine myelinolysis
CPM	慢性進行性ミエロパチー	chronic progressive myelopathy
CPM	持続的他動運動	continuous passive motion 持続的に低速度の他動運動を繰り返す装置
CPN	慢性腎盂腎炎	chronic pyelonephritis 急性腎盂腎炎：APN
CPP	脳灌流圧	cerebral perfusion pressure 平均血圧から頭蓋内圧を差し引いた圧で、脳組織へ血液を送り込む有効な血圧をいう

CPPV（B）	持続陽圧換気（呼吸）	continuous positive pressure ventilation (breathing)
CPR	Cペプチド反応	C-peptide immunoreactivity
CPR	心肺蘇生法　cardiopulmonary resuscitation　呼吸や循環機能がなくなったり、著しく低下した場合、その機能を体外から補うこと　　心肺脳蘇生法：**CPCR**	
CPS	心肺補助装置	cardiopulmonary supported device
CPS	大静脈肺動脈吻合術	cavopulmonary shunt
CPS	胆膵管鏡	cholangiopancreatoscopy
CPS	複雑部分発作　complex partial seizure　　単純部分発作：**SPS**	
CPSE	複雑部分発作重積状態	complex partial status epilepticus
CR	非観血的整復	closed reduction
CR	完全寛解　complete remission　治療後に病変がまったく検出されない状態　　部分奏功：**PR**	
CR	補体レセプター	complement receptor
CR	条件反射	conditioned reflex
CR	調節呼吸（法）	controlled respiration
CR	咳嗽反射	cough reflex
Cr	クレアチン　creatine　　クレアチニン・クリアランス：**Ccr**	
CRAO	網膜中心動脈閉塞症　central retinal artery occlusion　網膜中心動脈本幹の閉塞。血栓、塞栓、攣縮が原因	
CRBBB	完全右脚ブロック　complete right bundle branch block　完全左脚ブロック：**CLBBB**	
CR-BSI	カテーテル関連血流感染　catheter-related blood stream infection　カテーテルに起因する血流感染	
CRC	大腸直腸がん	colorectal cancer
CRC	濃厚赤血球　concentrated red cell　全血を強遠心し、上清を除去した成分製剤で血漿を減らした全血	
CRD	慢性腎疾患	chronic renal disease
CRD	慢性呼吸器疾患　chronic respiratory disease　長期にわたる呼吸器系疾患の総称　　急性呼吸器疾患：**ARD**	

CRF	慢性腎不全	chronic renal failure　腎不全のうちで機能ネフロン量が不可逆的に減少し糸球体濾過値の低下で腎臓の恒常性の維持が不可能になった病態　　急性腎不全：**ARF**
CRF	慢性呼吸不全	chronic respiratory failure　酸素を血液に取り込み二酸化炭素を排泄することが充分に働かなくなった状態　　急性呼吸不全：**ARF**
CRH	副腎皮質刺激ホルモン放出ホルモン	corticotropin-releasing hormone　41個のアミノ酸からなるペプチド。視床下部ー下垂体ー副腎皮質機能調節にかかわる
CRL	(胎児)頭殿長	crown-rump length　胎児の頭骨の頂点から殿部の突出部の中点までの長さ
CRM	交叉反応物質	cross reacting material
CRP	C反応性蛋白	C-reactive protein　急性の炎症、組織の壊死などがあると血清中での濃度が増加する急性相反応蛋白の1つ
CRP	頭蓋咽頭腫	craniopharyngioma
CRS	カテーテル敗血症	catheter related sepsis　カテーテル感染で起こる感染症
CRS	先天性風疹症候群	congenital rubella syndrome　妊娠5か月までに妊婦が風疹に感染したときに経胎盤感染により、心奇形、白内障、聴力障害が起きる症候群
CRT	放射線化学療法	chemoradiation therapy
CRVF	うっ血性右心不全	congestive right ventricular failure
CRVO	網膜中心静脈閉塞症	central retinal vein occlusion　網膜静脈の拡張蛇行と網膜全体に出血を生じる疾患
CS	心原性ショック	cardiogenic shock
CS	頸椎	cervical spine
CS	頸部脊椎症	cervical spondylosis　頸椎の加齢によって脊髄、神経根が障害され、椎間板の退行性変化に加え、椎体や靱帯に変化が起こりさまざまな神経症状を呈する
CS	帝王切開(術)	Cesarean section　母子ともに救うことを目的に子宮壁を切開し人工的な産道から胎児を娩出させる方法
CS	軟骨肉腫	chondrosarcoma

CS	慢性統合失調症　chronic schizophrenia
CS	慢性副鼻腔炎　chronic sinusitis
CS	条件刺激　conditioning stimulus
CS	冠動脈硬化症　coronary sclerosis
CS	冠静脈洞　coronary sinus　心臓の後壁面の冠状溝の中にあり、心筋からの静脈血を集める静脈の主幹
CS	挫滅症候群　crush syndrome　身体の一部が長時間挟まれるなどして圧迫され、その解放後に起こる症候群。クラッシュ症候群とも呼ばれる
CS	膀胱鏡　cystoscope　尿道～膀胱等を観察する内視鏡器具、手技
CSAS	中枢型睡眠時無呼吸症候群　central sleep apnea syndrome　睡眠時無呼吸症候群の1つで、何らかの原因で脳からの指令が出なくなり呼吸しなくなった状態
CSB	チェーン・ストークス呼吸　Cheyne-Stokes breathing　無呼吸と深く速い呼吸が交互に出現する異常呼吸
CSDH	慢性硬膜下血腫　chronic subdural hematoma　急性硬膜下血腫：**ASDH**
CSF	脳脊髄液　cerebrospinal fluid　脳室系、くも膜下腔、脊柱管を満たし、脳の機能調節や代謝産物の排出にもかかわる
CSF	コロニー刺激因子　colony-stimulating factor　リンパ球以外の白血球系幹細胞を刺激して、成長を促進させる作用をもつ因子
CSF	青酸感受性因子　cyanide-sensitive factor
CSH	慢性硬膜下血腫　chronic subdural hematoma　軽い頭部外傷や凝固以上で、3週間以上かけて硬膜下に液状の血液が貯留した状態
CSII	持続皮下インスリン注入法　continuous subcutaneous insulin infusion　インスリンポンプを用いて24時間.持続的にあらかじめプログラムされた量のインスリンを皮下に注入する方法
CSM	脳脊髄膜炎　cerebrospinal meningitis　脳脊髄膜の炎症性疾患で髄膜炎、脳膜炎ともいう。症状として発熱や頭痛、嘔吐、意識障害、頸部硬直などがある

CSM	頸椎症性脊髄症	cervical spondylotic myelopathy　頸椎の加齢によって脊髄、神経根が障害され、椎間板の退行性変化に加え、推体や靭帯に変化が起こりさまざまな神経症状を呈する
CSMA	慢性脊髄性筋萎縮症	chronic spinal muscular atrophy
CSR	中央材料室	central supply room
CST	子宮収縮ストレステスト	contraction stress test
CST	痙攣ショック療法	convulsive shock therapy
CSU	カテーテル尿	catheter specimen of urine
CT	カルシトニン	calcitonin
CT	脳血栓	cerebral thrombosis
CT	化学療法	chemotherapy
CT	認知療法	cognitive therapy
CT	コンピュータ断層撮影	computerized tomography　靭帯を透過したX線をフィルムの代わりにX線検出器で受け、測定したX線吸収値をデータ化しコンピュータ処理して画像にしたもの　磁気共鳴画像診断装置：**MRI**
CT	クームス試験	Coombs' test　赤血球に対する自己抗体のうち不完全抗体を検出する検査
CT	頭蓋癆	craniotabes
CT	細胞傷害試験	cytotoxic test
CTCL	皮膚T細胞性リンパ腫	cutaneous T cell lymphoma
CTD	結合組織病	connective tissue disease
CTG	胎児心拍数モニタリング	cardio-tocograph
CTGA	修正大血管転位	corrected transposition of the great arteries
CTL	細胞傷害性Tリンパ球	cytotoxic T lymphocyte
CT(I)N	慢性尿細管間質性腎炎	chronic tubulointerstitial nephritis
CTO	慢性完全閉塞病変	Chronic Total Occlusion　3か月以上にわたり、冠動脈が閉塞している病変
CTR	心胸郭比	cardio thoracic ratio　心臓の横径と胸郭の横径の比。心拡大をみる方法の１つ

CTS	手根管症候群	carpal tunnel syndrome　手根管の中を走る正中神経が何らかの原因で手根管内圧が上がり、圧迫されて引き起こされる疾患群。薬指の中指側半分・中指・人差し指・親指に痺れが生じる
CTx	心臓移植術	cardiac transplantation
CUC	慢性潰瘍性大腸炎	chronic ulcerative colitis
CUG	膀胱尿道造影法	cystourethrography
CV	中心静脈	central vein　心臓の近くにある太い静脈。上大静脈、下大静脈。
CV(N)	中心静脈栄養	central venous nutrition　　末梢静脈栄養：PVN
CVA	心臓血管障害	cardiovascular accident
CVA	脳血管障害	cerebral vascular accident　脳梗塞と脳出血、クモ膜下出血に代表される脳の病気の総称。急激に発症したものは、脳血管発作または脳卒中という
CVC	中心静脈カテーテル	central venous catheter　カテーテルの先端を中心静脈内に留置するカテーテル
CVD	脳血管疾患	cerebro-vascular disease　脳の血管の障害によって、脳細胞が破壊される病気の総称
CVD	連合弁膜症	combined valvular disease
CVD	持続脳室ドレナージ	continuous ventricular drainage　脳室にカテーテルを挿入し、持続的に髄液を体外に排出する方法
CVG	脳静脈造影	cerebral venography
CVH	中心静脈栄養法	central venous hyperalimentation
CVH	両室肥大	combined ventricular hypertrophy
CVI	呼気閉塞指数	check valve index
CVO	産科真結合線	conjugata vera obstetrica
CVP	中心静脈圧	central venous pressure　　末梢静脈圧：PVP
CVP	シクロホスファミド、ビンクリスチン、プレドニゾロン併用療法	cyclophosphamide. vincristine, prednisolone
CVVH	持続的静静脈血液濾過	continuous veno-venous hemofiltration　腎不全患者における腎の非内分泌機能を代替する療法

CVVHD	持続的静静脈血液透析	continuous veno-venous hemodialysis　腎不全患者における腎の非内分泌機能を代替する療法
CW	松葉杖歩行	crutch walking
CWD	連続波ドプラー	continuous wave Doppler
Cx	頸部	cervix
CX	冠動脈回旋枝	circumflex　左冠状動脈の主要2枝の1つ
CYVADIC	シクロホスファミド、ビンクリスチン、アドリアマイシン（ドキソルビシン）、ダカルバジン併用療法	cyclophosphamide, vincristine, doxorubicin, dacarbazine

D

D	死亡	death
D	うつ病	depression
D	下行結腸	descending colon　上行結腸：**A**、横行結腸：**T**、S状結腸：**S**
D	診断	diagnosis
D	用量（服用量）	dose
D	横隔膜	diaphragm
D	背部の	dorsal
DA	変形性関節炎	degenerative arthritis
DA	糖尿病性筋萎縮症	diabetic amyotrophy
DA	ドパミン	dopamine
DA	動脈管	ductus arteriosus
DAA	解離性大動脈瘤	dissecting aortic aneurysm　大動脈の壁は、内膜・中膜・外膜の3層構造になっている。何らかのきっかけで内膜に裂け目ができ、中膜に血流が入り込み、「瘤」状となった状態
DAD	びまん性肺胞障害	diffuse alveolar damage
DAI	びまん性軸索損傷	diffuse axonal injury　頭部外傷後、意識障害を呈しているにもかかわらず、頭部CT、MRIで明らかな血腫、脳挫傷を認めない病態

DAP	人物画テスト	draw a person test 白紙に鉛筆で人物を書かせる投影法人格検査
DAPT	直接凝集妊娠試験	direct agglutination pregnancy test
DAR	2相性喘息反応	dual asthmatic response
DART	エイズ関連認知症	dementia of AIDS related type
DAT	アルツハイマー型認知症	dementia of Alzheimer
DAV	ダカルバジン、ニムスチン、ビンクリスチン併用療法 dacarbazine, nimustine, vincristine	
DAVP	ダカルバジン、ニムスチン、ビンクリスチン、ペプロマイシン併用療法 dacarbazine, nimustine, vincristine, peplomycin	
dB	デシベル	decibel 音の強さ（大きさ）を表す単位
DB	Ⅲ度熱傷（第3度）	deep burn 損傷は、真皮全層、皮下組織にまで達し、壊死を起こす。神経も変性するので痛みを感じなくなる
DB	直接型ビリルビン	direct reacting bilirubin
DBE	びまん性気管支拡張症	diffuse bronchiectasis
D-Bil	直接ビリルビン	direct bilirubin 肝細胞内でビリルビンがグルクロン酸と結合して生じ胆汁中に排泄される
DBP	拡張期血圧	diastolic blood pressure 全身を循環する血液が肺静脈から心臓へ戻った状態。血圧が最も低くなるため最低血圧とも呼ばれる　収縮期血圧：**SBP**
DC	包帯交換	dressing change
DC	直流除細動	direct current shock
D&C	子宮内容除去術（子宮頸管拡張および搔爬術）	cervical dilatation and uterine curettage
DCA	方向性冠状動脈粥腫切除	directional coronary arterectomy デバイスを用いて血管内部にできた粥腫を削り落すという治療。アテレクトミーともいう
DCH	遅延型皮膚過敏症	delayed cutaneous hypersensitivity 抗原抗体反応ではなく抗原とT細胞によって起こるアレルギー反応
DCM	拡張型心筋症	dilatative cardiomyopathy 心室内腔拡張や収縮力低下が特徴の特発性心筋症。呼吸困難、易疲労、浮腫などが症状

DCMP ▶▶▶

DCMP	ダウノルビシン、シタラビン、メルカプトプリン、プレドニゾロン併用療法　daunorubicin, cytarabine, mercaptopurine, prednisolone
DCP	ダウノマイシン、サイロサイド、プレドニン併用療法　daunomycin, cylocide, predonine
DC shock	直流除細動　direct current shock
DCT	直接クームス試験　direct Coombs' test
DD	鑑別診断　differential diagnosis
DDB	深達性Ⅱ度熱傷　deep dermal burn
DDH	発育性股関節脱臼　developmental dislocation of the hip
DDR	僧帽弁前尖拡張期後退速度　diastolic descent rate
DDS	ドラッグデリバリーシステム　drug delivery system
DdVP	アドリアマイシン、ビンクリスチン、プレドニゾロン併用療法　adriamycin, vincristine, prednisolone
DEG	変性　degeneration
derm	皮膚炎　dermatitis
DF	除細動　defibrillation　心室細動や心房細動などの不整脈に対する治療法で、正常な洞調律に戻す方法　自動体外式除細動器：**AED**
DF	陥没骨折　depressed fracture
DFP	拡張期充満　diastolic filling phase
DFSP	隆起性皮膚線維肉腫　dermatofibrosarcoma protuberans　まれなタイプのがんである軟部肉腫の１つであり、皮膚深層から発生する
DG	発育異常緑内障　developmental glaucoma
DGN	びまん性糸球体腎炎　diffuse glomerulonephritis　糸球体のほとんどの部分に炎症がある腎炎
DGS	糖尿病性糸球体硬化症　diabetic glomerulosclerosis
DH	遅延型過敏反応　delayed hypersensitivity
DHA	ドコサヘキサエン酸　docosahexaenoic acid　不飽和脂肪酸の一種で、体内で合成することはできない必須脂肪酸
DHAP	デキサメサゾン、シタラビン、シスプラチン併用療法　dexamethasone, cytarabine, cisplatin

DHP	直接血液灌流法	direct hemoperfusion
DI	尿崩症	diabetes insipidus　バソプレッシンの合成や作用の障害により水保持機構が正常に働かず、多尿となる疾患
DI	不快指数	discomfort index　気温と気湿の条件から得られる不快さを表す指標
DI	点滴	drip infusion
DI	医薬品情報	drug information
DIAB	糖尿病網膜症	diabetic retinopathy
DIC	播種性血管内凝固症候群	disseminated intravascular coagulation　さまざまな重症の基礎疾患のために過剰な血液凝固反応活性化が生じ、生体内の抗血栓性の制御能が十分でなくなり、全身の細小血管内で微小血栓が多発して臓器不全、出血傾向がみられる
DIC	点滴静注胆嚢造影法	drip infusion cholangiography
DIC	薬剤性大腸炎	drug-induced colitis
DIFP	びまん性間質性線維化肺炎	diffuse interstitial fibrosing pneumonia
DIHN	薬剤誘発性過敏性腎炎	drug-induced hypersensitivity nephritis
DILV	左心性単心室	double inlet left ventricle
DIND	遅発性虚血性神経脱落症状	delayed ischemic neurologic deficit
DIP joint	遠位指(趾)節間関節	distal interphalangeal joint　指の先端に近いほうの関節
DIP	剥離性間質性肺炎	desquamative interstitial pneumonia
DIP	点滴静注腎盂造影法	drip infusion pyelography　造影剤の点滴静注による経静脈性尿路造影法
Disc	退院	discharge　入院：**Adm**
DIS	脱臼	dislocation
DIV	点滴静脈内注射	drip infusion of vein
DIVP	点滴静注腎盂造影	drip-infusion pyelography
DJD	変形性関節疾患	degenerative joint disease

DJS	デュビン・ジョンソン症候群	Dubin-Johnson syndrome 慢性黄疸の1つの型。男性に多く肝臓が黒色ないし緑褐色の独特の色調を呈する
DKA	糖尿病性ケトアシドーシス	diabetic ketoacidosis 糖尿病患者でインスリンの作用不足で生じる高血糖、高ケトン血症、酸血症。感染の併発やインスリン注射の中断で起こる
DL	びまん性リンパ腫	diffuse lymphoma 非ホジキンリンパ腫のうちで均等な浸潤性増殖様式をとる疾患
DL	肺拡散能力	diffusing capacity of lung
DLB	レビー小体型認知症	Dementia with Lewy bodies 無動や筋固縮、姿勢保持障害などのパーキンソン症状と、視覚性幻覚を示し、進行性で動揺性の認知機能障害を特長とする認知症。抗精神病薬の副作用が出やすい
DLC	ダブルルーメンカテーテル	double lumen catheter
DLCO	CO拡散能	diffusing capacity for carbon monoxide
DLE	円板状エリテマトーデス	discoid lupus erythematosus 全身性エリテマトーデスにみられる特徴的な皮疹を主症状とする
DLT	ドナーリンパ球輸注	donor lymphocyte transfusion
DLV	左右肺別換気	differential lung ventilation
DM	皮膚筋炎	dermatomyositis 膠原病の1種で、筋力低下と特徴的な皮膚症状が主症状
DM	糖尿病	diabetes mellitus インスリン分泌の不足によって発症する糖質・脂質・蛋白質代謝異常。慢性の高血糖が持続する
DM	拡張期心雑音	diastolic murmur
DMAT	災害医療派遣チーム	disaster medical asistance team
DMD	デュシェンヌ型筋ジストロフィー	Duchenne's muscular dystrophy 進行性筋ジストロフィーの一型。男児に多く転びやすくなり動揺性歩行となる
DMD	変形性筋異常緊張症	dystonia musculorum deformans
DMIT	多発性梗塞性認知症	dementia of multiinfarct type
DMLC	びまん性転移性髄膜がん腫症	diffuse metastatic leptomeningeal carcinomatosis

DMP	エノシタビン、ダウノマイシン、メチルプレドニン、プレドニゾロン併用療法　enocitabine, daunomycin, methylprednisolone, prednisolone
DMPS	骨髄異形成症候群　dysmyelopoietic syndrome
DMR	糖尿病性網膜症　diabetic retinopathy
DN	糖尿病性神経症　diabetic neuropathy
DN	重複切痕　dicrotic notch
DNA	デオキシリボ核酸　deoxyribonucleic acid
DNR	蘇生せず（臨死の際に無理な蘇生を行わないこと）　Do not resuscitation
DNT	肺芽異形性神経上皮腫瘍　dysembryoplastic neuroepithelial tumor
do	同じ（以前と同様の処方や処置を行う）
Do	溶存酸素　dissolved oxygen
DOA	到着時死亡　dead on arrival
DOA	ドパミン塩酸塩　dopamine hydrochloride
DOB	ドブタミン塩酸塩　dobutamine hydrochloride
DOE	労作性呼吸困難　dyspnea on exertion　体動に伴って生じる呼吸困難。慢性心疾患、呼吸器疾患をもつ患者は軽度の体動でも呼吸困難をきたしやすい
DOL	生命の尊厳　dignity of life
DOLV	両大血管左室起始　double outlet left ventricle　大動脈、肺動脈ともに右室から派生して左室流出路は心室中隔欠損孔に限定される奇形
DOPA	ドーパ（3, 4-ジヒドロキシフェニルアラニン）　3, 4-dihydroxyphenylalanine
DORV	両大血管右室起始　double outlet right ventricle
DOS	用量　dosis
DP	早発性認知症　dementia praecox
DP	膵尾部切除術　distal pancreatectomy
DP	足背動脈　dorsalis pedis
DP	タキソテール、シスプラチン併用療法　taxotere, cisplatin

DPB	びまん性汎細気管支炎	diffuse panbronchiolitis　呼吸細気管支を中心にびまん性に慢性炎症をきたす原因不明の疾患
DPC	診断群分類	diagnosis purodedure combination　医療資源を最も投入した傷病名により分類し、次に、診療行為（手術、処置など）などにより分類する構造
DPD	びまん性肺疾患	diffuse pulmonary disease
DPG	幽門側胃切除	distal partial gastrectomy　がんの再発を防ぐことを目的とした大網・小網・小彎高位のリンパ節郭清を含めて行われる切除術。主に胃がんに対して行われる
DPGN	びまん性増殖性糸球体腎炎	diffuse proliferative glomerulonephritis
DPL	診断的腹腔洗浄	diagnostic peritoneal lavage
DPLN	びまん性増殖性ループス腎炎	diffuse proliferative lupus nephritis
DPT	ジフテリア・百日咳・破傷風三種混合ワクチン	diphtheria, pertussis, tetanus vaccine　勧奨接種とされているワクチンで生後3か月から接種できる
DPT-IPV	ジフテリア・百日咳・破傷風三種混合ワクチンに不活性化ポリオワクチン（inactivated polio vaccine）を加えた四種混合ワクチン	
DQ	発達指数	developmental quotient　乳幼児の発達レベルを数値で表したもの
DR	糖尿病網膜症	diabetic retinopathy　糖尿病の3大合併症の1つ。糖代謝異常に伴う眼の網膜などにさまざまな変化をきたし、視力低下を認める
DRE	直腸診	digital rectal examination　肛門から直腸下部に指を挿入して病変を触知する方法。
DRG	診断群別分類	diagnosis related groups
DRG/PPS	診断分類別包括支払い方式	diagnosis related groups/prospective payment system　日本における医療費の定額支払い制度に使われる評価方法。DPCに基づいて評価される入院1日あたりの定額支払い制度

DRPLA	歯状核赤核淡蒼球ルイ体萎縮症 dentato-rubro-pallido-luysian atrophy 小脳歯状核遠心系と淡蒼球遠心系の病変が特徴的な遺伝性神経変性疾患	
DS	持続睡眠療法 Dauerschlafkur	
DS	死腔 dead space 呼吸系の全体積のうち血液とのガス交換に関与しない部分をいう	
DS	ダウン症候群 Down's syndrome 21番染色体が3本あることにより、精神発達の遅れ、特徴的な顔貌、多発奇形を示す症候群	
DS	ダンピング症候群 dumping syndrome 胃切除後、摂取した食物が小腸内に急速に落下移動することで起こる。食後20〜30分後に起こる早期症状（発汗や頻脈、悪心・嘔吐、腹痛や下痢など）と、食後2〜3時間後に起こる後期症状（低血糖症状）がある	
DSA	破壊性脊椎関節症 destructive spondyloarthropathy 長期透析患者に生じる脊椎症。5年以上の透析患者に好発する	
DSA	デジタルサブトラクション血管造影法 digital subtraction angiography 造影剤注入前後の蛍光倍増管によるX線テレビ透視システムの画像信号をデジタル化しサブトラクション処理を行うもの	
DSM	精神障害の診断・統計便覧 Diagnostic and Statistical Manual of Mental Disorders	
DSN	鼻中隔弯曲症 deviatio septi nasi 鼻中隔の構成する骨や軟骨が左右どちらかへ湾曲していたり、突出している状態	
DSO	抜糸 dermal sutures out	
DSS	2点同時刺激 double simultaneous stimulation	
DST	生体腎移植 donor specific transfusion 親や子、兄弟などの血縁者または配偶者から腎臓の提供を受けて移植されるもの	
DST	デキサメサゾン抑制試験 dexamethasone suppression test	
DT	ジフテリア・破傷風トキソイド diphtheria-tetanus toxoid	
DTAA	解離性胸部大動脈瘤 dissecting thoracic aortic aneurysm	
DTH	遅延型アレルギー delayed type hypersensitivity	

DTICH	遅発性外傷性脳内血腫　delayed traumatic intracerebral hematoma
DTP	ジフテリア・破傷風・百日咳三種混合ワクチン　diphtheria, tetanus, pertussis vaccine　3種混合予防接種
DTR	深部腱反射　deep tendon reflex　生理的な反射の代表的なもの。打腱器などで手軽に誘発することができるうえ、運動系障害や末梢神経障害の診断の目安となる
DTR	深部腱反射亢進　increased deep tendon reflex
DTs	振戦せん妄　delirium tremens
DU	褥瘡、潰瘍　decubitus ulcer
DU	十二指腸潰瘍　duodenal ulcer　十二指腸の消化性潰瘍でしばしば胃潰瘍と合併する。症状も胃潰瘍に似ている
DUB	不正性器出血　dysfunctional uterine bleeding
DV	家庭内暴力　domestic violence
DV	背腹方向　dorsoventral
DVD	交代性上斜位　dissociated vertical deviation
DVI	心室抑制型房室順次ペーシング　double ventricle inhibit
DVP	ダウノマイシン、ビンクリスチン、プレドニゾロン併用療法　daunomycin, vincristine, prednisolone
DVR	二弁置換　double valve replacement　4つの心臓弁のうち2つの弁を同時に置換する手術
DVT	深部静脈血栓症　deep vein thrombosis　下肢の深部静脈系が血管内の損傷、血流の停滞などによって血栓を生じ閉塞したもの。下肢の腫脹、鈍痛、浮腫などが症状として現れる
DW	乾燥体重　dry weight
Dx	診断　diagnosis　診察や検査、解剖などで得られた情報から疾病や予後を導き出すこと
DZ	二卵性双生児　dizygotic twins　　一卵性双生児：**MZ**

E

E	内視鏡　endoscope
E	浣腸　enema

E	エピネフリン　epinephrine
E	赤血球　erythrocyte
E1	エストロン　estrone
E2	エストラジオール　estradiol
E3	エストリオール　estriol
Ea	腹部食道　abdominal esophagus
EA	労作性狭心症　effort angina　労作などにより一過性に心筋の酸素需要が増大した際に、十分な冠血流量を増加させれずに生じる狭心症　　安定性狭心症：**SA**
EAA	必須アミノ酸　essential amino acid　自ら生合成できないアミノ酸のこと。バリン、ロイシン、イソロイシン、スレオニン、メチオニン、フェニルアラニン、トリプファン、リジンの8種　　非必須アミノ酸：**NEAA**
EAC	外耳道　external auditory canal　外耳の一部で軟骨部と骨部からなる
EAP	エトポシド、アドリアマイシン、シスプラチン併用療法　etoposide, adriamycin, cisplatin
EB	表皮熱傷　epidermal burn　Ⅰ度熱傷。いちばん浅い熱傷で熱傷部位に赤みがある状態
EB	表皮水疱症　epidermolysis bullosa
EBA	肝外胆道閉鎖症　extrahepatic biliary atresia
EBD	内視鏡的胆道ドレナージ　endoscopic biliary drainage　内視鏡下で胆管にチューブを挿入して胆汁の排出を促す
EBM	根拠に基づいた医療　evidence-based medicine
EBN	根拠に基づいた看護　evidence-based nursing
EBV	エプスタイン・バー・ウイルス　Epstein-Barr virus　ヘルペスウイルス科のDNAウイルス。Bリンパ球に感染し、学童期以降は伝染性単核症を発症する
EC	心内膜炎　endocarditis　僧帽弁や大動脈弁に生じることが多い。感染性のものと、膠原病などに伴う非感染性のものがある
EC	子宮頸管　endocervix
EC	大腸菌　escherichia coli

EC, ECa	食道がん　esophageal carcinoma　主に扁平上皮がん。高齢男性に多く嚥下困難にはじまり疼痛、食物逆流により嚥下性肺炎を起こすこともある
ECA	外頸動脈　external carotid artery　頭頸部の表層に血流を供給する1対の動脈　内頸部動脈：ICA
ECC	胎児性がん細胞　embryonal cell carcinoma
ECC	救急心処理、心臓急迫症管理　emergency cardiac care
ECC	体外循環　extracorporeal circulation　全身から還流する静脈血を体外に出し、器械を通して酸素を加え動脈血化して大動脈に注入する。人工心肺
ECCE	水晶体嚢外摘出術　extracapsular cataract extraction　水晶体前嚢を切開し核を摘出し、残った皮質を吸引する白内障の術式
ECD	心内膜床欠損症　endocardial cushion defect
ECDUS	内視鏡的超音波カラー・ドプラー法　endoscopic color doppler ultrasonography
ECF	好酸球遊走因子　eosinophil chemotactic factor
ECF	細胞外液　extracellular fluid　体液のうち細胞外空間に分布している液体。ヒトの体重の20％を占める
ECFE	心内膜線維弾性症　endocardial fibroelastosis
ECG	心電図　electrocardiogram　心臓の刺激伝導系を伝わり心筋を興奮させているときに起こる活動電位を心電計で記録したもの
Echo	超音波検査　echography　被検体の音響的不連続部分から反射されてきた超音波を記録し計測したい内臓器を描出する検査
EC-IC bypass	外頸－内頸動脈バイパス　extracranial-intracranial bypass
ECJ	食道噴門接合部　esophagocardial junction
ECLA	体外式肺補助　extracorporeal lung assist　人工心肺を用いて血液の酸素化と二酸化炭素の除去を行う方法
ECLHA	体外式心肺補助　extracorporeal lung and heart assist
ECM	体外心マッサージ　external cardiac massage

ECMO	体外式膜型人工肺　extracorporeal membrane oxygenation　人工肺とポンプを用いた体外循環回路による治療
E coli	大腸菌　Escherichia coli　ヒトや動物の腸管内に常在する。ヒトに病原性を示す菌を病原性大腸菌といい、病型や病原因子によって5つに分類される
ECRB	短橈側手根伸筋　extensor carpi radialis brevis (muscle)
ECRL	長橈側手根伸筋　extensor carpi radialis longus (muscle)
ECSWL	体外腎砕石術　extracorporeal shock wave lithotripsy
ECT	電撃療法　electric convulsive therapy　前額部に通電を行い全身痙攣を起こさせることで精神症状を改善させる方法
ECT	エミッションCT　emission CT
ECU	尺側手根伸筋　extensor carpi ulnaris (muscle)　上肢の筋肉で手関節の背屈、尺屈を行う
ECUM	体外限外濾過法　extracorporeal ultrafiltration method　濾過を主原理とする
ECV	骨盤位外回転術　external cephalic version
ED	実効線量　effective dose
ED	肘離断　elbow disarticulation
ED	成分栄養　elemental diet　バランスよく消化された形の栄養成分が配合されている経腸栄養剤
ED	救急部　emergency department
ED	勃起障害　erectile dysfunction　性交時に十分な勃起が得られない、十分な勃起が維持できないために性交が行えない状態
ED	点眼 (液)　eye drop
EDA	皮膚電気活動　electrodermal activity
EDAS	脳硬膜動脈血管癒合術　encepharlo-duro arterio synagiosis
EDC	内分泌撹乱物質　endocrine disrupting chemicals　環境中に存在する化学物質のうち、生体にホルモン作用を起こしたり、逆にホルモン作用を阻害するもの
EDC	分娩予定日　expected date of confinement
EDC	総指伸筋　extensor digitorum communis (muscle)
EDH	硬膜外血腫　epidural hematoma　硬膜と頭蓋骨の間に生じた血腫

EDP	拡張終(末)期圧 end-diastolic pressure	
EDTA	エチレンジアミン四酢酸(エデト酸) ethylenediaminetetraacetic acid (edetic acid)	
EDV	拡張終(末)期容量 end-diastolic volume 拡張期の最終時点での左心室の容量	
E-E	端々 end-to-end	
EEA	端々吻合術 end-to-end anastomosis	
EEG	脳波 electroencephalogram 大脳に起こる電位変動を頭皮上から記録した電気記録図	
EEG audiometry	脳波聴力検査 electroencephalographic audiometry	
EEM	多形滲出性紅斑 erythema exudativum multiforme 四肢とくに手足に、ほぼ円形をした鮮紅色の紅斑が左右対称に多数できる皮膚病	
EF	駆出分画率 ejection fraction 主に左心室機能をを評価する代表的指標	
EF	食道ファイバースコープ esophagofiberscope	
EFBW	推定胎児体重 estimated fetal body weight 胎児の大横径などを測定した胎児発育の指標	
EFM	胎児監視装置 electronic fetal monitor	
EG	エンカウンターグループ encounter group	
EGC	早期胃がん early gastric cancer がん細胞の浸潤が粘膜内または粘膜下層にとどまっている状態の胃がん　進行胃がん：**AGC**	
EGD	上部消化管内視鏡検査 esophagogastroduodenoscopy 胃や食道、十二指腸の異常の有無を内視鏡で調べる検査	
EGF	上皮成長因子 epidermal growth factor	
EGJ	食道胃接合部 esophagogastric junction	
EGTA	食道胃管式エアウェイ esophageal gastric tube airway	
EH	硬膜外血腫 epidural hematoma 頭部外傷による頭蓋骨折に伴って硬膜動脈が断裂することで硬膜外腔に血腫が生じること	
EH	本態性高血圧症 essential hypertension 明らかな原因疾患	

		が認められない高血圧症。遺伝的素因が関係あるとされる
Eh	血性胸水	hemorrhagic pleural effusion
EHBD	肝外胆管	extrehepatic bile duct　肝臓と十二指腸の間にある胆汁の排出路
EHBF	有効肝血流量	effective hepatic blood flow
EHEC	腸管出血性大腸菌	enterohemorrhagic Escherichia coli　下痢原生大腸菌の1つで、ベロ毒素を産生して、粘膜上皮細胞を傷害し、出血性腸炎を起こす。腹痛や下痢、血便などが生じる
EHF	流行性出血熱	epidemic hemorrhagic fever
EHL	長母趾伸筋	extensor hallucis longus
EHO	肝外門脈閉塞症	extrahepatic portal occulusion　肝門部を含めた肝外門脈の閉塞を有し，門脈圧亢進を示す疾患
Ei	胸部下部食道	lower intrathoracic esophagus
EI	伝染性紅斑	erythema infectiosum　ヒトパルボウイルスB19によるウイルス感染症で頬に蝶形の紅斑がみられる。飛沫感染で小児を中心に発症する
EIA	酵素免疫測定法	enzyme immunoassay
EIA	運動誘発性気管支喘息	exercise-induced asthma
EIA	外腸骨動脈	external iliac artery
EIS	内視鏡的静脈瘤硬化療法	endoscopic injection sclerotherapy　食道や胃の静脈瘤を内視鏡を用い消失を目的として行う治療法
EJ	肘反射	elbow jerk
EKC	流行性角結膜炎	epidemic keratoconjunctivitis　アデノウイルス感染による結膜炎。約7日間の潜伏期後、強い結膜充血、眼脂で発症する。伝染力が強く、眼科医の手指や器具を介して伝播しやすい
EKG	心電図	Elektrokardiogramm
EL	好酸球性白血病	eosinophilic leukemia
ELBW	超低出生体重児	extreme low birth weight　出生体重が1000g未満の児をいう。妊娠28週未満の児に相当する
ELISA	酵素免疫吸着測定法	enzyme-linked immunosorbent assay　標識酵素を利用した抗原抗体反応による免疫学的分析法

ELSS	緊急生命維持装置　emergency life support system
ELST	救急救命士　emergency life-saving technician
EM	アイゼンメンジャー症候群　Eisenmenger syndrome
EM	子宮内膜症　endometriosis　子宮内膜組織が骨盤内の他の組織（卵巣、子宮漿膜、ダグラス窩など）に潜り込んで増殖する状態。子宮筋層に発症するものを子宮腺筋症（内性子宮内膜症）という
EM	子宮内膜　endometrium
EMA-CC	メソトレキセート、アクチノマイシンD、エトポシド、ロイコボリン併用療法　methotrexate, actinomycin D-etoposide, leucovorin
EMA-CP	エトポシド、メソトレキセート、ダクチノマイシン、シクロホスファミド、ビンクリスチン併用療法　etoposide, methotrexate, dactinomycin, cyclophosphamide, vincristine
EMB	心内膜心筋生検　endomyocardial biopsy　拡張型心筋症や肥大型心筋症など、心筋の変性が疑われる場合に、心臓の筋肉の一部を採取して行う病理学的な検査
EMCa	子宮内膜がん　endometrial cancer　子宮内膜に原発した上皮性悪性腫瘍（子宮体がん）。閉経後の女性が75％を占める
EMF	心内膜心筋線維症　endomyocardial fibrosis　心拡大、心内膜の線維化などによる特発性心筋症の1つ。拘束型心筋症のⅠ型。心内膜の線維形成や肥厚を生じ心室拡張不全となる
EMG syndrome	臍ヘルニア・巨大舌・巨人症症候群　exomphalos macroglossia gigantism syndrome　臍帯ヘルニア、巨舌、巨体を三主徴とする先天異常症候群。症状の頭文字を合わせてEMG症候群ともいわれる。約10％の症例でWilms腫瘍、肝芽種、横紋筋肉腫など胎児性腫瘍が発生する
EMG	筋電図　electromyogram　筋肉の障害や疾患の診断に使用する検査。骨格筋線維興奮時に発生する活動電位を描出する機器を使用する
EML	体外的微小発破砕石術　extracorporeal micro-explosive lithotripsy
empy	上顎洞炎　empyema maxillaris

Empy	副鼻腔炎（蓄膿症） empyema paranasalis 急性副鼻腔炎と慢性副鼻腔炎があり、疼痛、頭痛、鼻漏、鼻閉、視野狭窄などの症状がある
EMR	内視鏡的粘膜切除術 endoscopic mucosal resection 粘膜内に限局するがん細胞などに対して内視鏡下に粘膜を切除する方法で、侵襲が少ない
EMS	救急医療システム emergency medical system
EMS	子宮内膜細胞診 endometrial smear
EMU	早朝尿 early morning urine
EN	経腸栄養 enteral nutrition 栄養補給を目的とした流動物を胃腸内に注入する方法。鼻腔や胃腸瘻から管を挿入し流入する
EN	結節性紅斑 erythema nodosum
ENBD	内視鏡的経鼻胆管ドレナージ endoscopic naso-biliary drainage 鼻から胆道にかけてドレナージチューブを挿入し、胆汁を体外に排泄させる方法。総胆管結石による胆管炎や閉塞性黄疸の治療として行われる
ENG	電気眼振計 electronystagmogram
ENGBD	内視鏡的経鼻胆嚢ドレナージ endoscopic naso-gallbladder drainage
ENPBD	内視鏡的経鼻膵胆管ドレナージ endoscopic naso-pancreaticobiliary drainage
ENPD	内視鏡的経鼻膵管ドレナージ endoscopic naso-pancreatic drainage 内視鏡下で膵管にカテーテルを留置し、鼻から膵液などを排出する方法
ENT	退院 entlassen
ENT	耳、鼻、咽喉 ear, nose, throat 耳鼻咽喉科もさす
EO	眼軟膏 eye ointment
Eo, Eos	好酸球 eosinophile
EOA	食道閉鎖式エアウェイ esophageal obturator airway 先端が盲端になったチューブに食道バルーンがついており，このバルーンを膨らませることで食道からの逆流を防ぎその手前の側孔を通して換気を行う気道確保用器具

EOG	眼電図　electro oculogram　神経伝達の検査
EOG	嗅電図　electro olfactogram
EOM	外眼筋運動　extra ocular movement　眼球表面に付着している眼球運動をつかさどる筋肉の運動
EOM	外眼筋　extraocular muscle
EP	子宮外妊娠　ectopic pregnancy
EP	蝸牛内(直流)電位　endocochlear potential
EP	上衣腫　ependymoma　脳室の上衣細胞由来の悪性腫瘍で、第4脳室に好発。小児・若年者に発生する
EP	エトポシド、シスプラチン併用療法　etoposide, cisplatin
ep	粘膜上皮内　intraepithelium
Ep, Epi	てんかん　epilepsy　脳の神経細胞での突発性の過剰反射で発作が起こる慢性疾患
EPA	エイコサペンタエン酸　eicosapentaenoic acid　炭素数20で二重結合5個をもつ不飽和脂肪酸の総称で、イワシやサバなどの魚の脂肪に多い
EPAP	呼気気道陽圧　expiratory positive airway pressure　呼気時に気道にかかる陽圧
EPB	短母指伸筋　extensor pollicis brevis (muscle)
EPBD	内視鏡的乳頭バルーン拡張術　endoscopic papillary balloon dilation　内視鏡を使ってファーター乳頭に挿入したバルンカテーテルを膨らませ、胆管の出口であるファーター乳頭の内腔を拡張する手技。胆管結石をとることに行われる
EPC	持続性部分てんかん　epilepsia partialis continua
EPCG	内視鏡的膵胆管造影法　endoscopic pancreatocholangiography
EPEC	病原性大腸菌　enteropathogenic Escherichia coli
EPH	浮腫、蛋白尿、高血圧(妊娠高血圧症候群)　edema, proteinuria, hypertension　妊娠中毒症の三大症状
Epid	硬膜外麻酔　epidural anesthesia　脊椎管内の硬膜外腔にリドカインなどの局所麻酔薬やモルヒネなどを注入し脊髄神経を麻酔する方法
Epidura	硬膜外血腫(エピドラ)　epidural hematoma
EPL	内視鏡的膵石破砕術　endoscopic pancreatolithotripsy

	内視鏡下で膵石を破砕する治療法
EPL	長母指伸筋　extensor pollicis longus (muscle)
EPO	エリスロポエチン　erythropoietin　分子量は約34,000、165個のアミノ酸から構成される赤血球の産生を促進するホルモン。貧血、赤血球増加症などの鑑別診断に用いられる
EPOCH	エトポシド、プレドニゾロン、ビンクリスチン、シクロホスファミド、ドキソルビシン併用療法　etoposide, prednisolone, vincristine, cyclophosphamide, doxorubicin
EPP	終板電位　end-plate potential
EPS	心臓電気生理検査　electrophysiologic study
EPS	錐体外路症候群　extrapyramidal syndrome
EPSP	興奮性シナプス後電位　excitatory postsynaptic potentials
EPT	内視鏡的乳頭切開術　endoscopic papillotomy
ER	救急処置室　emergency room　24時間・365日すべての救急患者を受け入れ、ER専門医によって全科の診断および初期治療を行い、必要があれば各専門科にコンサルトするという北米型の救急システム
ER	小胞体　endoplasmic reticulum
Er	びらん　erosion
ER	外旋　external rotation　内旋：**IR**
ERB	本態性腎出血　essential renal bleeding
ERBD	内視鏡的逆行性胆管ドレナージ　endoscopic retrograde biliary drainage
ERBE	内視鏡的逆行性胆管内瘻術　endoscopic retrograde biliary endoprosthesis
ERC	内視鏡的逆行性胆管造影　endoscopic retrograde cholangiography→**EPCG**
ERCP	内視鏡的逆行性胆管膵管造影　endoscopic retrograde cholangio-pancreography
ERG	網膜電図　electroretinogram　光刺激を与え網膜から発生する電位変化を記録する網膜機能の他覚的検査
ERGBD	内視鏡的逆行性胆嚢胆管ドレナージ　endoscopic retrograde gallbladder and biliary drainage

EROM	早期破水　early rupture of membranes	
ERP	有効不応期　effective refractory period	
ERP	内視鏡的逆行性膵管造影　endoscopic retrograde pancreatography　十二指腸へ内視鏡を挿入し膵管や胆管に造影剤を注入して行うX線検査	
ERS	内視鏡的逆行性乳頭括約筋開術　endoscopic retrograde sphincterotomy　胆汁が十二指腸に流れ出る出口を、内視鏡下で電気メスで切り拡げる治療法	
ERT	緊急開胸　emergency room thoracotomy	
ES	弾性ストッキング　elastic stocking　下肢への的確な圧迫圧と足首から大腿部への段階的な圧迫圧の変化により、下肢静脈血流を促進する用具。深部静脈血栓症予防に用いる	
ES	電気ショック療法　electric shock therapy	
ES	食道　esophagus	
ES	突発性発疹　exanthema subitum	
E-S	端側　end-to-side	
ESHAP	エトポシド、メチルプレドニゾロン、高用シタラビン、シスプラチン併用療法　etoposide, methylprednisolone, high dose cytarabine, cisplatin	
ESI	カテーテル出口部感染　exit site infection	
ESM	駆出性収縮期雑音　ejection systolic murmur	
ESPC	誘発電位　evoked spinal cord potential　感覚刺激に応じて大脳皮質の感覚領域に現れる一過性の電位変動	
ESR	赤血球沈降速度　erythrocyte sedimentation rate　抗凝固剤を加えた全血中の赤血球が自然凝集により沈降する速度	
ESRD	末期腎臓病　end stage renal disease　腎移植や透析を必要とする末期の腎臓病	
ESRF	末期腎不全　end stage renal failure　慢性腎不全の週末段階。糸球体濾過率が5％以下となった状態	
EST	内視鏡的乳頭括約筋切開術　endoscopic sphincterotomy　胆石を取り出すためにファーター乳頭の括約筋を電気メスで切り広げる治療法	
ESV	収縮終（末）期容量　end-systolic volume→EBV	

ESWL	体外衝撃波結石破砕療法　extra-corporal shock wave lithotripsy　超音波で腎・尿路、胆嚢などの結石を破砕する治療法で、尿とともに小結石として排出させる
ET	駆出時間　ejection time
ET	胚移植　embryo transfer
ET	内毒素、エンドトキシン　endotoxin　グラム陰性菌の菌体内に存在して細胞死で体内で崩壊した際初めて放出される毒素
ET	ストーマ・ケア専門家　enterostomal therapist　ストーマ（人工肛門・人工膀胱）のケアを専門領域とする看護師のことで、創傷ケア、失禁ケアなどに専門的に携わる。皮膚・排泄ケア認定看護師にあたる
ET	内斜視　esotropia　片方の目は視線が正しく目標とする方向に向いているが、もう片方の目が内側を向いている状態　外斜視：XT
ETA	気管内エアウェイ　endotracheal airway
ETCO₂	呼気終末炭酸ガス濃度　end tidal CO_2　呼気の終わりの部分の炭酸ガス濃度
ETS	胸腔鏡下交感神経遮断術　endoscopic thoracic sympathectomy
ETT	気管挿管チューブ　endotracheal tube
ETT	視標追跡検査　eye tracking test
EUP	子宮外妊娠　extrauterine pregnancy　受精卵が子宮腔以外に着床し生育した状態をいう。卵管妊娠、卵巣妊娠、腹膜妊娠に分けられる
EUS	超音波内視鏡検査法　endoscopic ultrasonography　内視鏡の先端に超音波を放射する装置を装着し体腔内走査を行う診断装置
EVB	エトポシド、エノシタビン、ビンデシン併用療法　etoposide, enocitabine, vindesine
EVC	呼気肺活量　expiratory vital capacity
EVD	脳室ドレナージ　external ventricular drainage
EVL	内視鏡的静脈瘤結紮術　endoscopic variceal ligation　低侵襲的な静脈瘤の治療方法の1つ。内視鏡下で静脈瘤をゴムバンドで縛り、壊死脱落させる

Evs	内視鏡的食道静脈瘤硬化療法　endoscopic variceal sclerotherapy
ex	運動、訓練　exercise
ex	臨時（臨時処方などの意味で使われる）　extra
Exp	呼気　expiration　肺から体外に出す空気
Ez	湿疹　eczema

F

f	呼吸数　respiratory frequency
F	大便　feces
F	前額面　frontal plane
F	前頭部の　frontal　後頭部の：**O**
fa	家族　family
FA	大腿動脈　femoral artery　　大腿静脈：**FV**
FA	フルクトサミン　fructosamine
FAB	**FAB分類**　French-American-British cooperative group classification　急性白血病の病型分類。白血病細胞の形態学的特長と免疫化学的特長により、リンパ性白血病は3種類、骨髄性白血病は7種類に分類されている
FABER	股関節の屈曲、外転、外旋、伸展テスト　flexion in abduction and external rotation　パトリックテスト
FAC	フルオロウラシル、アドリアマイシン、シクロホスファミド併用療法　fluorouracil, adriamycin, cyclophosphamide
FACO₂	肺胞気二酸化炭素濃度　fraction of alveolar CO_2 concentration
FADIRE	股関節の屈曲、内転、内旋、伸展テスト　flexion, adduction, internal rotation and extension test
FAG	蛍光眼底血管造影　fluorescein angiography
FAM	フルオロウラシル、アドリアマイシン、メソトレキセート併用療法　fluorouracil, adriamycin, methotrexate
FAM	フルオロウラシル、アドリアマイシン、マイトマイシンC併用療法　fluorouracil, adriamycin, mitomycin-C

FAMT	フルオロウラシル、シクロホスファミドA、マイトマイシンC、トヨマイシン併用療法　fluorouracil, cyclophosphamide-A, mitomycin-C, toyomycin
FAO₂	肺胞気酸素濃度　fraction of alveolar O₂ concentration　肺胞内においてガス交換にかかわる酸素の濃度
FAP	家族性大腸腺腫症　familial adenomatous polyposis　大腸にポリープが多発する遺伝性疾患。放置すると高率で大腸がんが発生、がん化する前に手術を受ける必要がある
FAP	家族性アミロイドポリニューロパチー　familial amyloid polyneuropathy
FAP	フルオロウラシル、アドリアマイシン、シスプラチン併用療法　fluorouracil, adriamycin, cisplatin
FAS	胎児性アルコール症候群　fetal alcohol syndrome
FB	足浴　foot bath　血液循環の改善や保温効果を期待し足部を温湯で洗うこと
Fbg	フィブリノゲン　fibrinogen　血液の血漿成分の1つ。血液凝固因子（第Ⅰ因子）
FBG	空腹時（朝食前）血糖　fasting blood glucose
FBM	胎児呼吸様運動　fetal breathing movement
FBS	空腹時血糖　fasting blood sugar　空腹時に採血し測定した血液中のブドウ糖値。糖代謝の評価に用いられる
FBS	ファイバー気管支鏡検査　flexible fiber bronchoscopy　気管や気管支の中に気管支鏡を挿入して、内腔を観察したり組織や細胞、分泌物などの検体を採取する検査
FC	熱性痙攣　febrile convulsion
FCHL	家族性複合型高脂血症　familial combined hyperlipidemia
FCL	外側側副靱帯　fibular collateral ligament
FCMD	福山型先天性筋ジストロフィー　Fukuyama type congenital muscular dystrophy
FCR	橈側手根屈筋腱　flexor carpi radialis
FCR	橈側手根屈筋　flexor carpi radialis (muscle)　ヒトの上肢の筋肉で手関節の掌屈、橈屈などを行う
FCS	大腸内視鏡検査　fiberoptic colonoscopy

FCU	尺側手根屈筋腱	flexor carpi ulnaris
FCU	尺側手根屈筋	flexor carpi ulnaris (muscle) ヒトの上肢の筋肉で手関節の掌屈、尺屈などを行う
FD	胎児ジストレス	fetal distress
FD	強制利尿	forced diuresis
FD	前頭葉型痴呆	frontal dementia
FD	総義歯	full denture 全部床義歯。上下顎にあるすべての歯が失われたときに装着する有床義歯。金属、レジンなどの材料を用いる
FDIU	子宮内胎児死亡	fetal death in uterus
FDL	長指屈筋	musculus flexor digitorum longus
FDM	短小指屈筋	musculus flexor digitorum minimi brevis
FDP	フィブリン(/フィブリノゲン)分解産物	fibrin (/fibrinogen) degradation products 血液中のフィブリンやフィブリノゲンが、プラスミンによって分解されて生じた物質。トロビンがフィブリノゲンに作用して生成される
FDP	深指屈筋	flexor digitorum profundus (muscle)
FDS	十二指腸ファイバースコープ	fiber-duodenoscope 十二指腸などの上部消化管に使用される内視鏡
FDS	浅指屈筋	flexor digitorum superficialis (muscle)
Fds	眼底	fundus
FDV	初発尿意	first desire to void 膀胱充満のうち200mLの膀胱内容積のときに感じる尿意
Fe	鉄	ferrum
FE	胎児エコー	fetal echo
FE	巣状肺気腫	focal emphysema
FEC	努力性呼気肺活量	forced expiratory capacity
FECG	胎児心電図	fetal electrocardiogram
FEFmax	最大努力性呼気流量	maximal forced expiratory flow
FEFx	努力性呼気流量	forced expiratory flow
FEM	フルオロウラシル、エピルビシン、マイトマイシンC併用療法	fluorouracil, epirubicin, mitomycin-C

FENa	尿中ナトリウム排泄率	fractional excretion of filtered sodium 腎臓の代謝機能の1つ。尿中に排出されたナトリウム率により腎不全の種類を鑑別する
FES	脂肪塞栓症候群	fat embolism syndrome
FEV	努力性呼気肺活量	forced expiratory volume 最大呼気位から努力呼出したときのガス量
FEV1.0	1秒量	forced expiratory volume in 1second 息を努力して吐き出したときに呼出される空気量のうち最初の1秒間に吐き出された量
FF	濾過率	filtration fraction
FFA	蛍光眼底血管造影	fluorescein fundus angiography
FFA	遊離脂肪酸	free fatty acid 非エステル型脂肪酸。組織細胞中では活性化され、さまざまな経路で利用される
FFB	大腿大腿動脈バイパス	femoro-femoral bypass
FFL	胎児大腿骨長	fetal femur length
FFP	新鮮凍結血漿	fresh frozen plasma 採血した全血から分離した血漿、または成分採血した血漿を－20℃以下に凍結したもの
FGS	胃内視鏡検査	fibergastroscopy 電子スコープによる上部消化管の内視鏡検査。前日絶飲食で翌午前中実施するのが一般的
FGS	巣状糸球体硬化症	focal glomerular sclerosis 糸球体上皮細胞障害の結果として引き起こされる糸球体病変でネフローゼ症候群を生じる腎疾患の1つ。家族性、薬剤性、ウイルス感染などが原因
FH	家族歴	family history 両親や祖父母、兄弟姉妹、配偶者、子どもなど家族・近親者の疾患の有無、死因、などの健康に関する情報
FH	劇症肝炎	fulminant hepatitis 毒物による中毒性肝炎、ウイルス性肝炎のなかでB型肝炎でまれにみられる。肝臓が広範囲壊死を起こし、死に至ることもある
FHB	胎児心拍	fetal heart beat
FHF	劇症肝不全	fulminant hepatic failure

FHL	家族性血球貪食性組織球症	familial hemophagocytic lymphohistiocytosis
FHM	胎児心拍動	fetal heart movement　胎児の心拍
FHR	胎児心拍数	fetal heart rate　1分間の胎児の心拍数
FHS	胎児心音	fetal heart sound
FHT	胎児心音	fetal heart tone
FIFx	努力性吸気流量	forced inspiratory flow
FIM	機能的自立度評価法	functional independence measure
FIO₂	吸入気酸素濃度	fractional concentration of oxygen in inspired gas　全吸入気を1としたときの酸素の比率
FIV	努力性吸気肺気量	forced inspiratory volume
FIVC	努力性吸気肺活量	forced inspiratory vital capacity
FL	脂肪肝	fatty liver
FL	大腿骨長	femoral length
fl	屈曲	flexion
FL	前頭葉	frontal lobe
FL	濾胞性リンパ腫	follicular lymphoma　増殖が遅いB細胞非ホジキンリンパ腫の1つ。腫瘍細胞は集塊として増殖していき、結節を形成する
FLD	線維化性肺疾患	fibrosing lung disease
FLD	前頭葉型認知症	frontal lobe dementia
FLKS	脂肪肝・腎症候群	fatty liver and kidney syndrome
FM	胎動	fetal movement　子宮内の胎児の運動のこと。妊娠初期から胎齢が進むにつれ活発になる
FM	機能性心雑音	functional murmur
FMD	線維筋形成不全	fibromuscular dysplasia　中小動脈の、主に中膜に変化を伴う非動脈硬化性、非炎症性狭窄をきたす疾患
FNF	大腿骨頸部骨折	femoral neck fracture
FNS	大腿神経伸展テスト	femoral nerve stretching test　腿神経(L2〜L4)を伸展させて、異常がある場合に疼痛を誘発させるテスト。主に上位の腰椎椎間板ヘルニアで痛みがみられる
FO	卵円孔	foramen ovale　胎児期に右房と左房をつなぐ孔。胎児循環では、胎盤で酸素化された血液が下大静脈から右房

	に入り、卵円孔を通って左房から左室を経て、全身に送られる。出生後、動脈管の閉鎖とともに閉じられる
FO	眼底　fundus oculi
FP	顔面神経麻痺　facial palsy　顔面筋の運動麻痺で中枢性と末梢性に分けられる
FP	フルオロウラシル、シスプラチン併用療法　fluorouracil, cisplatin
FP	食中毒　food poisoning
FP	新鮮液状血漿　fresh plasma　血液の液体成分で血球を除いた部分。血液全体の50％以上を占める
FPB	短母指屈筋　flexor pollicis brevis (muscle)
FPB	大腿膝窩動脈バイパス　femoro-popliteal bypass　動脈硬化でのバイパス術
FPCG	胎児心音図　fetal phonocardiogram
FPD	胎児胎盤不均衡　feto-placental disproportion
FPL	長母指屈筋　flexor pollicis longus (muscle)
FPLN	巣状増殖性ループス腎炎　focal proliferative lupus nephritis
FRC	機能的残気量　functional residual capacity　安静呼吸をしているときに肺内に残気として存在するもの
frem	音声振盪　fremitus vocalis　胸部診断法の1つで、口で発生したときに胸壁でその振動を感知すること
FRH	卵胞刺激ホルモン放出ホルモン　follicle stimulating hormone releasing hormone
FRJM	関節運動の最大域　full range of joint movement
FRP	機能的不応期　functional refractory period　ある組織を連続して伝導する2つの興奮の最短の間隔
Fru	果糖（フルクトース）　fructose　六炭糖の一種で、天然には大半がD型で存在する
FS	フェイススケール　face scale
FS	円周短縮率　fractional shortening
FSH	卵胞刺激ホルモン　follicle stimulating hormone　下垂体前葉から分泌されるホルモン。卵巣に作用して卵胞発育を促進、またエストロゲンの分泌を促す

FSHRH	卵胞刺激ホルモン放出ホルモン	follicle stimulating hormone releasing hormone
FT_3	遊離トリヨードサイロニン	free triiodothyronine　甲状腺ホルモンの1つで甲状腺疾患によって高値または低値を示すために甲状腺検査として用いられる
FT_4	遊離サイロキシン	free thyroxine　甲状腺機能状態を直接的に示す指標で、甲状腺機能異常の重症度判定に重要
FTA	大腿脛骨角、膝外側角	femorotibial angle
FTA	胎児躯幹面積	fetal trunk area
FTD	胎児胸郭横径	feto-thoracic diameter
FTG	全層植皮術	full thickness skin graft
FTND	満期正常分娩	full term normal delivery　妊娠37〜41週で、正常な陣痛があり正常な経過をたどった分娩
FTNSD	満期正常自然分娩	full term normal and spontaneous delivery
FTNVD	満期正常経腟分娩	full term normal vaginal delivery →FTND
F to N	指鼻試験	finger to nose test　小脳機能の検査方法。患者を閉眼させ、一方の手の人差し指をゆっくり鼻にもっていく
FTRC	解凍濃厚赤血球液	frozen thawed red blood cells　赤血球成分を凍結した保存血を解凍し、溶血を防止する凍害防止剤を洗浄除去した深い赤色の液剤
FTSG	全層植皮術	full-thickness skin graft　表皮・真皮全層を皮膚移植する方法で鼠径部などから皮膚採取する
FTT	脂肪負荷試験	fat tolerance test
FUO	原因不明熱	fever of unknown origin　近年では3日間の入院検査または3回の外来検査で原因が判明しない2週間の発熱とすることが提案されている
FV	大腿静脈	femoral vein　　大腿動脈：**FA**
FVC	努力性肺活量	forced vital capacity　肺や呼吸の機能の指標で、一気に息を吐いた時の空気の量
FWB	全荷重	full weight-bearing　手術部位に全体重をかけること

Fx	骨折　fracture　骨の抵抗力を超えて外力がかかった際、骨組織の生理的連続性が部分的または完全に断たれた状態

G

G	ガフキー号数　Gaffky scale　結核菌が喀痰塗抹検査で検出された場合、その検体に含まれる菌の量を顕微鏡の1視野(拡大500倍)あたりに検出される菌の個数
G	胃液　gastric juice
G	ゲージ　gauge
G	胚細胞腫　germinoma
G	妊娠　graviditas
GA	胃液検査　gastric analysis
GA	全身麻酔　general anesthesia　中枢神経系作用薬を用いて、催眠、鎮痛、筋弛緩、知覚および自律神経反射の抑制を行うことで、精神的・身体的苦痛を取り除く。吸入麻酔法と静脈内麻酔法がある　　局所麻酔：LA
GA	妊娠週数　gestational age　最終月経の第1日を0日として、妊娠7日を妊娠1週0日と数える
G.A.	歯肉膿瘍　gingival abscess　炎症で歯肉が腫れること
GABA	γ-アミノ酪酸　γ-aminobyutyric acid　脳内から抽出されたアミノ酸の1種。脳内の興奮性電気活動を抑制する神経伝達物質
GAD	全般性不安障害　generalized anxiety disorder
Gal	ガラクトース　galactose
GANS	神経系肉芽腫性血管炎　granulomatous angiitis of the nervous system
garg.	含嗽剤　gargle
GAS	グローバル診断法　global assessment scale
GAS	A群溶血性連鎖球菌　group A streptococcus
GB	胆嚢　gallbladder　肝臓の後下面にあり、肝臓でつくられた胆汁を濃縮・貯蔵する
GB exam	胆嚢造影検査　gallbladder examination

GBK	胆嚢がん	Gallenblasen Karzinom
GBM	糸球体基底膜	glomerular basement membrane
GBMF	多形神経膠芽腫	glioblastoma multiforme　成人の大脳半球に好発する神経膠腫のうちで最も分化度の低い悪性腫瘍。原発生脳腫瘍の約10%を占める
GBS	胆嚢胆石	gallbladder stone
GBS	胃バイパス手術	gastric bypass surgery
GBS	B群溶血性連鎖球菌	group B streptococcus
GBS	ギラン・バレー症候群	Guillain-Barre syndrome　性・多発性の根神経炎の１つで、主に筋肉を動かす運動神経が障害され、四肢に力が入らなくなる疾患
GC	胃がん	Gastric Cancer　胃の粘膜から発生する上皮性の悪性腫瘍。ヘリコバクター・ピロリ感染による慢性胃炎が続くことで発生すると指摘されている
GC	糖質コルチコイド	glucocorticoid
Gca	胃がん	gastric carcinoma
GCLS	リンパ球浸潤胃がん	gastric carcinoma with lymphoid stroma　EBウイルスに関連する胃がん
GCS	グラスゴー・コーマ・スケール	Glasgow Coma Scale　意識障害のアセスメントツールで、開眼、言語、運動からアセスメントする　**JCS**：ジャパン・コーマ・スケール
GCS	副腎皮質ステロイド	glucocorticosteroid
G-CSF	顆粒球コロニー刺激因子	granulocyte colony-stimulating factor　顆粒球産出の促進、好中球の機能を高める作用をもつサイトカイン
GCT	巨細胞腫	giant cell tumor　良性の骨腫瘍
GCT	顆粒細胞腫	granular cell tumor
GCU	正常新生児室	growing care unit
GCV	ガンシクロビル	ganciclovir　サイトメガロウイルス感染症の治療薬
GDA	胃十二指腸動脈	gastroduodenal artery　腹腔の微小血管の１つで、直接的に幽門および十二指腸に、分枝を介して膵臓に血液を送る役割をもつ

GDM	妊娠糖尿病　gestational diabetes mellitus　妊娠中に糖尿病が初めて発病・発見されたもの。一部は後に糖尿病となるものがある
GDS	老年うつ病スケール　geriatric depression scale
GDS	D群溶血性連鎖球菌　group D streptococcus
GDU	胃十二指腸潰瘍　gastroduodenal ulcer　十二指腸部に多く発生する消化性潰瘍。ヘリコバクター・ピロリ感染、胃酸やペプシンの分泌過剰が原因
GE	全般てんかん　generalized epilepsy
GE	胃腸炎　gastroenteritis
GE	グリセリン浣腸　glycerin enema　排便浣腸の1つ。41℃前後に温めた50%グリセリン液を注入し、排便を促す目的で行われる
GEJ	胃食道接合部　gastroesophageal junction
GEP	胃-腸-膵内分泌系　gastro-entero-pancreatic endocrine system
GEP	消化管ホルモン　gastroenteropancreatic　消化に関係するホルモンで、食物それ自体の流れによって刺激され、分泌される。ガストリン、セクレチン、コレシストキニン、胃抑制ペプチド (GIP)、血管作動性腸管ペプチド (VIP) など
GERD	胃食道逆流症　gastroesophageal reflux disease　胃の内容物が食道へ逆流する食道病変、消化器病変
GEU	子宮外妊娠　gestation extra uterine
GF	胃瘻　gastric fistula
GF	胃内視鏡　gastrofiberscopy
GF	グリセオフルビン　griseofulvin
GFR	糸球体濾過値(率)　glomerular filtration rate　単位時間当たりに腎臓のすべての糸球体により濾過される血漿量
GFS	胃ファイバイスコープ　gastrofiberscope　胃などの上部消化管に光ファイバーを入れ検査する方法
GH	成長ホルモン　growth hormone　身体成長にかかわる下垂体前葉ホルモン。全身の糖質、脂肪代謝に直接影響し、骨や筋肉の成長を促進させる

GH-IH	成長ホルモン分泌抑制ホルモン　growth hormone inhibiting hormone
GI	胃腸　gastrointestinal　胃と腸。食物の消化・吸収が行われる器官
GI	グルコース・インスリン療法　glucose-insulin therapy　高カリウム血症の治療。グルコース(ブドウ糖)とインスリンを投与する
GI	上部消化管撮影　upper gastrointestinal radiography
GIA	胃腸吻合　gastrointestinal anastomosis
GID	性同一性障害　gender identity disorder　自己の属する性について持続的な不快感と不適切であるという感覚。性転換症、両性役割服装倒錯症などに分類される
GIF	上部消化管ファイバースコープ　gastro intestinal fiberscopy
GIFT	卵管内胚細胞移植　gamete intra-fallopian transfer
GIH	胃腸管出血　gastrointestinal hemorrhage
GIK	グルコース・インスリン・カリウム療法　glucose insulin kalium　グルコースやカリウムを細胞内に積極的に送り込み、細胞機能の改善、カリウムバランスの改善をはかる
GIP	胃抑制ペプチド　gastric inhibitory polypeptide　胃酸やペプシンの分泌と胃の運動の抑制を行い、インスリンの分泌を促す消化管ホルモン
GIP	巨細胞性間質性肺炎　giant cell interstitial pneumonia
Gips	ギプス　gypsum
GIST	消化管間質腫瘍　gastrointestinal stromal tumor
GIT	消化管　gastrointestinal tract　食物の消化と吸収を行う器官で、口腔、食道、胃、小腸、大腸、肛門から構成される
GITT	ブドウ糖インスリン負荷試験　glucose insulin tolerance test
GJ stomy	胃空腸吻合術　gastrojejunostomy
GL, Gla	緑内障　glaucoma　眼球の房水の流出路である隅角の障害により起こるもので、眼圧が上昇し、眼内の循環が障害されて視機能が障害される　　白内障：**Cat**
Glob	グロブリン　globulin　免疫グロブリンで血清蛋白の総称。IgG、IgA、IgM、IgD、IgEに分けられる

Glu	ブドウ糖　glucose　グルコース。$C_6H_{12}O_6$で表され、単糖類のうち六炭糖に属する
GM	大発作　grand mal　小発作：**PM**
GM	ゲンタマイシン　gentamicin
GM-CSF	顆粒球マクロファージコロニー刺激因子　granulocyte macrophage colony-stimulating factor
GMS	てんかん大発作　grand mal seizures
GN	糸球体腎炎　glomerulonephritis　アレルギー、自己免疫反応、ウイルス感染などが原因といわれる腎臓の糸球体の炎症変化
GNB	グラム陰性桿菌　gram negative bacillus　グラム染色でクリスタルバイオレットによる脱色される細菌で細胞の形状が細長い棒状または円筒状のもの
GNC	グラム陰性球菌　gram negative coccus　グラム染色でクリスタルバイオレットによる脱色される細菌で細胞の形状が球状のもの
GnRH	ゴナドトロピン放出ホルモン　gonadotropin releasing hormone
GnRHa	ゴナドトロピン放出ホルモン作用薬　gonadotropin releasing hormone agonist
GO	笑気麻酔　gas oxygen anesthesia
GOTS	大後頭三叉神経症候群　great occipito-trigeminal syndrome
GP	進行性麻痺　general paralysis
GP	ゴールドマン視野計　Goldmann perimeter
GP	握力　grasping power
GPB	グラム陽性桿菌　gram positive bacillus　グラム染色により紺青色あるいは紫色に染色される細菌で細胞の形状が細長い棒状または円筒状のもの
GPC	胃壁細胞　gastric parietal cell
GPC	グラム陽性球菌　gram positive coccus　グラム染色により紺青色あるいは紫色に染色される細菌で細胞の形状が球状のもの
GPI	精神病性進行性麻痺　general paralysis of the insane
GRF	ゴナドトロピン放出因子　gonadotropin releasing factor

GRF	成長ホルモン放出因子	growth hormone releasing factor 視床下部より下垂体門脈に分泌され下垂体前葉の成長ホルモン産生細胞からの成長ホルモン分泌を促進する
GRH	成長ホルモン放出ホルモン	growth hormone releasing hormone
GS	胆石症	gallstone
GS	胃炎	gastritis
GS	胎嚢	gestational sac　羊水、胎児を包んでいる袋
GSD	糖原病	glycogen storage disease　遺伝子病の糖質代謝異常の1つ。生体組織にグリコーゲンの異常蓄積をまねく疾患
GSI	真性腹圧性尿失禁	genuine stress incontinence
GT	胃チューブ	gastric tube
GTC	全般性強直性間代性痙攣	generalized tonic-clonic convulsion
GTCS	全身性強直性間代性発作	generalized tonic-clonic seizure
GTF	ファイバースコープ付き胃カメラ	gastro camera with fiberscope
GTH	性腺刺激ホルモン	gonadotropic hormone　精巣や卵巣などのにはたらいて発育を促進し昨日を維持・調節するホルモン。卵胞刺激ホルモン、黄体化ホルモン、絨毛生ゴナドトロピンがある
GTT	ブドウ糖負荷試験	glucose tolerance test　糖尿病診断の検査。一定量のブドウ糖を与え、血糖、尿糖、血中インスリンなどを測定する
GU	胃潰瘍	gastric ulcer　胃の粘膜保護作用の低下によって防御因子が低下することで生じる。胃角部に好発。ヘリコバクター・ピロリ感染が要因とされる
GU	尿生殖器の	genitourinary
GVH	移植片対宿主	graft-versus-host
GVHD	移植片対宿主病	graft versus host disease　血液や骨髄中の免疫担当細胞が拒絶されずに生着し宿主組織を攻撃したために生じる免疫反応
GVHR	移植片対宿主反応	graft versus host reaction
GXT	多段階運動試験	graded exercise test

Gy	グレイ(放射線の単位) gray	
Gyn	婦人科(ギネ) gynecology	

H

H	肝臓 hepar	
H	水平面 horizontal plane	
HA	習慣性流産 habitual abortion	
HA	頭痛 headache 頭部に感じる疼痛の総称。頭部の痛覚神経終末が刺激されることにより生じる	
HA	溶血性貧血 hemolytic anemia 赤血球の寿命が正常よりも短く、早期に崩壊(溶血)してしまうために起こる貧血	
HA	肝動脈 hepatic artery 肝静脈:**HV**	
HA	A型肝炎 hepatitis A エンテロウイルス属のA型肝炎ウイルスによって起こる。カキや生貝、汚染された食物摂取で感染することが多い	
HA	ヒアルロン酸 hyaluronic acid	
HAA	肝炎関連抗原 hepatitis associated antigen	
HA-Ag	A型肝炎抗原 hepatitis A antigen	
HAART	高活性抗レトロウイルス療法(抗HIV薬併用療法) highly active antiretroviral therapy 数種類の抗レトロウイルス薬を組み合わせて使用するHIV感染の治療法。この種の薬物は、ウイルスの体内での増殖能力を抑制しAIDSの発症を遅らせる	
HACE	高所性脳浮腫 high-altitude cerebral edema	
HAF	肝動脈血流量 hepatic arterial flow	
HAM	HTLV-1(ヒトT細胞白血病ウイルス1)関連脊髄症 HTLV-1-associated myelopathy 中年以降に発症し、歩行障害から徐々に進行し両下肢の痙性対麻痺に至るHTLV-1のキャリアの一部に起こる慢性の痙性脊髄	
HAM-D	ハミルトンうつ病評価尺度 Hamilton depression rating scale うつ病の重症度と評価する尺度。「抑うつ気分」「罪責感」「自殺」など21の質問項目で評価	

HAM syndrome ▶▶▶

HAM syndrome	副甲状腺機能低下アジソン・モニリア症候群　hypoparathyroidism-Addison-Monilia syndrome
HANE	遺伝性血管運動神経性浮腫　hereditary angioneurotic edema
hANP	ヒト心房性ナトリウム利尿ペプチド　human atrial natriuretic peptide　アミノ酸28個からなるペプチドホルモンで、主に心房で合成・貯蔵され血中に分泌される。末梢血管を拡張し、血圧降下作用物質として作用する
HAPE	高所性肺浮腫　high-altitude pulmonary edema
HAR	赤血球凝集反応　hemagglutination reaction
HAV	A型肝炎ウイルス　hepatitis A virus　RNAウイルスで患者の大便や汚染された食品などから感染し発症後、嘔吐や黄疸などの症状が現れ、流行性肝炎を起こす
Hb	ヘモグロビン(血色素)　hemoglobin　赤血球に含まれる色素蛋白質。酸素運搬に重要な役割をもつ
HB	B型肝炎　hepatitis B　B型肝炎ウイルスで発症し垂直感染、水平感染に分けられる。持続性感染の場合は劇症化し、死に至ることもある
HbA1c	ヘモグロビンA1c　hemoglobin A1c　グリコヘモグロビンのうち、ヘモグロビンのβ鎖のN末端にグルコースが結合した糖化蛋白質で、血糖コントロールの指標となる
HBc-Ag	B型肝炎コア抗原　hepatitis B core antigen
HBE	ヒス束心電図　His bundle electrocardiogram
HBe-Ag	B型肝炎e抗原　hepatitis B e antigen
HBF	肝血流量　hepatic blood flow　冠動脈、門脈から流入し肝静脈から流出する血流の量
HBO	高圧酸素療法　hyperbaric oxygenation　酸素運搬量の増加と末梢まで酸素を送ることを目的に大気圧より高い圧力で酸素を吸入させる治療法
HBP	高血圧　high blood pressure　動脈内の血液の圧が高いこと。収縮期血圧140mmHg以上、拡張期血圧90mmHg以上のものをいう　　低血圧：**LBP**
HBs-Ag	B型肝炎表面抗原　hepatitis B surface antigen

HBV	B型肝炎ウイルス　hepatitis B virus　DNAウイルスで輸血や経口で感染し、B型肝炎を起こす。肝臓がんの原因ともなる
HC	頭囲　head circumference
HC	C型肝炎　hepatitis C　RNAウイルスであるC型肝炎ウイルスによる感染。輸血や輸液製剤などの血液を介して感染し、約70％が慢性化する。肝硬変へ進み、肝細胞がんを発症しやすい
HC	ハンチントン舞踏病　Huntington chorea　常染色体優性遺伝を示す致死的な疾患。線条体（尾状核や被核）や前頭葉皮質の神経細胞が変性・脱落を伴って萎縮する。突発的な不随意運動（舞踏病様症状）が起こる
HCC	肝細胞がん　hepatocellular carcinoma　肝臓に原発するがんのうち肝細胞から発生する悪性腫瘍。多くの場合は肝硬変が存在する
hCG	ヒト絨毛性ゴナドトロピン　human chorionic gonadotropin　胎盤の絨毛組織から分泌される糖蛋白。精巣や卵巣から発生する絨毛がんの腫瘍マーカーとしても有用
HCL	毛状細胞性白血病　hairy cell leukemia
HCM	肥大型心筋症　hypertrophic cardiomyopathy　心肥大を起こす心筋症の1つで、心臓の壁、とくに心室中隔が著しく肥大し左室の内腔が狭くなる
hCS	ヒト絨毛性乳腺刺激ホルモン human chorionic somatomammotropin
HCU	高度治療室　high care unit　ICUよりもやや重篤度の低い患者を受け入れる治療施設
HCV	C型肝炎ウイルス　hepatitis C virus　RNAウイルスで血液を介して感染し、C型肝炎の原因となる
HCVD	高血圧性心血管疾患　hypertensive cardiovascular disease　高血圧によって心臓に負荷が増大した状態の心疾患
HD	血液透析　hemodialysis　身体の外に出された血液から、半透膜である人工透析膜を介して老廃物を除去し、水・電解質のバランスを是正して体内に戻す血液浄化法
HD	股関節離断　hip disarticulation

HDA	高濃度範囲 high density area	
HDAC	キロサイド大量療法 high dose Ara-C 急性白血病などの疾患に適用するキロサイドを大量投与する療法	
HDC	大量化学療法 high-dose chemotherapy	
HDCY	エンドキサン大量療法 high dose cyclophosphamide エンドキサンを大量投与する悪性腫瘍の治療法	
HDF	血液濾過透析 hemodiafiltration 透析中に透析液とほぼ同等な点滴を血液中に大量に入れながら、同時に入れた点滴と同じ水分量をダイアライザーからろ過する浄化法	
HDL	高比重リポ蛋白 high density lipoprotein 密度1.063〜1.20g/mLで浮上するリポ蛋白質。動脈硬化の防止方向の因子とされる主に肝臓と小腸で合成され、蛋白質、コレステロールエステル、トリグリセリド、リン脂質からなる複合体	
HDL-C	HDLコレステロール HDL-cholesterol 血管内壁にへばりついて動脈硬化を引き起こすコレステロールを引き抜いて、肝臓へ戻す役割をもつ。善玉コレステロールともいう	
HDN	新生児溶血性疾患 hemolytic disease of the fetus and the newborn 母子間の血液型不適合による溶血性貧血。Rh（−）型の母親とRh（＋）型の男性との間で、2回目の妊娠で生じる抗体反応が原因	
HDN	新生児出血性疾患 hemorrhagic disease of newborn	
HDS	ハミルトンうつ病評価尺度 Hamilton depression scale	
HDS	長谷川式認知症スケール Hasegawa dementia scale 長谷川和夫氏によって作成された9項目の設問で構成された簡易知能検査	
HDS	椎間板ヘルニア症候群 herniated disk syndrome	
HE	遺伝性楕円赤血球症 hereditary elliptocytosis	
HE	高圧浣腸 hyperbaric enema	
HEEH	在宅成分栄養経管栄養法 home elemental enteral hyperalimentation	
hemi	片麻痺 hemiplegia 身体の一側上下肢が運動麻痺を起した状態	
Hemo	痔核 hemorrhoids	

HEN	在宅経管経腸栄養法	home enteral nutrition　経管栄養を在宅で行うもの
HEP	肝転移	hepatic metastasis
HES	好酸球増多症候群	hypereosinophilic syndrome
HF	心不全	heart failure　全身の代謝に必要な血液を心臓から拍出できない機能失調状態。心原性肺水腫、心原性ショック、慢性心機能不全のいずれかをきたす　急性心不全：AHF、慢性心不全：CHF
HF	血液濾過	hemofiltration　濾過膜を使用し、限外濾過によって血液に含まれる尿毒素などを除去し、不足分を補充液で置き換える透析療法
HFD	不当重量児	heavy for dates infant　在胎週数に比べて出生体重の重い新生児
HFJV	高頻度ジェット換気	high frequency jet ventilation
HFMD	手足口病	hand-foot and mouth disease　乳幼児にみられる夏季に流行する伝世生のウイルス生発疹。手掌、足底の皮疹、口腔粘膜疹が主な症状
HFO, HFOV	高頻度振動換気	high frequency oscillatory ventilation　ガスを高頻度に出し入れすることによって換気を行う方法
HFS	半側顔面痙攣	hemifacial spasm
HFV	高頻度人工換気	high frequency ventilation
HG	妊娠性疱疹、妊娠性ヘルペス	herpes gestationis
HH	同名半盲	homonymous hemianopia　両眼の同じ側の視野欠損。脳腫瘍や被核出血、脳への外傷などが原因
HHD	高血圧性心疾患	hypertensive heart disease
HHE	片側痙攣片麻痺てんかん症候群	hemiconvulsion-hemiplegia-epilepsia syndrome
HHNC	高血糖性高浸透圧性非ケトン性昏睡	hyperglycemic hyperosmolar nonketotic coma　糖尿病における神経症状の1つ。高浸透圧血症によって脳神経細胞が脱水をきたし、障害されて昏睡に陥る
HI	頭部外傷	head injury　頭皮損傷、頭蓋骨骨折、硬膜裂傷、頭蓋内血腫、脳挫傷など、頭部の軽症から重症までをいう

HID	頭痛、不眠、うつ　headache, insomnia, depression
HID	椎間板ヘルニア　herniated intervertebral disc
HIE	低酸素性虚血性脳症　hypoxic ischemic encephalopathy
HIT	子宮鏡下卵管内受精法　hysteroscopic insemination into tube
HIV	ヒト免疫不全性ウイルス　human immunodeficiency virus　後天性免疫不全症候群 (AIDS) の原因ウイルス
H-J	ヒュー・ジョーンズ分類　Hugh-Jones　呼吸困難の程度の分類
NKHS	非ケトン性高浸透圧症候群　Nonketotic hyperosmolar syndrome
NKHC	非ケトン性高浸透圧昏睡　hyperosmolar non-ketotic hypersmolar coma
HL	聴力損失、難聴　hearing loss
HL	脂質異常症　hyperlipidemia　コレステロールや中性脂肪などのリポ蛋白が増加した状態。LDLコレステロール値が140mg/dL以上、HDLコレステロール値が40mg/dL未満、トリグリセライド値が150mL/dL以上。以前は高脂血症と呼ばれていた
HLA	ヒト白血球抗原　human leukocyte antigen　ヒトの主要な組織適合抗原でほとんどの組織細胞上に存在するが白血球に多く発現する
HLHS	左心形成不全症候群　hypoplastic left heart syndrome　左心室、上行大動脈の形成不全、大動脈弁および僧帽弁の発育異常、心房中隔欠損、また大きな動脈管開存より構成される奇形
HLP	高リポ蛋白血症　hyperlipoproteinemia　血中の脂質濃度が増加する一群の疾患で家族性に発症する
HLR	心肺係数　heart lung ratio
HLTx	心肺移植　heart-lung transplantation
HLVS	左室低形成症候群　hypoplastic left ventricle syndrome　→HLHS
HM	手動弁　hand motion　視力程度の表現の1つ。眼前手動弁

hMG	ヒト閉経期尿性ゴナドトロピン　human menopausal gonadotropin　ヒト閉経期婦人尿から抽出したゴナドトロピン
HMV	在宅人工呼吸療法　home mechanical ventilation　人工呼吸器を使って、自宅などで療養すること
HNCM	肥大型非閉塞性心筋症　hypertrophic nonobstructive cardiomyopathy
HNKC	高浸透圧性非ケトン性昏睡　hyperosmolar nonketotic coma　脱水とインスリン不足による高血糖によって昏睡状態に陥る糖尿病の病態の1つ
HNP	髄核ヘルニア　herniated nucleus pulposus
HOCM	閉塞性肥大型心筋症　hypertrophic obstructive cardiomyopathy
HOH	難聴　hard of hearing
HOT	在宅酸素療法　home oxygen therapy　慢性呼吸不全で継続的に酸素吸入を行う必要のある患者が、家庭で酸素濃縮装置を用いて酸素吸入をしながら生活すること
Hp	ハプトグロビン　haptoglobin
HP	ヘリコバクター・ピロリ　Helicobacter pylori　ヒトの胃内分離培養されたグラム陰性桿菌で胃・十二指腸潰瘍との関連が示唆される
HP	血液灌流　hemoperfusion　吸着剤に血液を流す血液浄化法。血液吸着ともいう
HP	現病歴　history of present illness　既往歴：**PH**
HPA axis	視床下部ー下垂体ー副腎系　hypothalamic-pituitary-adrenal
HPD	肝膵頭十二指腸切除　hepato-pancreatoduodenectomy
hPL	ヒト胎盤性ラクトゲン　human placental lactogen
HPLC	高性能液体クロマトグラフィー　high-performance liquid chromatography
HPLH	左心形成不全　hypoplastic left heart
HPMV	高圧機械呼吸　high-pressure mechanical ventilation
HPN	在宅静脈栄養法　home parenteral nutrition　在宅で高カロリー輸液を行うこと
HPRH	右心形成不全　hypoplastic right heart

HPS	肥厚性幽門狭窄症　hypertrophic pyloric stenosis
HPT	ヘパプラスチンテスト　hepaplastin test　ビタミンK依存性凝固因子活性の異常を検出する血液凝固検査の1つ
HPT	副甲状腺（上皮小体）機能亢進症　hyperparathyroidism　過剰に副甲状腺ホルモンが分泌されることにより起こる代謝性疾患で、原発性副甲状腺機能亢進症と二次性副甲状腺機能亢進症とに区別される。上皮小体機能亢進症
HPV	肝門脈　hepatic portal vein
HPV	ヒトパピローマウイルス　human papilloma virus　ヒトの皮膚や粘膜に感染し、種々のタイプの疣（乳頭腫）をつくる。80種以上があり、尋常性疣贅、扁平疣贅、尖圭コンジローマ、子宮頸がん、皮膚がんなどに関与する
Hr	尿　harn（ドイツ語）
HR	心拍数　heart rate　心臓が拍動する回数
HRCT	高分解能CT（高分解能コンピュータ断層造影）　high-resolution computed tomography
HREH	高レニン性本態性高血圧症　high-renin essential hypertension
HRT	ホルモン補充療法　hormone replacement therapy　不足しているホルモンを補う内分泌的治療で製剤や投与法を工夫して行われる
HS	心音　heart sound　心拍動で生じる音で聴診器などを当てて聴取される。Ⅰ～Ⅳの音に分けられる
HS	遺伝性球状赤血球症　hereditary spherocytosis
HS	単純疱疹　herpes simplex　皮膚に生じる単純ヘルペスウイルス感染症の一種で風邪やストレスや心労、抗がん剤治療などによってウイルスが増殖して症状を繰り返す
HSCT	造血幹細胞移植　hematopoietic stem cell transplantation
HSE	単純ヘルペス性脳炎　herpes simplex encephalitis
HSG	外陰部単純ヘルペス　herpes simplex genitalis
HSG	子宮卵管造影　hysterosalpingography　子宮腔に造影剤を注入し子宮と卵管、その周囲の異常を検査するX線検査法
HSL	口唇単純ヘルペス　herpes simplex labialis

HSP	遺伝性痙性対麻痺 hereditary spastic paraplegia	
HSV	単純疱疹（ヘルペス）ウイルス herpes simplex virus DNAウイルスのヘルペスウイルスの一種で、口唇ヘルペスを生じ、ヘルペス口内炎、ヘルペス角膜炎、単純ヘルペス脳炎の原因となりうる	
Ht	身長 height 直立姿勢で、床面から頭頂までを測定した垂直距離	
Ht	ヘマトクリット値 hematocrit 赤血球が血液中に占める容積の割合をパーセントで表した数値	
HT	高温、高体温 high temperature	
HT	高血圧 hypertension 動脈血圧が正常より高い状態。収縮期血圧140mmHg以上、あるはい拡張期血圧90mmHg以上のいずれか、または両方が超えた場合	
HT	上斜視 hypertropia	
HTC	肝がん細胞 hepatoma cell	
HTLV	ヒトT細胞白血病ウイルス human T-cell leukemia virus レトロウイルス科のウイルス。長い潜伏期間後、リンパ節で増殖し免疫能が低下し日和見感染を起こす	
HTLV-1	ヒトT細胞リンパ行性ウイルス1型 human T-cell lymphotropic virus type 1	
HTO	高位脛骨骨切術 high tibial osteotomy	
HTP	家・樹木・人物画法 house-tree-person technique	
HTX	心臓移植 heart transplantation	
Hu	ハンフリー自動視野計灌流吸引チップ Humphry field analyzer irrigation	
HUS	溶血性尿毒症症候群 hemolytic uremic syndrome 血小板減少、貧血、尿毒症を症状とする症候群で、血栓性微小血管血管障害ともいわれる	
HV	外反母趾 hallux valgus	
HV	肝静脈 hepatic vein	肝動脈：**HA**
HV	換気亢進、呼吸亢進（過呼吸） hyperventilation	
HVA	ホモバニリン酸 homovanillic acid ドーパミンとその前駆物質であるドーパの最終代謝産物	

HVGR	宿主対移植片反応	host versus graft reaction
HV interval	ヒス-心室時間	His-ventricular interval
HVS	過換気症候群	hyperventilation syndrome　器質的な原因がないのに、強い不安や緊張から発作的に過呼吸運動を起こし、$PaCO_2$が低下しpHが上昇する
HVS	過粘稠度症候群	hyperviscosity syndrome
Hy	ヒステリー	hysteria
Hypo	皮下注射	hypodermic injection　静脈内注射：IV, iv、筋肉内注射：I.m.、皮内注射：SC
HZ	帯状疱疹	herpes zoster　水痘・帯状疱疹ウイルスによる感染症で、一定の知覚神経支配領域に片側性に帯状に強い発赤を伴う小水疱が生じる
Hz	ヘルツ	Hertz（ドイツ語）
HZ	心臓	Herz
HZV	帯状疱疹（ヘルペス）ウイルス	herpes zoster virus　ヘルペスウイルスの一種で痰などで飛沫感染し、皮膚に帯状疱疹を発症する

I

I	回腸	ileum　小腸の空腸よりも肛門側をさし、小腸の3/5を占める。マイスナー神経叢などがある
IA	人工妊娠中絶	induced abortion
IA	乳児自閉症	infantile autism
IA	動脈内	intraarterial　静脈内：IV
IA	関節内	intraarticular
IAA	回腸肛門吻合術	ileo-anal anastomosis
IAA	大動脈弓遮断	interruption of aortic arch　大動脈弓の一部が欠損する奇形
IABP	大動脈内バルーンパンピング	intra aortic balloon pumping　胸部大動脈内にバルーンカテーテルを挿入し、心拍に合わせてバルーンを膨張・収縮させることによって心臓のポンプ機能を補助する心不全などの治療法

IADL	手段的日常生活動作 instrumental activities of daily life 買物や電話、外出などADLよりも自立度の高い日常生活をおくる能力	
IAJ	峡部膨大部境界 isthmo-ampullary junction	
IAM	内耳道 internal auditory meatus	
IAR	インターフェロンβ、ニムスチンと放射線照射の併用療法 interferon beta, nimustine (ACNU) and radiation	
IARF	虚血性急性腎不全 ischemic acute renal failure	
IAS	心房中隔 interatrial septum 左心房と右心房を隔てる壁。卵円窩と呼ばれるくぼみがある	
IBD	炎症性腸疾患 inflammatory bowel disease 潰瘍性大腸炎とクローン病の総称	
I-Bil	間接ビリルビン indirect bilirubin 赤血球の寿命が尽きて破壊されるとき、ヘモグロビンはヘムとグロビンに分解される。ヘムは脾臓において間接ビリルビンに分解され、アルブミンと結合して肝臓に運ばれる	
IBL	免疫芽球性リンパ節症 immunoblastic lymphadenopathy	
IBS	免疫芽球性肉腫 immunoblastic sarcoma	
IBS	過敏性腸管症候群 irritable bowel syndrome 器質的疾患がみられない腸管の機能的疾患で、腹痛、腹部膨満感、下痢、便秘など症状が出る	
IBW	標準体重 ideal body weight 身長を基準にした適正な体重を算出したもの	
IC	皮内の intracutaneous	
IC	インフォームド・コンセント informed consent 医師が患者に病状や治療について十分な説明を行い、患者自身が正しくそれを理解し、納得したうえで治療方法を決定する患者の権利	
IC	最大吸気量 inspiratory capacity	
i.c.	食間 inter cibos	
IC	肋間の intercostal	
IC	間欠性跛行 intermittent claudication 歩行をすると、下肢に疼痛、脱力感を生じて歩行が不可能となり、休息すると可能となる。再び歩行すると同様の症状が出現する状態	

IC	浸潤がん invasive carcinoma	がん細胞が発生した場所で増え続け、やがて周囲の組織に広がって行くこと
IC	虚血性大腸炎 ischemic colitis	
ICA	回腸結腸動脈 ileocolic artery	
ICA	内頸動脈 internal carotid artery	上行大動脈から分枝してできる左右の総頸動脈から分枝する動脈の1つ　外頸動脈：**ECA**
ICA	抗膵島細胞抗体 islet cell antibody	膵島細胞の細胞質と反応する自己抗体
ICCE	水晶体嚢内摘出術 intracapsular cataract extraction	水晶体を嚢に包まれたままチン小体を切断して摘出する白内障の術式
ICD	植込型除細動器 implantable cardiac defibrillator	体内植え込み式で、心室頻拍や心室細動などの致死的不整脈を止め、心臓の働きを回復する補助人工臓器
ICD	国際疾病分類 International Classification of Diseases	世界保健機関（WHO）によって公表されている死因や疾病の国際的な統計基準分類
ICF	細胞内液 intracellular fluid	体液のうち細胞内に存在するものの総称　細胞外液：**ECF**
ICG test	インドシアニングリーン試験 indocyanine green test	ICG試験。色素排泄により肝機能を検査する色素排泄試験
ICH	頭蓋内血腫 intracranial hematoma	頭蓋内で多量の出血があり血塊を生じたもの。出血部位によって硬膜外、硬膜下、くも膜下、脳内、などに分けられる
ICH	脳内出血 intracranial hemorrhage	脳内に出血する疾患で、大きく高血圧性脳内出血と非高血圧性脳内出血に分けられる
ICH	頭蓋内圧亢進 intracranial hypertension	脳腫瘍や血腫により脳脊髄内液の液圧が高まった状態
ICL	眼内コンタクトレンズ intraocular contact lens	
ICM	特発性心筋症 idiopathic cardiomyopathy	原因不明の心筋症
ICP	頭蓋内圧 intracranial pressure	頭蓋骨内部の脳室やクモ膜下腔にある脳脊髄内液の液圧

ICPC	内頸動脈後交通動脈　internal carotid-posterior communicating artery
ICR	回盲部切除術　ileocecal resection
ICS	肋間腔　intercostal space
ICS	過敏性結腸症候群　irritable colon syndrome
ICSA	膵島細胞膜抗体　islet cell surface antibody
ICSI	卵実質内精子注入法、顕微受精　intracytoplasmic sperm injection　不妊症に対する治療法の一種。顕微鏡下に卵細胞膜に小さな穴をあけて精子を入れ、受精を成立させる体外受精の方法の１つ
ICT	導入化学療法　induction chemotherapy
ICT	冠動脈内血栓溶解療法　intracoronary thrombolysis　急性心筋梗塞に対してウロキナーゼなどの血栓溶解薬をカテーテルを用いて流入し、血栓を溶かして狭窄・閉塞部位を再開通し、冠血流の改善をはかる
ICT	頭蓋内腫瘍　intracranial tumor
ICU	集中治療室　intensive care unit　病態の変化が激しく危険な状態にある重篤な患者や大手術後の患者を収容している部屋
ID	IDカード　identification
I&D	切開排膿　incision and drainage
IDA	鉄欠乏性貧血　iron deficiency anemia　鉄の欠乏で血色素生成が十分に行われなくなる状態。原因に月経過多、痔出血、胃腸管潰瘍、消化管出血などがあげられる
IDDM	インスリン依存性糖尿病　insulin-dependent diabetes mellitus　１型糖尿病。インスリン産生細胞である膵臓β細胞の破壊が主な病型で、原因は自己免疫機序が関与するといわれている　インスリン非依存性糖尿病：**NIDDM**
IDK	膝関節内障　internal derangement of knee
IDM	糖尿病母体児　infant of diabetic mother
IDS	免疫不全症候群　immunity deficiency syndrome
IDUS	胆管腔内超音波検査法　intraductal ultrasonography
IDV	間欠的強制換気　intermittent demand ventilation

IE	感染性心内膜炎 infective endocarditis 細菌や真菌、ウイルスなどに感染することで発症する心内膜炎。急性型と亜急性型がある
I/E	吸気時間/呼気時間 inspiratory time/expiratory time
IEA	下腹壁動脈 inferior epigastric artery 外腸骨動脈から分岐し腹部を上行し、上腹壁動脈へと交通する動脈
IEM	先天性代謝異常症 inborn errors of metabolism 常染色体劣性遺伝を示す疾患で、ライソソーム病やグリコーゲン蓄積症(糖原病)、糖質代謝異常症、アミノ酸代謝異常症など
IFN	インターフェロン interferon サイトカインの一種で細胞の増殖を抑制する。一方でNK細胞や細胞傷害性T細胞、単球・マクロファージなどの免疫系細胞を活性化する
Ig	免疫グロブリン immunoglobulin リンパ球のB細胞から産生され、抗体活性をもった蛋白質で各種の体液や組織に含まれる。5つのクラスに分類される
IgA	免疫グロブリンA immunoglobulin A
IgD	免疫グロブリンD immunoglobulin D
IgE	免疫グロブリンE immunoglobulin E
IGE	特発性全般てんかん idiopathic generalized epilepsy
IGF	インスリン様成長因子 insulin-like growth factor インスリンと配列が高度に類似したポリペプチド
IgG	免疫グロブリンG immunoglobulin G
IgM	免疫グロブリンM immunoglobulin M
IGT	耐糖能異常 impaired glucose tolerance 75g経口ブドウ糖負荷試験で、正常型と糖尿病型のどちらにも含まれない群をいう
IGTT	静脈性糖負荷試験 intravenous glucose tolerance test
IH	流行性肝炎 infectious hepatitis
IH	鼠径ヘルニア inguinal hernia ヘルニアのなかで最も多く、鼠径部に腸管などが脱出して隆起した状態
IHA	持続注入肝動脈血管造影 infusion hepatic angiography
IHB	新生児高ビリルビン血症 infantile hyperbilirubinemia
IHBD	肝内胆管 intrahepatic bile duct 肝臓と十二指腸の間にあ

	る胆汁の排出路で、このなかで肝臓のなかにある部分を肝内胆管という
IHC	肝内胆汁うっ滞　intrahepatic cholestasis
IHD	虚血性心疾患　ischemic heart disease　冠動脈の動脈硬化や血栓、痙攣などで心筋への血流が障害され、心臓に機能低下が生じたもの。狭心症と心筋梗塞が代表的
IHF	免疫性胎児水腫　immune hydrops fetalis
IHPH	肝内門脈圧亢進　intrahepatic portal hypertension
IHSS	特発性肥大型大動脈弁下狭窄症　idiopathic hypertrophic subaortic stenosis
IIA	内腸骨動脈　internal iliac artery　　外腸骨動脈：EIA
IICP	頭蓋内圧亢進　increased intracranial pressure　脳腫瘍や頭蓋内血腫、脳浮腫などによって脳が強く圧排され、頭蓋内圧が上昇し頭蓋内容が髄液などによる代償域を超えて増加し、頭蓋内圧が亢進する
IIP	特発性間質性肺炎　idiopathic interstitial pneumonia　原因不明のびまん性間質性肺炎で特定疾患。急性型と慢性型の2種類がある
IL	インターロイキン　interleukin　サイトカインの一種で13種以上ある。リンパ球や単球・マクロファージなどの免疫担当細胞が産生する生物活性蛋白質の総称
ILBBB	不完全左脚ブロック　incomplete left bundle branch block　左脚主幹部から左室内の伝導が障害され左室内で軽度の伝導遅延が起きている状態
ILD	間質性肺疾患　interstitial lung disease
ILV	片側肺換気　independent lung ventilation
IM	伝染性単核球症　infectious mononucleosis　EBウイルスによる感染症。発熱や扁桃・咽頭炎、頸部リンパ節腫脹、肝脾腫などを生じる。唾液を介して感染・発症することもあり、俗にキス病とも呼ばれる
I.m.	筋肉内注射　intramuscular injection　筋肉内に薬剤を注射して全身に作用させる与薬方法。皮下注射に比べて薬剤の吸収が速い

Im	胸部中部食道　middle intrathoracic esophagus　気管分岐部下縁より食道胃接合部までを2等分した上半分
IM, im	筋肉（筋肉内注射）　intramuscle (injection)
IMA	下腸間膜動脈　inferior mesenteric artery　腸管にある腹大動脈の3本の枝の1つ
IMD	虚血性心筋障害　ischemic myocardial damage　冠動脈の動脈硬化や血栓、痙攣などで心筋への血流が障害され、心臓に機能低下が生じたもの
IMF	顎間固定　intermaxillary fixation　顎骨骨折や外科的矯正手術などに適応される顎骨の固定方法。上下の顎に固定用副子をつけ互いに結紮して顎の骨を固定し保持する
IMN	伝染性単核症　infectious mononucleosis　→ IM
IMR	インターフェロンβ、ラニムスチンと放射線照射の併用療法　interferon-beta, ranimustine (MCNU) and radiation
IMV	下腸間膜静脈　inferior mesenteric vein
IMV	間欠的強制換気法　intermittent mandatory ventilation
IN	新生児黄疸　icterus neonatorum
inc	増加　increasing
INE	乳児壊死性脳脊髄障害　infantile nectrotizing encephalomyelopathy
INF	浸潤、がん浸潤度　infiltration
Inf	炎症　inflammatory changes
INFH	特発性大腿骨頭壊死　idiopathic necrosis of the femoral head
inj	注射　injection　注射器や針などを用いて身体の一部に薬液を注入する与薬方法　点滴：DI
I/O	水分出納　intake and output
INPB	間欠的陰圧呼吸　intermittent negative pressure breathing
INPV	間欠的陰圧換気　intermittent negative pressure ventilation
INR	国際標準比〔率〕　international normalized ration
INS	特発性ネフローゼ症候群　idiopathic nephrotic syndrome
Insp	吸気　inspiration
INVAGI	腸重積症　invagination　後天性の腸管閉塞症で回盲部で回腸が結腸内に入り込まれた状態。乳児期に多い

IO	下斜筋　inferior oblique muscle　眼球の外側下方向にある外眼筋の１つ	
IO	腸閉塞　intestinal obstruction	
IOH	特発性起立性低血圧症　idiopathic orthostatic hypotension　原因不明の神経系の障害により起こる起立性低血圧症で、めまい、立ちくらみ、嘔吐などの脳症状を起こす。症状が強い場合には失神することもある。起立性低血圧の約20％を占める	
IOL	眼内レンズ　intraocular lens　合成高分子でできた人工水晶体。白内障などの手術で水晶体を摘出した後、水晶体の代わりに入れる	
ION	特発性大腿骨頭壊死　idiopathic osteonecrosis of femoral head　股関節の病気の１つで、大腿骨の上端の大腿骨頭の骨組織が壊死し、関節が変形・破壊する疾患で原因不明のもの	
IOP	眼圧　intraocular pressure　眼球内の圧力。通常10〜20mmHgに保たれている	
IP	イホスファミド、シスプラチン併用療法　ifosfamide, cisplatin	
IP	指節間関節　interphalangeal	
IP	間質性肺炎　interstitial pneumonia　肺の間質の組織に生じる疾患。原因としてウイルスなどの微生物感染、塵肺、薬剤、放射線、膠原病などがある	
IP	腹腔内の　intraperitoneal	
IP	静脈性腎盂造影　intravenous pyelography	
IP	イリノテカン、シスプラチン併用療法　irinotecan, cisplatin	
IPAP	気道内吸気陽圧　inspiratory positive airway pressure	
IPD	間欠的腹膜透析　intermittent peritoneal dialysis	
IPF	特発性肺線維症　idiopathic pulmonary fibrosis　特発性間質性肺炎の１つで、肺が高度に線維化し、拘束性換気障害をきたす予後不良の肺疾患	
IPH	特発性門脈圧亢進症　idiopathic portal hypertension　門脈圧亢進、脾腫、貧血などを示すが、肝硬変などの原疾患が不明なもの。日本人の中年女性に多いといわれる	

IPH	特発性肺ヘモジデリン沈着症　idiopathic pulmonary hemosiderosis
IPJ	指節間関節　interphalangeal joint　指関節同士でつくる関節で、近位指節間関節と遠位指節間関節がある
IPL	特発性プラズマ細胞性リンパ腺症　idiopathic plasmacytic lymphadenopathy
IPNPB	間欠的陽陰圧呼吸　intermittent positive negative pressure breathing
IPNPV	間欠的陽陰圧換気　intermittent positive negative pressure ventilation
IPP	肝内門脈圧　intrahepatic portal pressure
IPPB	間欠的陽圧呼吸　intermittent positive pressure breathing　人工呼吸器を用いての補助呼吸で、吸気時に陽圧を加え、ガス（空気、酸素、霧状の薬液など）を気管支の奥まで送り込む方法
IPPF	術直後義肢装着法　immediate postsurgical prosthetic fitting
IPPV	間欠的陽圧換気法　intermittent positive pressure ventilation　間欠的に吸気時に気道内を陽圧にする
IPSF	術直後義肢装着法　immediate postsurgical fitting
IPSP	抑制性シナプス後電位　inhibitory postsynaptic potentials
IQ	知能指数　intelligence quotient　知能程度の尺度。精神年齢×100/生活年齢で算出する
IR	内旋　internal rotation　外旋：ER
IRA	回腸直腸吻合術　ileo-rectal anastomosis
IRA	下直腸動脈　inferior rectal artery
IRBBB	不完全右脚ブロック　incomplete right bundle branch block　右脚から右室内の伝導が障害され、伝導遅延や伝導が途絶えたりしている状態
IRD	特発性呼吸窮迫　idiopathic respiratory distress
IRDNI	特発性新生児呼吸障害　idiopathic respiratory distress of the newborn infant　新生児の肺胞虚脱
IRDS	特発性呼吸窮迫症候群　idiopathic respiratory distress syndrome

IRDS	**新生児呼吸窮迫症候群** infantile respiratory distress syndrome　新生児の呼吸不全の1つで、肺サーファクタントが欠乏し肺コンプライアンスの低下から肺胞虚脱、肺血管抵抗増大を起こす。低出生体重児にみられる代表的な呼吸障害
IRI	**免疫反応性インスリン** immuno reactive insulin
IRSA	**特発性不応性鉄芽球性貧血** idiopathic refractory sideroblastic anemia
IRV	**予備吸気量** inspiratory reserve volume
ISD	**免疫抑制薬** immunosuppressive drug
ISF	**間質液、組織間液** interstitial fluid　細胞外液のうち血液とリンパ管の中を流れるリンパ液を除く体液で細胞外液の3／4を占める。毛細血管壁を通過して細胞と毛細血管内の物質交換を行う　　細胞外液：**ECF**、細胞内液：**ICF**
ISO	**国際標準化機構** international organization for standardization
ISS	**外傷重症度スコア** injury severity score　救急医療での外傷の重症度の判断指標
I-S stomy	**回腸S状結腸吻合術** ileo-sigmoidostomy
IT	**吸入療法** inhalation therapy
ITA	**内胸動脈** internal thoracic artery　総頸動脈から分枝する2つの動脈のうちの1つ。頸動脈洞を起始部とする
ITP	**特発性血小板減少性紫斑病** idiopathic thrombocytopenic purpura　基礎疾患や薬物など血小板減少をきたす原因の認められない血小板減少をきたす疾患で、紫斑、点状出血、粘膜出血などの症状を呈する
ITP	**胸腔内圧** intrathoracic pressure
ITT	**インスリン負荷試験** insulin tolerance test　空腹時に速攻型インスリンを静脈注射し、血糖測定してインスリンの感受性を評価する
IU	**国際単位** international unit　国際的に共通して使用される基本的な物質量を表す単位
Iu	**胸部上部食道** upper intrathoracic esophagus

IU(C)D	子宮内避妊器具	intrauterine (contraceptive) device　避妊を目的とした、子宮腔内に挿入するプラスチック製の小さな器具
IUFD	子宮内胎児死亡	intrauterine fetal death　妊娠中や分娩中に胎児が死亡すること。娩出後に生命の兆候がない場合も含まれる
IUGR	子宮内胎児発育不全（遅延）	intrauterine growth retardation　何らかの原因で子宮内の胎児発育が遅延または停止する状態。種々の臓器の機能的未熟性も問題となり、正常胎児に比べ新生児罹患率や死亡率が増加する
IUP	子宮内圧	intrauterine pressure
IV	静脈内	intravenous　　動脈内：**IA**
IV, iv	静脈	intravenous
I.v. (IV)	静脈内注射	intravenous injection　筋肉内注射：**I.m.**、皮下注射：**Hypo**、**SC**
IVC	下大静脈	inferior vena cava　体内で最も大きな静脈で下半身の血液を集め、心臓（右心房）に送る　上大静脈：**SVC**
IVC	吸気肺活量	inspiratory vital capacity
IVC	経静脈的胆嚢造影	intravenous cholecystography　静脈から造影剤を注入し、胆管を撮影するX線検査
IVCT	経静脈的冠動脈血栓溶解療法	intravenous coronary thrombolysis　冠動脈閉塞改善を目的とした血栓溶解剤を用いた治療法
IVCY	シクロホスファミド大量静注療法	intermittent pulse intravenous cyclophosphamide therapy
IVF	体外受精	in vitro fertilization　精子と卵子を体外で人工的に受精させること。卵管因子の不妊症などの場合に行われる
IVF-ET	体外受精胚移植	in-vitro fertilization and embryo transfer
IVH	中心静脈栄養	intravenous hyperalimentation　経口摂取不可能な場合やエネルギー喪失が著しい場合に、大静脈にカテーテルを挿入し必要な栄養や水分を持続的に投与する方法　末梢静脈栄養：**PVN**
IVH	脳室内出血	intraventricular hemorrhage　脳血管の破綻により脳室内に出血が生じるもの。

IVM	不随意運動 involuntary movement　意思とは関係なく起こる目的のない筋の異常運動。錐体外路系の障害があるときにみられる。振戦、舞踏病などがある。	
IVP	静脈性腎盂造影 intravenous pyelography	
IVR, IR	画像診断技術を応用した低侵襲的治療 interventional radiology	
IVS	心室中隔 interventricular septum　心臓の左心室と右心室の間にある壁	
IVU	静脈性尿路造影 intravenous urography　造影剤を用いてX線写真を撮影し、腎盂、尿管、膀胱などの形状や機能を調べる検査	

J

JCS	日本昏睡（ジャパン・コーマ）スケール　Japan Coma Scale 「覚せいしている」「刺激すると覚せいする」「刺激しても覚せいしない」と3項目から意識レベルを評価する方法。3-3-9度方式とも呼ぶ
JDM	若年性糖尿病 juvenile diabetes mellitus　1型糖尿病、インスリン依存型糖尿病と呼ばれる。膵臓のβ細胞が破壊され、インスリンが分泌されなくなり、体内のインスリン量の不足により起こる。25歳以下の若年者に発症することが多い
JE	日本脳炎 Japanese encephalitis　コガタアカイエカが媒介蚊で、日本脳炎ウイルスによる感染症。1～2週間の潜伏期間を経て、全身倦怠感や食欲不振、悪心・嘔吐、発熱、頭痛、意識障害を起こす。4類感染症
JGA	傍糸球体装置 juxtaglomerular apparatus　遠位尿細管の緻密斑、輸入細動脈の平滑筋細胞・顆粒細胞、輸出細動脈の平滑筋細胞、糸球体外のメサンギウム細胞からなる。糸球体濾過量を調節とレニン分泌に働く
JIA	若年性関節リウマチ juvenile idiopathic arthritis　小児（16歳未満）で発症する関節リウマチで全身型。関節型（少関節型、多関節型）に分類される

JJ	下顎反射　jaw jerk
JMDP	日本骨髄バンク　Japanese marrow donation program　白血病などの血液病の治療のために、善意による骨髄提供の仲介を行うために設立された施設
JMML	若年性骨髄単球性白血病　juvenile myelomonocytic leukemia　まれな小児の血液腫瘍。乳児期に発症。顆粒球と単球が著しく増加し、赤血球と血小板を排除し、感染や貧血、易出血性の症状がみられる。
JOD	若年性糖尿病　juvenile onset diabetes
JPD	空腸パウチ・ダブルトラクト法　jejunal pouch double tract
JVD	頸静脈怒張　jugular venous distention
JVP	頸静脈拍動　jugular venous

K

K	カリウム　kalium
K	角化上皮　keratosis
KAFO	長下肢装具　knee-ankle-foot orthosis　大腿部から足底までで、膝関節と足関節との動きをコントロールし、立位時の安定や免荷、変型の予防・矯正などを目的とした装具　＝LLB
KCP	膝胸位　knee chest posture　胸と膝に重心をおいた体位。膝を付き、腰を上げた状態で胸を付けた状態
KCT	カオリン凝固時間　kaolin clotting time
KD	川崎病　Kawasaki disease　皮膚粘膜リンパ節症候群とも呼ばれ、全身の血管に炎症を引き起こす炎症性疾患。1967年、川崎富作氏によって報告された
KICU	腎疾患集中治療室　kidney intensive care unit
KJ	膝蓋腱反射　knee jerk　足裏が地面につかない状態でいすに座り、膝蓋骨の下部を叩くと大腿四頭筋が反射的に収縮して、膝が伸びる現象。脚気や末梢神経炎などでは減弱・消失する　＝PTR
KP	角膜後面沈着物　keratic precipitates

▶▶▶ LA

KPE	超音波水晶体乳化吸引術　Kelman's phacoemulsification
KS	カポジ肉腫　Kaposi's sarcoma　エイズの代表的な合併症として重要な疾患で血管に生じる腫瘍。ヒトヘルペスウイルス8型による感染症
KSD	びまん性表層角結膜炎　keratitis superficialis diffusa　角膜上皮（角膜の最表層）に生じる多発性の点状の病変。眼の異物感や充血、流涙などの症状がみられる
KSS	カーンズ・セイヤー症候群　Kearns-Sayre syndrome　核DNA上の遺伝子の変異やミトコンドリアDNAの異常によるミトコンドリア病の1つ。慢性進行性外眼筋麻痺症候群に網膜色素変性や心伝導障害を伴った症候群のこと
KUB	腎尿管膀胱X線撮影　kidney, ureter and bladder
KVO	静脈確保　keep vein open
KW	キース・ワグナー分類　Keith-Wagener classification　眼底の血管状態を観察して高血圧症の病態、病期を分類する。高血圧性疾患や糖尿病性疾患、腎臓性疾患、脳血管障害など診断指標の1つ

L

L	左葉外側区域（肝）　lateral segment
L	梅毒　lues　梅毒トレポネーマによる性感染症
L	腰椎の、腰髄の　lumbar
L	腰椎　lumbar spine
L1	原発性肺がん　primary lung cancer
L2	転移性肺がん　metastatic lung cancer
LA	ラテックスアレルギー　latex allergy　天然ゴム製品との接触によって起こるアレルギー反応。手袋やカテーテルなどの医療用具、炊事用の手袋やゴム風船などの日用品に含まれる天然ゴムの成分が原因となっている
LA	左心房　left atrium　右心房：**RA**
LA	左腎動脈　left renal artery

LA	**局所麻酔** local anesthesia 脊髄から知覚神経受容体までのそれぞれの部位をブロック（神経の働きを遮断し、一時的に麻痺させる）する。表面麻酔、浸潤麻酔、伝達麻酔、硬膜外麻酔、脊髄麻酔などがある　全身麻酔：**GA**
LA	**腰動脈** lumbar artery
Lab	**検査室** laboratory
LABC	**皮膚良性リンパ腺腫症** lymphadenosis benigna cutis
LAC	**腹腔鏡(補助)下大腸切除術** laparoscopic assisted colectomy 大腸疾患に対する腹腔鏡手術。腹部に3～4か所に孔をあけ、炭酸ガスを注入して気腹を行い、手術する。腹腔鏡下で血管の処理やリンパ節の郭清、大腸を剥離し、腹部の孔から大腸を体外に出して、患部の切除・吻合を行う
LAD	**左冠動脈前下行枝** left anterior descending coronary artery 心臓を取り囲む動脈の1つで、心臓の前壁と心尖部に血液を送る
LAD	**左軸偏位** left axis deviation 心臓内の電気の流れ（心室興奮）は、右上から左下に向かう。左軸偏位とは電気の流れが左側に偏って流れることをいう　右軸偏位：**RAD**
LAD	**白血球接着不全症** leukocyte adhesion deficiency
LAFR	**無菌室** laminar air flow room
LAH	**左脚前枝ブロック** left anterior hemiblock 左脚の分枝である前枝における伝導障害のこと。右室へは左脚後枝のみから興奮が伝わり、高度な左軸変異となる
LAH	**左心房肥大** left atrial hypertrophy
lap	**開腹(術)** laparotomy
LAP	**左心房圧** left atrial pressure 収縮期血圧では6～20mmHg、拡張期血圧では－2～9mmHg
LAP	**腹腔鏡検査** laparoscopy 腹腔内に腹腔鏡を挿入して、肝臓や胆嚢などの腹腔内臓器を観察する検査法
LAR	**遅延型アレルギー反応** late allergic response cooms-Gell分類のⅣ型に属する細胞性免疫機序によるアレルギー反応。ツベルクリン反応、接触性過敏反応、自己免疫疾患などが該当する

LAR	遅発型喘息反応	late asthmatic response
LAR	ラテックス凝集反応	latex agglutination reaction
LAR	低位前方切除術　low anterior resection　直腸がんにおける手術療法の1つ。人工肛門を造設せずに、肛門を温存し、直腸がんの部位を切除後、低位で腸を吻合すること	
LASER	レーザー　light amplification by stimulated emission of radiation	
LASIK	生体内レーザー生体内角膜切開術　laser in situ keratomileusis　レーザーを角膜に照射し、屈折力を調整することで近視・遠視・乱視を矯正する眼科の手術。一般的にレーシック手術といわれる	
LATS	持続性甲状腺刺激物質　long-acting thyroid stimulator	
LAV	リンパ節症関連ウイルス　lymphadenopathy-associated virus	
LAVH	腹腔鏡補助下子宮摘出術　laparoscopic-assisted vaginal hysterectomy　腹部に3〜4か所に孔をあけ、炭酸ガスを注入して腹腔内にスペースを確保し、腹腔鏡で子宮上方の血管や組織の切断処置後、経腟的に子宮を摘出する	
LB	背下部　low back	
LBB	左脚　left bundle branch	
LBBB	左脚ブロック　left bundle branch block　左脚全体(前枝、後枝)が伝導障害を起こしている状態　右脚ブロック：**RBBB**	
LBC	皮膚良性リンパ腺腫症　lymphadenosis benigna cutis	
LBM	除脂肪体重　lean body mass	
LBP	腰痛　low back pain　腰椎の捻挫や筋肉痛、腰椎椎間板の変形、骨の変形などによって生じる腰の痛みを表す一般的な名称	
LBP	低血圧　low blood pressure　　　高血圧：**HBP, HT**	
LBW	低出生体重児　low birth weight infant　出生体重が2500g未満の新生児。さらに1500g未満を極低出生体重児、1000g未満を超低出生体重児という	
LC	腹腔鏡下胆嚢摘出術　laparoscopic cholecystectomy　胆嚢結石において、腹腔鏡のガイド下に胆嚢摘出術を行う。ラパコレ(Lap-C)と略される	

LC	慢性喉頭炎	laryngitis chronica　喉頭の粘膜やリンパ組織に生じる長期間の炎症
LC	肝硬変	liver cirrhosis　肝臓のびまん性疾患で、肝細胞に壊死が起こり、その結果、造成した線維が、結節性に再生した肝実質を取り囲む。慢性肝炎が進展したかたちであり、すべての肝疾患の終末像。B型・C型肝炎ウイルスやアルコール、胆道閉塞などが原因
LC (LOC)	意識障害	loss of consciousness
LC	肺がん	lung cancer　組織型から小細胞がんと非小細胞がん(扁平上皮がん、腺がん、大細胞がん)に分けられる。原発性と転移性のものがあり、転移性では乳がん、肺がん、肝がん、大腸がん、胃がんからの転移が多い
LCA	左結腸動脈	left colic artery
LCA	左総頸動脈	left common carotid artery
LCA	左冠動脈	left coronary artery　心臓に酸素と栄養素を供給する動脈の1つ。前下行枝は心室中隔や心臓の前壁や心尖部を、回旋枝は左側壁と左後壁をそれぞれ栄養する 右冠動脈：**RCA**
LCAP	白血球除去療法	leukocytapheresis　血液を一度、体外へ取り出し白血球除去フィルターを用いて炎症にかかわる活性化した白血球を取り除き、浄化された血液を体内に戻す
LCC	左総頸動脈	left common carotid artery
LCC	先天性股関節脱臼	luxatio coxae congenita　先天的に大腿骨頭が脱臼していること。寛骨臼縁の張り出しが少なかったり、骨盤の軟骨形成不全や関節窩が浅い場合などの臼蓋形成不全がみられる
LCCS	低子宮頸部帝王切開(術)	low cervical cesarean section
LCL	腹腔鏡下総胆管切石術	laparoscopic choledocholithotomy
LCL	外側側副靭帯	lateral collateral ligament　膝の外側にあり、内側側副靭帯とともに膝の左右の安定を保つ働きがある
LCM	リンパ球性脈絡髄膜炎	lymphocytic choriomeningitis
LCOS	低心拍出量症候群	low cardiac output syndrome

LCV	白血球破壊性血管炎	leukocytoclastic vasculitis　フィブリノイド壊死を伴う血管炎で、血管壁に好中球の浸潤や小中級の核の破砕像、赤血球の血管外漏出などの臨床所見がみられる。皮膚小血管性血管炎（皮膚アレルギー性血管炎）のこと
LCX	左回旋枝	left circumflex　　右冠動脈：**RCA**、左冠動脈：**LCA**
LD	学習障害	learning disability　聞く、話す、読む、書く、計算する、推論する、などを習得し使用することが困難な障害。中枢神経系に機能障害があると推定される
LD	限局型	limited disease
LD	致死量	lethal dose　薬物や食品添加物など死に至る量のこと
LDA	左背前位（胎位）	left dorsoanterior (position)
LDA	低濃度領域	low density area
LDH	乳酸脱水素酵素	lactase dehydrogenase　生体のほとんどの組織に存在し、解糖系の最終段階でNAD、NADHを補酵素として乳酸とピルビン酸の反応系を触媒とする酵素。基準値：119～229U/L
LDH	腰椎椎間板ヘルニア	lumber disk herniation　椎間板の髄核が後方脱出によって起こる神経圧迫症状。腰椎の椎間板にみられることが多い
LDL	低比重リポ蛋白	low density lipoprotein　血液中において、肝臓で合成されたコレステロールを末梢組織に運ぶリポ蛋白。悪玉コレステロールと呼ばれる
L-DLE	限局性播種性エリテマトーデス	localized disseminated lupus erythematosus
LDMC	広背筋皮弁	latissimus dorsi myocutaneous flap
LDP	左背後位（胎位）	left dorsoposterior (position)
LE	左眼	left eye　　右眼：**RE**
LECV	妊娠末期骨盤位外回転術	late extra cephalic version
LED	播種性紅斑性狼瘡	lupus erythematosus disseminatus
LEL	リンパ上皮性病変	lymphoepithelial lesion
LEP	深在性エリテマトーデス	lupus erythematosus profundus

LES	下部食道括約筋　lower esophageal sphincter　食道の第3狭窄部 (食道と胃噴門部の境界) にある筋肉。食道を閉めて、胃内容物が逆流を起こさないようにしている
LET	白血球エステラーゼテスト　leukocyte esterase test
LFA	左前頭前位 (胎位)　left frontoanterior (position)
LFD	不当重量児　large for dates infant　胎生月齢に比べて体重の多い児のこと。母親が糖尿病の場合、胎児の血糖値が上昇し、胎児の成長を促す。胎児の大きさによっては、経腟分娩ではさまざまなリスクがあり、帝王切開での出産となる
LFD	最小致死量　least fatal dose　薬物や食品添加物などで、実験動物を死亡させるに至る最も少ない量。体重1kg当たりで示す
LFP	左前頭後位 (胎位)　left frontoposterior (position)
LFT	左前頭横位 (胎位)　left frontotransverse (position)
LFT	肝機能検査　liver function test　肝臓の合成能・代謝能・分泌能の検査。血液検査によって、逸脱酵素 (AST、ALT、LDH)、胆管酵素 (ALP、γ-GT、LAP)、合成酵素 (ChE、LCAT)、色素代謝 (ビリルビン) を測定
LFT	肺機能検査　lung function test　肺の呼吸機能の検査。スパイロメータを用いて肺に出入りする空気の量を測定する検査
LGA	左胃動脈　left gastric artery
LGEA	左胃大網動脈　left gastroepiploic artery
LGL	下部消化管　lower gastrointestinal
LGL	大型顆粒リンパ球 (性白血病)　large granular lymphocyte (leukemia)
LGL	ラウン・ギャノン・レバイン症候群　Lown-Ganong-Levine syndrome　心房からの興奮伝導が房室結節を通らず、副伝導路 (ジェイムス束) を通りヒス束に伝わる症候群。頻拍性の不整脈が出現し、発作性上室性頻拍の原因となる。P-Q間隔の短縮をみるが臨床的に問題となることは少ない
LGMD	肢帯型筋ジストロフィー　limb-girdle muscular dystrophy　進行性筋ジストロフィーの1つ。常染色体劣性遺伝性で進行性の筋力低下をきたす。近位筋では筋線維の変性と壊死が起こる。10〜20歳に好発し、予後不良

LGV	性病性リンパ肉芽腫　lymphogranuloma venereum　クラミジア・トラコマチスによる性感染症。第4性病と呼ばれていたが、現在ではまれに発症。鼠径リンパ肉芽腫とも呼ぶ	
LH	黄体形成ホルモン　luteinizing hormone　卵胞刺激ホルモン(FSH) とともに下垂体前葉から分泌される性腺刺激ホルモン。男性では精巣の間質細胞を刺激してテストステロンを分泌させる。女性では排卵を促し、排卵後に卵巣で形成される黄体からプロゲステロンを分泌させる	
LHA	外側視床下部　lateral hypothalamic area	
LHA	左肝動脈　left hepatic artery　　　右肝動脈：**RHA**	
LHB	左心バイパス　left heart bypass	
LHC	左心カテーテル法　left heart catheterization	
LHD	梅毒性心疾患　luetic heart disease	
LHF	左心不全　left side heart failure　心臓から全身へ血液を送り出すポンプ機能が低下しているため、肺に血液がたまり(肺うっ血)、肺の静脈圧が上昇して心原性の肺水腫が生じる。頻脈や頻呼吸を伴い、呼吸困難をきたす　　右心不全：**RHF**	
LH-RH	黄体形成ホルモン放出ホルモン　luteinizing hormone releasing hormone　視床下部で生成・分泌されるホルモンで、下垂体から分泌される性腺刺激ホルモン (LH, FSH) の分泌を調節。ゴナドトロピン放出ホルモン (GnRH) ともいう	
LHV	左肝静脈　left hepatic vein　　　右肝静脈：**RHV**	
LI	葉状魚鱗癬　lamellar ichthyosis	
LIH	左鼠径ヘルニア　left inguinal hernia	
Lin	塗布剤　liniment	
LIP	リンパ球性間質性肺炎　lymphocytic interstitial pneumonia　肺胞上皮・肺胞隔壁や気管支・細気管支周囲の結合組織に炎症が起こる病態のなかで、病因が不明なびまん性間質性肺炎を特発性間質性肺炎という。そのなかの1つで、血液疾患に伴う肺炎	
Liq	リコール　liquor cerebrospinalis　脳脊髄液、髄液のこと。ラテン語読みから派生	
linac	直線加速器　linear accelerator	

LITA	左内胸動脈	left internal thoracic artery
LK	キーゼルバッハ部位	locus Kiesselbach 鼻中隔の前下部に位置し、前篩骨動静脈、後篩骨動静脈、後鼻動静脈などの枝が集まる部位。鼻出血の好発部位
LK	肺がん	lungenkrebs(独)
LL	下眼瞼	lower lid
LL	下肺葉	lower lobe
LL	リンパ球性白血病	lymphocytic leukemia
LLB	長下肢装具	long leg brace 歩行用補助具で、下肢を膝上から支える装具。膝関節と足関節の動きを調節する
LLC	腹腔鏡下レーザー胆嚢摘出術	laparoscopic laser cholecystectomy
LLC	長下肢ギプス	long leg cast 膝周囲の骨折など、大腿部から足部までを固定するするギプス
LLN	正常下限	lower limits of normal
LLQ	左下腹部	left lower quadrant
LLSB	胸骨下部左縁	left limits of sternal border
LM	外側半月	lateral meniscus　内側半月：**MM**
LMA	左頤部前位(体位)	left mentoanterior (position)
LMD	近医、開業医	local medical doctor
LMDF	顔面播種状粟粒性狼瘡	lupus miliaris disseminatus faciei 額や下瞼、頬、鼻、口の周囲に1～3mm程度の紅色丘疹や膿疱が数個～数十個が左右対称性に出現する。乾酪壊死を伴う肉芽腫性の変化がみられる。20～40歳代に好発
LMM	悪性黒子型黒色腫	lentigo maligna melanoma 悪性黒色腫の病型の1つ。日光の受けやすい顔面や頸部などの露出部に発生。色素斑が出現したのち、濃黒色の硬結や腫瘤ができる
LMP	最終月経	last menstrual period 妊娠期間の定義するうえで、初日を妊娠0週0日、分娩予定日を妊娠40週と表現する
LMP	左頤部後位(胎位)	left mentoposterior (position)
LMRP	地球医療再検討方策	local medical review policy
LMT	左冠動脈主幹部	left main coronary trunk 大動脈の左冠尖洞部から派生し、前下行枝(LAD)と回旋枝(LCX)に分岐

	するまでの約25mmの長さの血管
LMT	左頤部横位（胎位） left mentotransverse (position)
LMWP	低分子蛋白 low molecular weight protein
LN	微小変化群 lipoid nephrosis リポイドネフローゼとも呼ばれる。ネフローゼ症候群の1つ
LN	ループス腎炎 lupus nephritis 自己免疫性疾患である全身性エリテマトーデスに合併する糸球体腎炎。蛋白尿や低蛋白血症、低アルブミン血症、高コレステロール血症、浮腫などみられ、腎不全に移行することがある
LN	リンパ節 lymph node 全身をめぐる毛細リンパ管が合流したものがリンパ管で、多くの弁をもつ。リンパ管の走行途中にあり、直径1〜30mmのソラマメ形のリンパ組織で、免疫抗体を産生し、細菌や異物をとらえて貪食作用で処理する。大血管の周囲や臓器の各器官に出入りする血管に沿って局所的に存在（頸部や腋窩、腹腔、鼠径部など）
LOA	第1頭位第1分類（胎位） left occipitoanterior (position)
LOC	意識消失 loss of consciousness
LOM	運動制限 limitation of motion
LOP	第1頭位第2分類（胎位） left occipito-posterior (position)
LOS	低心拍出量症候群 low output syndrome 開心術後や急性心筋梗塞後、心肺蘇生後などに発生する重篤な循環障害で、心収縮力低下により心拍出量が減少している状態。頻脈や低血圧、乏尿、四肢冷感、チアノーゼ、不穏状態などの症状がみられる
LOT	第1頭位（胎位） left occipito-transverse (position)
LP	心室遅延電位 late ventricular potential
Lp	リポ蛋白 lipoprotein 血清中の脂肪がアポ蛋白およびリン脂質との結合したもの。カイロミクロン、超低比重リポ蛋白（VLDL）、低比重リポ蛋白（LDL）、高比重リポ蛋白（HDL）がある
LP	腰椎穿刺 lumbar puncture 腰椎椎間孔からクモ膜下腔にスパイナル針を刺入して脊髄液の採取し、髄液の測定および診断を行う。クモ膜下出血や髄膜炎の診断を行う。

LPD	リンパ増殖性疾患　lymphoproliferative disease
LPDS	凍結乾燥豚真皮　lyophilized porcine dermal skin
LPH	低灌流充血　low perfusion hyperemia
LPL	リポ蛋白分解酵素　lipoprotein lipase
LPM	低悪性度腫瘍　low potential malignancy
LPRC	白血球除去赤血球　leukocyte poor red cells　輸血用血液製剤の1つ。抗白血球抗体をもつため、発熱性副作用を起こす患者への輸血または臓器移植時に適用。ヒト血液200mLまたは400mLから白血球の大部分を除去し、場合によっては洗浄した赤血球層に生理食塩液を加えてそれぞれ全量を200mL、400mLとした濃赤色の液剤
L-P shunt	腰椎-腹腔短絡術　lumbo-peritoneal shunt　水頭症の治療。脳内に髄液が貯留して髄液腔が拡大し、脳実質に圧迫し、頭蓋内圧亢進症状を表す。そのため髄液を腹腔に流して脳圧をコントロールするシャント術
LR	最終月経（期）　letzte Regel
LR	対光反射　light reflex　網膜に光が当たると、副交感神経が緊張して瞳孔が縮小（縮瞳）し、光が弱まるか消失すると瞳孔が散大（散瞳）る反応。中脳の動眼神経副核が対光反射の中枢で、動眼神経副核へ伝わった刺激は、動眼神経核、毛様体神経節を通って瞳孔括約筋を収縮させる
L-R shunt	左右短絡　left to right shunt
L-S	腰仙部、腰仙椎、腰仙髄　lumbo-sacral
LSA	第1骨盤位第1分類（胎位）　left sacrum anterior
LSA	硬化性萎縮性苔癬　lichen sclerosus et atrophicus
LSA	肝特異抗原　liver specific antigen
LSB	胸骨左縁　left sternal border
LSC	腹腔鏡下胆嚢摘出術　laparoscopic cholecystectomy
LScP	左肩甲骨後位　left scapula posterior (position)
LSCS	腰部脊柱管狭窄症　lumber spinal canal stenosis　何らかの原因で腰部の脊柱管が狭くなり、脊柱管内の神経が圧迫される。間欠跛行が主な症状で、下肢の痛みやしびれがみられる。50～70歳代に発症する

▶▶▶ LVEDD

LSO	左側付属器摘出(術)	left salpingo-oophorectomy
LSP	第1骨盤位第2分類(胎位)	left sacroposterior (position)
LSS	生命維持装置 life support system	
LST	側方伸展型(大腸)腫瘍	lateral spreading tumor
LST	第1骨盤位(胎位)	left sacrotransverse (position)
LST	リンパ球刺激テスト	lymphocyte stimulation test
LSVC	左上大静脈 left superior vena cave	
Lt	胸部下部食道 lower thoracic esophagus 気管分岐部下縁より食道胃接合部までを2等分した下半分の胸腔内食道	
LTA	喉頭気管麻酔 laryngotracheal anesthesia	
LTG	低眼圧緑内障 low-tension glaucoma	
LTH	黄体刺激ホルモン luteotrophic hormone 下垂体前葉より分泌されるホルモンで、乳汁の分泌を促進する。乳腺刺激ホルモン、プロラクチンともいう	
LTM	長期記憶 long-term memory 短期記憶:**STM**	
LTOT	長期酸素療法 long term oxygen therapy	
LTP	レーザー線維柱帯形成術 laser trabeculoplasty	
LTV	緩やかな胎児心拍数基線細変動 long term variability	
LTX	肺移植 lung transplantation	
LUF	黄体形成未破裂卵胞 luteinized unruptured follicle	
LUL	左(肺)上葉 left upper lobe	
LUQ	左上腹部 left upper quadrant	
LV	左(心)室 left ventricle 右(心)室:**RV**	
LV	左眼視力 left vision, left visus 右眼視力:**RV**	
LV	生ワクチン live vaccine	
LVAD	左室補助人工心臓 left ventricular assist device	
LVAS	左室補助人工心臓 left ventricular assist system 心不全に陥った心臓の代替として、血液循環のためのポンプ機能を補う装置で、左房からから受け取った血液を大動脈へ送り出す 右室補助人工心臓:**RVAS**	
LVD	左室径 left ventricular diameter dimension	
LVD	左室機能障害 left ventricular dysfunction	
LVEDD	左室拡張末期径 left ventricular end-diastolic dimension	

LVESD	左室収縮末期径	left ventricular end-systolic dimension
LVET	左心室駆出時間	left ventricular ejection time
LVF	左室不全	left ventricular failure　心拍出量が減少するため、循環血液量が減少し、腎臓での水、ナトリウムの再吸収が亢進し、細胞外液量が増加する。肺にうっ血を生じ、空咳や呼吸困難、喘鳴、手足の冷感などがみられる
LVG	左室造影	left ventriculography　心臓カテーテル検査の1つ。左室に造影剤を注入し、左室や胸部大動脈を映し出すこと。虚血性心疾患や弁膜症、心筋症、先天性心疾患などの治療方針の決定材料する
LVH	左室肥大	left ventricular hypertrophy　　　　右室肥大：**RVH**
LV mass	左室体積	left ventricular mass
LVOT	左室流出路	left ventricular outflow tract　左室から大動脈へ血液を送り出す部位
LVPW	左室後壁	left ventricular posterior wall
LVSW	左室1回仕事量	left ventricular stroke work
LVSWI	左室1回仕事係数	left ventricular stroke work index
LVV	左室容量	left ventricular volume
LW	腰椎	Lendenwirbel
LX	脱臼、転位	luxation
LYM	リンパ節転移	lymph node metastasis
Ly	リンパ球	lymphocyte　白血球の1つで、無顆粒球。免疫を担当する細胞でT細胞、B細胞、NK細胞に分類される　単球：**Mo**

M

M	悪性の	malignant
M	左葉内側区域（肝）	medial segment
M	髄膜腫	meningioma

M	遠隔転移（TNM分類） metastasis 遠隔部位への腫瘍細胞の定着のこと。血流に乗って遠隔部位へ運ばれるのを血行性転移、リンパの流れに乗ってリンパ節に転移したものをリンパ行性転移と呼ぶ
M	モザイク mosaic
mがん	粘膜層のがん（壁深達度） mucosa
M領域	胃角部領域（胃中部1/3）
MA	巨赤芽球性貧血 megaloblastic anemia 骨髄に大型で異常な形状の赤血球前駆細胞（巨赤芽球）が出現する貧血。ビタミンB₁₂、葉酸の欠乏が原因
MA	毛細血管瘤 microaneurysm
MA	僧帽弁閉鎖症 mitral atresia
MAAS	羊水大量吸引症候群 massive amnion aspiration syndrome
MABP	平均血圧 mean arterial blood pressure
MAC	最高酸濃度 maximal acid concentration
MAD	大感情障害 major affective disorder
MAD	最大許容線量 maximum allowable dose
MAHC	悪性腫瘍随伴性高カルシウム血症 malignancy associated hypercalcemia
Maj	胃大弯 major curvature of stomach 胃小弯：Min
MALT	粘膜関連リンパ組織 mucosa-associated lymphoid tissue
MAO	最高酸分泌量 maximal acid output
MAO	腸間膜動脈閉塞症 mesenteric arterial occlusion
MAO	モノアミン酸化酵素 monoamine oxidase
MAP	僧帽弁輪形成術 mitral annuloplasty 僧帽弁形成術の1つ。すべての弁尖や腱索手技において、人工弁輪を用いる。僧帽弁狭窄や弁の閉鎖不全がみられるとき、弁が正常に機能するように形成する手術
MAPCA	主要体肺側副動脈 major aorto-pulmonary collateral artery
MAR	骨髄転移 bone marrow metastasis
MAS	吸収不良症候群 malabsorption syndrome 栄養素が小腸で吸収されず、栄養障害を起こす症候群。下痢や脂肪便、体重減少、倦怠感、腹部膨満などが現れる

MAS	顕在性不安尺度	Manifest Anxiety Scale (Taylor)　テイラー不安尺度。精神的・身体的な徴候としてみられる顕在性不安の測定尺度。65項目で構成されており、神経症や統合失調症、心身症の客観的測定に役立つ
MAS	大量吸引症候群	massive aspiration syndrome
MAS	新生児過量吸引症候群	massive aspiration syndrome of newborn
MAS	胎便吸引症候群	meconium aspiration syndrome　胎内または出生直後に、児が胎便によって汚染された羊水を吸引することで肺損傷や呼吸窮迫などの呼吸障害が生じる
MAT	多源性心房頻脈	multifocal atrial tachycardia　P波が100回/分以上みとめられ、P波の形やPQ時間、RR間隔が一定でない頻拍をいう。多数の異所性心房起源の興奮が出現し、洞結節機能の低下が疑われる不整脈
MAVR	僧帽弁大動脈弁置換	mitral and aortic valve replacement
MB	髄芽腫	medulloblastoma　小児の小脳虫部に発生する未熟神経系細胞由来の悪性腫瘍
MBC	最大膀胱許容量	maximum bladder capacity
MBC	最大換気量、分時最大呼吸量	maximum breathing capacity
MBD	微小脳障害	minimal brain dysfunction　一定の知的水準があるが、中枢神経機能にある軽微な障害により学習障害や特有の行動異常を示す
MBL	月経量	menstrual blood loss
MBP	平均血圧	mean blood pressure　収縮期血圧(最大血圧)と拡張期血圧(最小血圧)から求める血圧の平均値。末梢血管の動脈硬化を知るための指標。平均血圧＝(収縮期血圧－拡張期血圧)÷3＋拡張期血圧
MC	電解質コルチコイド	mineralocorticoid　鉱質コルチコイドともいう。副腎皮質の球状帯より分泌されるアルドステロンがある。ナトリウムやカリウムの調節に関与
MC	微小変化群	minimal change　ネフローゼ症候群の1つで、6歳以下で発症する。軽微な糸球体変化がみられ、近位尿細管に脂肪沈着がみられる

MC	伝染性軟属腫	molluscum contagiosum 体幹や陰部、四肢の皮膚に生じるやわらかい無痛性の結節。伝染性軟疣（水いぼ）
MCA	中大脳動脈	middle cerebral artery 頭頂葉、側頭葉の大部分と、前頭葉・後頭葉の外側面など、大脳の広範囲に血管枝を出し、脳実質に栄養を供給する
MCA	中結腸動脈	middle colic artery
MCA	多発性先天異常	multiple congenital anomaly
McB	マックバーニー圧痛点	McBurney's point 虫垂炎にみられる圧痛点。右前腸骨棘と臍を結ぶ線上で、右前腸骨棘から約5cmまたは1/3内方の点
MCC	正中頸嚢胞	median cervical cyst
MCD	腎髄質嚢胞性疾患	medullary cystic disease
M-C flap	筋皮弁	muscle cutaneous flap 皮膚を筋肉と一緒に移植する再建術。血管がつながったまま移植する有茎皮弁と、血管の切り離したのち、欠損部に移植する（血管吻合を行う）遊離皮弁がある
MCG	心機図	mechanocardiography 心音図と脈波（頸動脈波、頸静脈波、心尖拍動図など）を同時記録したもの
MCG	排尿時膀胱造影法	micturition cystography
MCGN	脈管膜毛細管性糸球体腎炎	mesangiocapillary glomerulonephritis
MCH	平均赤血球ヘモグロビン（血色素）量	mean corpuscular hemoglobin 1つの赤血球に含まれるヘモグロビン（血色素）量の平均値。血色素量から赤血球数で除して求める
MCH	筋緊張性頭痛	muscle contraction headache
MCHC	平均赤血球ヘモグロビン（血色素）濃度	mean corpuscular hemoglobin concentration 1つの赤血球に含まれるヘモグロビン（血色素）量を百分率で表したもの。血色素量をヘマトクリット値で除して求める
MCL	内側側副靭帯	medial collateral ligament
MCL	鎖骨中線	midclavicular line

MCLS	急性熱性皮膚粘膜リンパ節症候群　mucocutaneous lymph node syndrome　川崎病のこと。4歳以下の乳幼児にみられ、全身の血管に炎症を引き起こす。高熱が続き、両目が赤く充血する。冠状動脈に動脈瘤が形成されることがある
MCNS	微小変化型ネフローゼ症候群　minimal change nephrotic syndrome　ネフローゼ症候群の1つで、6歳以下で発症する。軽微な糸球体変化がみられ、近位尿細管に脂肪沈着がみられる
MCOS	粘膜皮膚眼症候群　mucocutaneous ocular syndrome
MCP, MCPJ	中手指節関節　metacarpophalangeal joint
M-CSF	マクロファージコロニー刺激因子　macrophage-colony stimulating factor
MCT	中鎖トリグリセリド　medium chain triglyceride
MCT	マイクロ波凝固療法　microwave coagulation therapy
MCTD	混合性結合組織病　mixed connective tissue disease　膠原病の1つ。全身性エリテマトーデス(SLE)や全身性硬化症、多発性筋炎/皮膚筋炎の各疾患を思わせる臨床所見が同時または経過的にみられる自己免疫疾患。関節痛、レイノー現象、食道運動低下、筋炎、肺高血圧症などがみられる
MCT milk	中鎖脂肪酸ミルク　medium chain triglyceride milk
MCV	平均赤血球容積　mean corpuscular volume　赤血球の容積の平均値。ヘマトクリット値を赤血球数で除して求める
MCV, MNCV	運動神経伝導速度 末梢神経の伝達速度を表す指標で、末梢神経障害を診断するための指標
MD	大うつ病　major depression　大うつ病性障害とも呼ぶ。気分障害の1つで、うつ病のこと。憂うつ、気分が重い、表情が暗い、食欲がない、などの症状がみられる。
MD	躁うつ病　manic depressive　双極性障害とも呼ぶ。気分障害の1つで、感情・気分障害を主とする内因性精神疾患。躁病エピソードとうつ病エピソードを繰り返す。エピソードとは病相のこと

MD	医師、医学博士　medical doctor
MD	メニエール病　Meniere's disease　めまいや耳鳴り、難聴を症状とする内耳性の病変。内リンパが内耳に過剰に貯留する内リンパ水腫が原因
MD	筋ジストロフィー　muscular dystrophy　骨格筋線維の変性と壊死が生じ、徐々に筋萎縮と筋力低下が進行していく遺伝性疾患。進行性筋ジストロフィーと筋緊張性ジストロフィーがある
MD	筋緊張性ジストロフィー　myotonic dystrophy　筋萎縮と筋力低下が進行する遺伝性疾患で、筋強直症（ミオトニア）と多臓器障害が現れる
MDI	定量噴霧式吸入器　metered-dose inhaler　吸入量法の1つ。薬剤が入っているボンベをセットし、ガスの圧力で薬剤を噴霧する吸入器。呼吸機能が低下したときでも吸入が可能
MDL	胃透視　Magendurchleuchtung　上部消化管X線検査（バリウム検査）とも呼ばれる。バリウムと空気を胃内に入れ、検査台の上で身体を動かし、食道・胃・十二指腸の粘膜の状態を観察するX線検査
MDR	1日最低必要量　minimum daily requirement
MDS	骨髄異形成症候群　myelodysplastic syndrome　原因不明の貧血および汎血球減少症（赤血球、白血球、血小板の3成分すべてが減少する病態）をさす。骨髄芽球と前骨髄球を合わせた幼若細胞が20％以内。末梢血や骨髄中にさまざまな形態異常がみられる。白血病に移行する
MDSO	異常性格性攻撃者　mentally disordered sex offender
ME	良性筋痛性脳脊髄炎　benign myalgic encephalomyelitis
ME	医用電子工学　medical electronics
ME	医用工学　medical engineering
ME	ミオクローヌスてんかん　myoclonus epilepsy
Med	縦隔　mediastinum
MED	最小有効量　minimum effective dose　薬物の投与量で、治療効果を現す最少の用量のこと
MED	最小紅斑量　minimum erythema dose　皮膚を赤くする最小の紫外線のエネルギー量

MED	多発性骨端骨異形成症	multiple epiphyseal dysplasia
MEF	最大呼気流量	maximal expiratory flow
MEL	微小発破砕石術	micro-explosion lithotripsy
MELAS	ミトコンドリア脳筋症	mitochondrial myopathy; encephalopathy, lactic acidosis, and stroke-like episodes
MEN	多発性内分泌腺腫症	multiple endocrine neoplasia　複数の内分泌臓器に過形成、腺腫、がんが発生する常染色体優性遺伝病。Ⅰ型（ウェルマー症候群）とⅡ型（シップル症候群）に分けられる
MEP	最大呼気圧	maximal expiratory pressure
mEq	ミリグラム当量	milliequivalent　電解質の量を表示する単位。mEq/Lは1L中の溶質当量数
METS	代謝当量（代謝率）	metabolic equivalents　座って安静にしている状態のエネルギー消費（安静時代謝）が1 METS。1 METS＝3.5mL/分/kg
MF	菌状息肉症	mycosis fungoides
MF	骨髄線維症	myelofibrosis
MF	心筋線維症	myocardial fibrosis
MFD	最小致死量	minimum fatal dose　薬物の投与量で、死に至る最少の用量のこと
MFH	悪性線維性組織球腫	malignant fibrous histiocytoma　体幹や四肢の軟部組織と骨や、後腹膜から発生する起源不明の悪性腫瘍。とくに大腿骨に好発する
m flac	弛緩膜	membrana flaccida
MG	胃潰瘍	Magen geschwür
Mg	マグネシウム	magnesium
MG	黄疸指数	Meulengracht
MG	重症筋無力症	myasthenia gravis　自己免疫疾患の1つ。運動するほど筋力が低下していく疾患。顔面や頸部、四肢近位の筋肉に出現。眼瞼下垂と複視がみられる。10〜40歳代の女性に好発する
Mgk	巨核球	megakaryocyte

MGN	**膜性糸球体腎炎** membranous glomerulonephritis 糸球体腎炎の1つ。糸球体の基底膜の上皮細胞に沈着物が付着し、基底膜が肥厚。高頻度でネフローゼ症候群を発症し、蛋白尿、下腿や眼瞼の浮腫がみられる
MH	**悪性組織球症** malignant histiocytosis
MH	**悪性高熱症** malignant hyperthermia 筋弛緩薬などを用いた通常の全身麻酔を受けた後に発症する。原因不明の不整脈の出現や、筋の硬直がみられる
MH	**月経歴** menstrual history
MHA	**細小血管障害性溶血性貧血** microangiopathic hemolytic anemia 細血管の障害によって、血管壁に沈着したフィブリン線維に赤血球がひっかかり、破砕赤血球となり溶血し、その結果生じる貧血。原因となる基礎疾患には、血栓性血小板減少性紫斑病や溶血性尿毒症症候群がある
MHC	**主要組織適合遺伝子複合体** major histocompatibility complex 生物において「自己」と「非自己」を区別するための遺伝子のこと。人間の場合は、ヒト白血球抗原（HLA）と呼ばれる
MHC	**精神保健センター** mental health center
MHE	**悪性血管内皮腫** malignant hemangioendothelioma
MHN	**新生児溶血性黄疸** morbus hemolyticus neonatorum 血液型がRh（−）型の女性がRh（＋）型の男性との間で妊娠した場合、2回目の妊娠では母親の体内にある抗原によって、胎児の赤血球は凝集・溶血を起こす。その結果、重度の溶血性黄疸が出現する
MHV	**中肝静脈** middle hepatic vein
MI	**成熟度指数** maturation index
MI	**僧帽弁閉鎖不全** mitral insufficiency
MI	**運動指数** motility index
MI	**心筋梗塞** myocardial infarction 心臓に血液を供給する冠動脈が閉塞すると、その支配領域にある心筋が壊死する。冠動脈の粥状硬化症が原因。その他、弁膜症や心房細動によって生じた血栓が塞子となって冠動脈に詰まることもある

MIC	微小浸潤がん	microinvasive carcinoma 子宮頸がんのうち、上皮内がんが粘膜以下へ浸潤したもので、浸潤の深さが5 mm以内で広がりが7 mm以内の病変のことをいう
MIC	最小発育阻止濃度	minimum inhibitory concentration 抗菌薬に対する感受性を調べる方法の1つ。感受性を調べたい薬剤を希釈し、菌の発育を阻止できる細小の薬剤濃度を測定する
MID	多発梗塞性認知症	multiple infarct dementia 血管性認知症の1つ。脳梗塞を繰り返して多発性脳梗塞を生じ、認知症に至る病態
MIF	遊走阻止因子	migration inhibition factor
MIH	メラノトロピン放出抑制ホルモン	melanotropin release-inhibiting hormone
MIM	ヒトにおけるメンデル遺伝	Mendelian inheritance in man
Min	胃小弯	minor curvature of stomach　胃大弯：**Maj**
MIP	最大吸気圧	maximum inspiratory pressure
MIT	マクロファージ遊走阻止試験	macrophage migration inhibition test
MIT	最小侵襲手術	minimum invasive therapy
MK	胃がん	Magenkrebs 胃粘膜上皮に生じる悪性腫瘍で、90％以上が腺がん。原因として、ヘリコバクター・ピロリの感染が指摘されている
ML	悪性リンパ腫	malignant lymphoma リンパ節中のリンパ球の腫瘍性に増殖したもので、ホジキン病と非ホジキンリンパ腫の2つに分類される
ML	肺中葉	middle lobe of lung
MLD	リンパ管内マッサージによる間質液吸収促進	mmanual lymph drainage
MLD	骨髄性白血病	myelogenous leukemia 白血病細胞の起源が骨髄に由来するもので、骨髄中の造血幹細胞は白血球細胞の増殖のために正常な造血ができなくなる
MLG	脊髄造影	myelography 脊柱管内の神経組織の圧迫や狭窄の位置や程度を評価する検査。腰椎より硬膜内にヨード造影剤を注入し、X線・CT検査を行う

MLN	膜性ループス腎炎　membranous lupus nephritis
MLNS	微小変化型ネフローゼ症候群　minimal lesion nephrotic syndrome
MM	悪性黒色腫　malignant melanoma　メラノーマともいう。メラニン色素産生細胞のがん化によって生じる皮膚がん。多くは黒褐色調の病変として皮膚に生じる。転移しやすく、悪性度の高い腫瘍
MM	内側半月　medial meniscus　　　外側半月：**LM**
MM	母乳　Menschenmilch
mm	手動弁　motus manus
MM	多発性骨髄腫　multiple myeloma　骨髄腫あるいは形質細胞腫ともいう。形質細胞が腫瘍性に増殖する疾患。B細胞系のリンパ球である形質細胞の分化が進んだ腫瘍細胞
mm	粘膜筋板　muscularis mucosae
MM	子宮口　Muttermund
MMC	脊髄髄膜瘤　meningomyelocele
MMD	モヤモヤ病　moyamoya disease　ウイリス動脈輪閉塞症のこと。両側の内頸動脈末端部が進行性に狭窄・閉塞する。代償的に、側副血管網がみられる
MMD	筋緊張性筋ジストロフィー　myotonic muscular dystrophy　筋萎縮、筋力低下が四肢遠位と顔面、頸部に発症する常染色体優生遺伝性疾患。筋緊張症（ミオトニア）が主な症状
MMF	最大中間呼気流量　maximal midexpiratory flow
MMG	マンモグラフィー　mammography　乳房をX線で撮影する方法。乳がんの早期発見を目的に乳房を片側ずつ、上下または左右から圧迫して、薄く平らにして撮影
MMK	乳がん　Mammakrebs　乳腺組織の末梢乳管や腺房上皮から発生する腺がん。乳房腫瘤がみられ、乳房表面の不整、硬、境界不明瞭で可動性が少ない。ディンプリングサイン（えくぼ症候）、皮膚や乳頭の陥凹やびらんがみられる。
MMM	骨髄化生を伴う骨髄硬化症　myelosclerosis with myeloid metaplasia

MMPI	ミネソタ多面的人格検査　Minnesota multiphasic personality inventory　多面的な人格検査で、精神症状や不適応行動、神経症傾向を分析するための質問項目(550問)で構成されている
MMT	徒手筋力テスト　manual muscle test　徒手によって、上肢・下肢・体幹の主要な筋力を測定する神経学的検査
MMT	混合性中胚葉腫瘍　mixed mesodermal tumor
MMV	強制分時換気量　mandatory minute volume
MN	膜性腎症　membranous nephropathy　糸球体腎炎の1つ。糸球体の基底膜の上皮細胞に沈着物が付着し、基底膜が肥厚。高頻度でネフローゼ症候群を発症し、蛋白尿、下腿や眼瞼の浮腫がみられる
MND	運動ニューロン疾患　motor neuron disease
MNMS	筋腎代謝症候群　myonephropathic metabolic syndrome　急性動脈閉塞症における血行再建術後に発症する合併症。動脈の閉塞を生じた上肢・下肢に疼痛や蒼白が出現。脈拍の触知不能、患肢の知覚麻痺、運動麻痺の症状が現れる
Mo	単球　monocyte　白血球のうち約7％を占め、最も大きな細胞で、生体防御にかかわる。血管外ではマクロファージ転換する
Mo	母親　mother
MODS	多臓器不全症候群　multiple organ dysfunction syndrome　重症傷病が原因となって、制御不可能な炎症反応により2つ以上の多臓器が機能障害を起こすこと
MODY	若年性成人型糖尿病　maturity onset diabetes in youth
MOF	多臓器不全　multiple organ failure　外傷、手術後、ショックまたは重症感染症などの治療中に、心臓や肺、肝臓、腎臓などに機能不全が複合的に起きる状態
MoL	単球性白血病　monocytic leukemia
Mole	胞状奇胎　Blasenmole　妊娠絨毛が水腫性に、嚢状に腫大してブドウの房のような形になる。絨毛性ゴナドトロピン(hCG)の異常な上昇によって発見される。妊娠早期に発見され、不正出血がみられる

MOSF	多臓器機能不全	multiorgan system failure
MP, MPJ, MP joint	中手指節関節	metacarpophalangeal joint
MP	経産	multipara
mpがん	固有筋層までのがん（壁深達度）	muscularis propria
mPAP	平均肺動脈圧	mean pulmonary arterial pressure
MPD	最小光毒量　minimal phototoxic dose　PUVA療法（光感受性薬と紫外線を組み合わせた光化学療法）で、光毒性反応をもたらす最小の照射量	
MPD	多重人格障害	multiple personality disorder
MPD	骨髄増殖性疾患	myeloproliferative disorder
MPGN	膜性増殖性糸球体腎炎　membranoproliferative glomerulonephritis　糸球体腎炎の1つ。メサンギウム細胞と基底膜の両方に病変を認める。血尿と蛋白尿がみられる。慢性腎不全に至る	
MPGN, MPN	メサンギウム性増殖性糸球体腎炎　mesangial proliferating glomerulonephritis　メサンギウム細胞が増殖し、IgAが沈着する。IgA腎症は慢性糸球体腎炎のなかで最も発症率が高く、約40％を占める	
MPI	モーズレイ性格検査　Mausley personality inventory　質問紙法による性格検査。内向性・外向性尺度および神経症的尺度によって性格を分析する	
MPNST	悪性末梢性神経鞘腫瘍　malignant peripheral nerve sheath tumor　殿部や大腿部、腋窩、上腕に好発する悪性の軟部腫瘍。疼痛や運動障害がみられることがある	
MPP	マイコプラズマ肺炎　mycoplasma pneumonia　マイコプラズマによる感染症。飛沫により経気道的に感染し、頭痛や発熱、倦怠感などのインフルエンザ様症状で発症し、高熱と激しい咳が続く	
MPPV	悪性持続性頭位眩暈症　malignant persistent positional vertigo	

MPS	ムコ多糖症	mucopolysaccharidosis　ハーラー症候群やハンター症候群など7つの病型に分類される症候群の総称。ムコ多糖を分解するライソゾーム酵素の欠損により、骨関節病変や皮膚・結合組織病変、特異な顔貌、知能障害、角膜混濁など、さまざまな障害を引き起こす
MR	胃切除術	Magenresektion
MR	磁気共鳴	magnetic resonance
MR	麻疹、風疹ワクチン	measles-rubella vaccine　予防接種法により第1期(満1歳～2歳未満)、第2期(就学前の1年間)の2回接種
MR	製薬企業の医療品情報担当者	medical representative
MR	精神発達遅滞	mental retardation　先天性および後天性に脳に発育障害が生じ、知能の発達が平均よりも遅滞している状態、またはあるレベルで留まった状態になること。社会生活にうまく適応できない状態
MR	僧帽弁閉鎖不全	mitral regurgitation
MRA	磁気共鳴血管造影法	magnetic resonance angiography
MRA	悪性関節リウマチ	malignant rheumatoid arthritis　関節リウマチの亜型の難病。各臓器に壊死性の血管炎を認める。リウマトイド血管炎とも呼ばれる
MRA	中直腸動脈	middle rectal artery
MRAO	修正右前斜位	modified right anterior oblique
MRBF	平均腎血流量	mean renal blood flow
MRC	延髄呼吸化学受容体	medullary respiratory chemoreceptor
MRC	転移性腎細胞がん	metastatic renal cell carcinoma
MRCP	磁気共鳴膵胆管造影	magnetic resonance cholangiopancreatography
MR-CT	磁気共鳴コンピュータ画像診断法	magnetic resonance computerized tomography
MRD	微小残存病変(腫瘍)	minimal residual disease
MRDM	栄養障害関連糖尿病	malnutrition related diabetes mellitus
MRI	磁気共鳴画像診断装置	magnetic resonance imaging　体内の水素の原子核がもつ弱い磁気を強力な磁気や電波で揺さぶ

	り、原子核の状態を画像化する方法。病巣部では水素は特異的に存在するため、画像信号の強度が変わり、病変部を診断することができる　　コンピュータ断層撮影：**CT**
mRNA	メッセンジャーリボ核酸　messenger ribonucleic acid　DNAから転写された遺伝子情報を伝達するRNA（リボ核酸）
MRSA	メチシリン耐性黄色ブドウ球菌　methicillin resistant staphylococcus aureus　ペニシリン耐性黄色ブドウ球菌の対策として開発されたメチシリンに対する耐性を獲得した黄色ブドウ球菌の総称。院内感染の原因として最も頻度が高い
MRSE	メチシリン耐性表皮ブドウ球菌　methicillin resistant staphylococcus epidermidis
MRTK	腎横紋筋肉腫瘍様腫瘍　malignant rhabdoid tumor of the kidney
MS	上顎洞　maxillary sinus
MS	僧帽弁狭搾症　mitral stenosis　リウマチ熱などが原因となって、僧帽弁やその周囲の組織が変性し、弁が狭窄される。左房から左室に血液が流れ込みにくくなる
MS	朝のこわばり　morning stiffness　関節リウマチの診断基準の1つ。朝、起床時に関節が動きにくい、こわばった感じがするという症状
MS	多発性硬化症　multiple sclerosis　脱髄疾患の1つ。中枢神経系の白質にさまざまな大きさの炎症性の脱髄巣がみられる。髄鞘に対して自己抗体が産生され、これに反応する自己反応性T細胞が髄鞘を障害する自己免疫性疾患
MSA	多系統萎縮症　multiple system atrophy　被殻の神経細胞の変性によって、パーキンソン病と類似の症状を示す脊髄小脳変性症。歩行時のふらつきや転びやすさ、動きの緩慢さやすくみ足、便秘や下痢、排尿障害などがみられる
MSBP	代理ミュンヒハウゼン症候群　Munchausen Syndrome by Proxy
MSH	メラニン細胞刺激ホルモン　melanocyte-stimulating hormone　下垂体中葉から分泌されるホルモン。表皮の基底層にあるメラニン細胞に働きかけ、メラニン色素をつくり出す

MSK	髄質海綿腎	medullary sponge kidney
MSL	胸骨中線	midsternal line
MSOF	系統的多臓器不全	multiple systemic organ failure
MSR, MSI	僧帽弁狭窄兼閉鎖不全	mitral stenosis & regurgitation
MSSA	メチシリン感受性黄色ブドウ球菌　methicillin sensitive staphylococcus aureus	
MSUD	メープルシロップ尿症　maple syrup urine disease　新生児マス・スクリーニングの対象となっている先天性代謝疾患の1つ。患児の尿がメープルシロップ（楓糖）のようなにおいを放つことから命名された。α-ケト酸脱水素酵素の機能が低下し、一部のアミノ酸の分解ができなくなる。哺乳力低下や嘔吐、痙攣、昏睡がみられる	
MSW	医療ソーシャルワーカー　medical social worker　保健医療分野で仕事をするケースワーカーで、患者が抱える経済的・社会的・心理的問題を把握して、保健医療サービスを活用しながら、社会復帰の促進をはかる業務を行う	
MT	胃チューブ　Magen tube　経口摂取が困難な患者に対して、胃内に栄養物を直接注入する際に使用するチューブ。マーゲンチューブ、経鼻胃管、経鼻栄養チューブともいう	
MT	母体搬送	maternal transport
MT	縦隔腫瘍　mediastinal tumor　肺や心臓に囲まれた胸腔内のスペースにできる腫瘍。縦隔は4つに分類される（上縦隔：胸腔内甲状腺腫、前縦隔：胸腺腫や奇形種、中縦隔：悪性リンパ腫、後縦隔：神経鞘腫）	
MT	鼓膜	membrana tympani
Mt	胸部中部食道	middle thoracic esophagus
MTPJ, MTP joint	中趾節関節	metatarsophalangeal joint
MTT	平均循環時間	mean transit time
MTX	メトトレキサート　methotrexate　抗悪性腫瘍薬の1つ。葉酸代謝拮抗薬で、慢性骨髄性白血病や慢性リンパ性白血病、急性白血病、絨毛性疾患などに用いられる	
MUO	原因不明の心筋症	myocardiopathy of unknown origin

MUGA	多関門集積スキャン	multiple-gated acquisition scan
MV	機械的人工換気　mechanical ventilation	
MV	分時換気量　minute ventilation　1分間の換気量をさす。1回の換気量×呼吸数（1分間）。平均的換気量は約6L/分	
MV	僧帽弁　mitral valve	
MVD	微小神経血管減圧術　micro-vascular decompression　神経血管圧迫症候群の外科的治療法で、脳神経に対する血管の圧迫を取り除くために行われる	
MVO	心室中部閉塞症　midventricular obstruction	
MVO₂	心筋酸素消費量　myocardial oxygen consumption	
MVP	僧帽弁形成術　mitral valve plasty	
MVP	僧帽弁逸脱症候群　mitral valve prolapse syndrome	
MVR	増殖硝子体網膜症　massive vitreous retraction	
MVR	僧帽弁置換術　mitral valve replacement　僧帽弁を切除した後、チタンなどの金属製の機械弁や、ウシやブタの生体組織からできた生体弁を取り付ける手術	
MVV	最大換気量　maximal voluntary ventilation	
M-W syndrome	マロリー・ワイス症候群　Mallory Weiss syndrome　激しい嘔吐が続いた後に起こる吐血する食道炎。腹圧の上昇によって食道下端から胃噴門部にかけて、粘膜から粘膜下に至る縦の亀裂が発生し出血する	
My	近視　myopia　焦点が網膜の前方にある状態。レンズの屈折力の過剰または眼軸の延長が原因　　乱視：**AS**	
MyD	筋緊張性ジストロフィー　myotonic muscular dystrophy　筋線維の破壊と筋萎縮の症状がみられる常染色体優性遺伝。いったん収縮すると弛緩できないなどの筋力低下がみられる。筋緊張を伴う筋萎縮を成人期に発症。糖尿病や精巣萎縮などを合併	
Myelo	脊髄造影法　myelography　腰椎からクモ膜下腔に造影剤を注入して、X線で撮影する検査。さまざまな原因による脊柱管内の神経組織の圧迫や狭窄の位置や程度を評価	
MZ	一卵性双生児　monozygotic twins　　二卵性双生児：**DZ**	

N

N	神経	nerve
N	神経症	Neurosis
N	好中球	neutrophilic leukocyte　白血球の顆粒球の1つで、顆粒球全体の50〜70％を占める。核は、細胞が若いときは桿状核で、成熟すると分葉核になる。食細胞で感染防御の役割を果たす　　好酸球：**Eo, Eos**、好塩基球：**Bas**
N	所属リンパ節転移の程度（TNM分類）	regional lymph nodes
Na	ナトリウム	natrium
NA	壊死性血管炎　necrotizing angiitis　全身の中小血管壁にフィブリノイド壊死によるもの。結節性多発動脈炎や全身性エリテマトーデス、悪性関節リウマチ、ウェゲナー肉芽腫、クリオグロブリン血症、悪性高血圧症などの疾患に認められる
NA	神経学的年齢	neurologic age
NA	ノルアドレナリン　noradrenaline　交感神経の情報伝達にかかわる神経伝達物質として、または副腎髄質ホルモンとして生体内で働く。血圧や心拍数の上昇、基礎代謝率の増加に関与する
NAA	はっきりした異常なし	no apparent abnormalities
NAC	新導入化学療法	neo adjuvant chemotherapy
NAD	ニコチン酸アデニンジヌクレオチド	nicotinamide-adenine dinucleotide
NAD	特記すべき疾患なし	no appreciable disease
NAD	検査結果に異常なし	nothing abnormal detected
Na-K pump	ナトリウム-カリウムポンプ　Na^+-K^+ pump　エネルギー（ATP）を使い、細胞内から外へ、細胞外から内へと細胞膜においてナトリウムイオン（Na^+）とカリウムイオン（K^+）を交換的に能動輸送するシステム
NANDA	北米看護診断協会　North American Nursing Diagnosis Association　アセスメントに基づいた看護上の問題について、共通した看護用語を開発・規格化することを目的に設立された団体

NAP	神経活動電位	nerve action potential
NAP	好中球アルカリホスファターゼ	neutrophil alkaline phosphatase
NARES	非アレルギー性好酸球増多性鼻炎症候群	non-allergic rhinitis with eosinophilia syndrome　アレルギー検査では陰性だが、鼻汁の好酸球の著しい増加がみられる疾患
NB	点鼻	Nasenbepinseln
NB	神経芽腫	neuroblastoma　神経芽細胞腫ともいう。小児に発症する腫瘍で、交感神経節や副腎など背部側から発生する。尿中にカテコールアミンの最終代謝産物のVMA（バニルマンデル酸）やHVA（ホモバニリン酸）が増加する
NB	神経因性膀胱	neurogenic bladder　排尿を調節する神経の障害によって正常な排尿ができず、排尿困難や尿失禁、頻尿などの排尿障害をきたす状態。膀胱尿管逆流症を伴う。脳卒中や脊髄損傷、骨盤神経損傷、糖尿病性神経障害などが原因
NB	新生児	new born
NB	異常なし	Nichts Besonders
N-B	鼻-胆嚢チューブ	noso-biliary tube
NBAS	新生児行動評価	newborn behavioral assessment scale　新生児の神経行動発達の評価法。18項目の神経学的検査（反射検査）と27項目の行動検査（新生児が対人関係を形成するために重要な行動）から構成
NBD	神経性膀胱機能障害	neurogenic bladder dysfunction
NBD	脳障害なし	no brain damage
NBL	正常赤血球	normoblast
NBM	経口摂取不可、禁食	nothing by mouth
NBN	新生児室	newborn nursery
NBP	非細菌性咽頭炎	nonbacterial pharyngitis
NBTE	非細菌性血栓性心内膜炎	non-bacterial thrombotic endocarditis
NC	不変、特記事項なし	no change
nc、n.c.	視力矯正不能	non corrigent
NC	ナースコール	nurse call

NCA	神経循環無力症	neuro circulatory asthenia　器質的な心臓疾患はないが、循環器症状を訴える神経症。胸痛や動悸、胸部不快感、頻脈、徐脈などの循環器症状をはじめ、不安や緊張、不眠、抑うつなどの精神症状もみられる。心臓神経症とも呼ぶ
NCC	有核細胞数	nucleated cell count　骨髄の造血能力を知ることができる。胸骨や腸骨稜などから骨髄液を穿刺し、赤血球系、白血球系、血小板系の各系統の造血細胞について数や性状を検査する
NCCHD	非チアノーゼ性先天性心疾患	non-cyanotic congenital heart disease
NCCP	非心臓性胸痛	noncardiac chest pain　虚血性心疾患との関連が乏しいと判断された胸痛。逆流性食道炎による胸痛が多い
NCE	正色素性赤血球	normal chromatic erythrocyte
NCF	正常所見	normal colposcopic findings
NCLM	結節性皮膚ループスムチン症	nodular cutaneous lupus mucinosis
NCN	母斑細胞母斑	nevus cell nevus
NCPF	非硬変症性門脈線維症	noncirrhotic portal fibrosis
NCSE	非痙攣性てんかん重積状態	nonconvulsive status epilepticus　主に複雑部分発作または単純部分発作が5分以上持続する状態。凝視や異常言動、失語症、認知症、昏睡、心肺停止などがみられる
NCV	神経伝導速度	nerve conduction velocity　痛みなどの刺激が神経線維を伝わっていく速度をはかる検査。末梢神経の病変や疾患の進行度を判定する。糖尿病性神経障害やギラン-バレー症候群、慢性脱髄性多発根神経炎、手根幹症候群などの診断に有用
ND	神経性難聴	nerve deafness　感音難聴の1つ。聴神経の障害が原因
ND	神経性うつ病	neurotic depression
ND	検出できない	not detectable
nd	指数弁	numerus digitorum

ND	看護診断	nursing diagnosis　アセスメントによって抽出された患者の問題について、看護の視点から診断すること
ndE	毎食後	nach dem essen　　毎食前：**vdE**、食間に：
NDI	腎性尿崩症	nephrogenic diabetes insipidus　尿崩症の1つで、多量の低張尿（尿浸透圧が285±5 mOsm/Kg以下または尿比重1.010以下）、口渇、多飲などがみられる病態。抗利尿ホルモン（ADH）に対する腎の不応性が原因
NEAA	非必須アミノ酸	non-essential amino acid　蛋白質を構成する20種類のアミノ酸のうち、L-アスパラギンやL-アスパラギン酸など11種類。体内で合成が可能　　必須アミノ酸：**EAA**
nearmiss SIDS	未然型乳児突然死症候群	nearmiss sudden infant death syndrome
NEC	壊死性腸炎	necrotizing enterocolitis　新生児にみられる疾患。腸への血流が障害され、細菌感染が加わり広範囲の腸管に出血や壊死が生じる重篤な疾患
NEEP	呼気終末陰圧呼吸	negative end-expiratory pressure
NeF	腎炎因子	nephritic factor
Neg	陰性	negative
NEL	無影響量	no-effect level
NET	神経興奮性検査	nerve excitability test　顔面神経麻痺の予後判定として行う検査。顔面神経を耳下部で電気刺激し、表情筋が肉眼的に動く最少閾値電流を比較する。3.5mA以内の差の場合は予後良好と推測できる
Neuro	神経内科、神経学、神経学の	neurology, neurologic
NF	神経線維腫症	neurofibromatosis　常染色体優性遺伝を示す疾患で、フォン・レックリングハウゼン病とも呼ばれる。神経線維腫が皮膚に多発し、皮膚にコーヒー色の着色斑を伴う。母斑症と呼ばれる病態の代表疾患
NF	中性脂肪	neutral fat　トリグリセリド（TG）。脂肪酸がグリセリロールとエステル結合したもの。基準値は30〜130mg/dL
NFTT	非器質性発育不良症候群	nonorganic failure-thrive syndrome
NG	腎造影	nephrography

NG	**新生物** new growth
NG	**ニトログリセリン** nitroglycerin 硝酸化合物の1つで狭心症の治療薬。冠動脈を拡張し、虚血部への酸素供給を増加し、静脈から心臓への血液還流を少なくして心臓の負荷を減少させ、心筋の酸素消費量を減少させる
NGF	**神経成長因子** nerve growth factor
NG tube	**経鼻胃管** nasogastric tube
NGU	**非淋菌性尿道炎** nongonococcal urethritis 淋菌以外の原因による尿道炎。クラミジアやマイコプラズマ、腟トリコモナスが原因。性感染症（STD）の1つだが、性行為と関係なく発症する尿道炎も含まれる
NHL	**非ホジキンリンパ腫** non-Hodgkin's lymphoma 悪性リンパ腫の1つ。リンパ節中のリンパ球が腫瘍性に増殖したもので、濾胞性リンパ腫とびまん性リンパ腫に大別される。全身のリンパ節転移が急速に起こり、非連続的に進展する
NHS	**新生児肝炎症候群** neonatal hepatitis syndrome
NIC	**看護介入分類** Nursing Intervention Classification 看護診断に基づき、患者の期待される成果（NOC）を高めるために行うケア（介入）を標準化し、分類したもの
NICU	**新生児集中治療部** neonatal intensive care unit ハイリスクの状態にある新生児を収容し、呼吸や循環、代謝などの管理を中心とした医療を行う
NIDDM	**インスリン非依存性糖尿病** non-insulin dependent diabetes mellitus 現在では2型糖尿病とよばれている。インスリンの作用が相対的に低下した場合に発症。インスリンの分泌低下とインスリン抵抗性が原因となる　　インスリン依存性糖尿病：**IDDM**
NIHF	**非免疫性胎児水腫** non-immunologic hydrops fetalis
NK cell	**ナチュラルキラー細胞** natural killer cell NK細胞。骨髄に由来するリンパ球で胸腺に関係なく成熟する。体内に発生した自己組織に由来する異物成分を攻撃する
NL	**正常範囲** normal limits
NIPPV	**非侵襲的陽圧換気** non-invasive positive pressure ventilation

NLA	ニューロレプト麻酔　neurolept-anesthesia　神経遮断鎮痛薬。精神安定薬のドロペリドールと麻薬性鎮痛薬のフェンタニルとの合剤で、全身麻酔薬の導入および維持に用いられる	
NLE	新生児エリテマトーデス　neonatal lupus erythematosus	
NLP	光覚なし　no light perception	
NM	結節性黒色腫　nodular melanoma	
NMA	神経原性筋萎縮　neurogenic muscular atrophy　筋萎縮性側索硬化症による筋萎縮。神経支配の一致した筋線維に固まって筋萎縮がみられる	
NME	壊死性遊走性紅斑　necrolytic migratory erythema	
NMJ	神経筋接合部　neuromuscular junction　運動神経の末端（神経終末）と筋細胞との接続部（運動終板）のこと。神経終末から出たアセチルコリンは、筋細胞の受容体と結合し、筋肉の収縮させるきっかけをつくる	
NMR	新生児死亡率　neonatal mortality rate　生後約1か月未満の児が1,000人出産当たりに死亡する人数	
NMR	核磁気共鳴　nuclear magnetic resonance	
NMU	神経筋単位　neuromuscular unit　運動単位。1つの運動ニューロンとその支配する骨格筋線維群のこと	
NN	神経鞘腫　neurinoma　脳腫瘍の1つ。シュワン細胞由来と考えられる良性腫瘍。内耳神経に好発し、聴力低下や耳鳴りがみられる	
NNJ	新生児黄疸　neonatal jaundice　新生児にみられる生理的現象。ビリルビンの産生増加、肝臓におけるビリルビン処理能の低下、腸肝循環の亢進などが原因	
NNT	治療必要数　number needed to treat	
NO	鼻閉　nasal obstruction	
NO	一酸化窒素　nitric oxide	
NO	笑気／亜酸化窒素　nitrous oxide	
NOAEL	無毒性量　no observed adverse effect level	
NOC	看護成果分類　Nursing Outcome Classification　看護診断に基づき行われる看護介入によって得られる、患者の期待される成果（目標）。看護ケアを評価するための指標や測定尺度	

NOEL	無影響量	no observed effect level
no pl (no p.l.)	光覚なし	no perception of light
NOS	詳細不明	not otherwise specified
Nox	窒素酸化物	nitrogen oxides
NP	鼻ポリープ	nasal polyp
NP	精神神経医学	neuropsychiatry
NP、n.p.	異常なし	no particular
NP	看護計画	nursing plan　患者がもつ健康上の問題点を解決するため、具体的なケアを計画すること
NPC	鼻咽頭がん	nasopharyngeal carcinoma
NPD	自己愛性人格障害	narcissistic personality disorder
NPD	右腎結核症	nephrophthisis dextra
NPH	中間型インスリン	neutral-protamine-Hagedorn insulin　インスリン製剤の1つ。作用発現時間や作用持続時間の違いによって5つに分類されている。作用発現時間は約1～3時間、作用持続時間は18～24時間
NPH	正常圧水頭症	normal pressure hydrocephalus　頭蓋内圧は正常範囲内にあるが、頭部CTなどでは脳室の拡大を認める疾患。認知症、歩行障害、尿失禁のいずれかが存在する
NPH	椎間板ヘルニア	nucleus pulposus herniation　椎間板が加齢などによって変性し、断裂が起こり、髄核が線維輪を破って後方に脱出し、神経根を圧迫して痛みや運動・知覚障害を生じる状態。腰椎に発症することがほとんどで、腰椎椎間板ヘルニアと呼ばれる
NPMA	神経性進行性筋萎縮症	neural progressive muscle atrophy
NPN	非蛋白性窒素	non protein nitrogen
NPO	絶飲食	non per os
NPS	左腎結核症	nephrophthisis sinistra
NPT	夜間陰茎勃起(現象)	nocturnal penile tumescence
NPV	陰性的中率	negative predictive value　検査で陰性反応が出た人のなかで、実際に罹患していない人の割合
NR	正常範囲	normal range

NRBC	正常赤血球	normal red blood cell
NREM、NREM sleep	ノンレム睡眠、徐波睡眠 non rapid eye movement (sleep) 睡眠の1つの状態。入眠期(傾眠状態)～軽睡眠期～中等度睡眠期～深睡眠期までをいう。睡眠時に高振幅α波が出現する。全睡眠時うち、軽睡眠期(浅い睡眠)が約50％を占める レム睡眠：**REM、REM sleep**	
NS	鼻洗浄 Nasenspülumg	
NS	ネフローゼ症候群 nephrose syndrome 何からの原因で腎臓の糸球体が障害され、糸球体基底膜の透過性亢進のため、血清蛋白が尿中に漏出し、蛋白尿や低蛋白血症、高コレステロール症、浮腫きたす症候群。腎自体の病変による原発性(一次性)のものが75％を占める	
NS	神経系 nervous system 受容器が受け取った刺激を情報処理して指令を出すのが脳や脊髄などの中枢神経系で、中枢に情報を送ったり、中枢の下した指令を効果器に送ったりするネットワークを末梢神経系という。 中枢神経系：**CNS**、自律神経系：**ANS**、末梢神経系：**PNS**	
NS (S)	生理食塩液 normal saline solution 体液とほぼ等張の水溶液。塩化ナトリウム9gに蒸留水を加えて溶解し、全体で1,000mLとしたもの	
NS	正常血清 normal serum	
NSAIDs	非ステロイド系抗炎症薬 non-steroidal anti-inflammatory drugs シクロオキシゲナーゼを阻害することにより、プロスタグランジンの生合成を抑制し、解熱・鎮痛、抗炎症、抗血小板凝集作用を示す薬剤。種類によって効果が異なるため、抗炎症作用のタイプや効果の持続性などを考慮して薬剤を選択する	
NSD	経腟自然分娩 normal spontaneous delivery	
NSFTD	正常自然満期産 normal spontaneous fullterm delivery	
NSR	正常洞調律 normal sinus rhythm 規則正しく、周期的に繰り返される心臓の収縮のリズムで、洞結節のリズム(調律)で動いているものを洞調律と呼ぶ。一般に洞調律には洞性頻脈、洞性徐脈などが含まれるため、全く不整がなく、規則正しくリズムを繰り返すもの	

NSRH	非特異性反応性肝炎	nonspecific reactive hepatitis
NST	ノンストレステスト	non stress test　陣痛（子宮収縮のない状態）での胎児心拍数モニタリングのことで、胎児に負荷を与えずに妊娠中の胎児の健康状態を評価する方法。分娩監視装置を行い、40分間モニタリングする
NST	栄養サポートチーム	nutrition support team　医師や看護師、管理栄養士、薬剤師、臨床検査技師などの専門スタッフが連携したチーム。栄養管理の必要な患者に対して、栄養状態を評価し、チームを組んで最適な栄養療法を検討・提供していく
NTB	壊死性気道粘膜炎	necrotizing tracheobronchitis
NTD	中枢神経管欠損	neural tube defect
NTG	ニトログリセリン	nitroglycerin　硝酸化合物の1つで狭心症の治療薬。冠動脈を拡張し、虚血部への酸素供給を増加し、静脈から心臓への血液還流を少なくして心臓の負荷を減少させ、心筋の酸素消費量を減少させる
NTG	正常眼圧緑内障	normal-tension glaucoma　視覚情報を脳へ送る視神経が障害されて視野欠損を生じる疾患で、そのほどんとは眼圧の上昇を伴わない
NUD	非潰瘍性消化不良	non-ulcer dyspepsia
NUG	壊死性潰瘍性歯肉炎	necrotizing ulcerative gingivitis　歯肉辺縁部の壊死性潰瘍を特徴とする歯肉炎。急性に歯間乳頭に痛みと腫脹がみられ、1～2日で歯間乳頭は破壊・壊死し、潰瘍が形成される
Nv	裸眼視力	naked vision
NV	鼻閉	Nasenverstopfung
N&V	悪心・嘔吐	nausea and vomiting
NV	神経血管性	neurovascular
NVC	神経血管圧迫症候群	neurovascular compression syndrome　血管が三叉神経、舌咽神経、内耳神経、顔面神経などの脳神経を圧迫することによって生じる症候群。三叉神経痛や舌咽神経痛、めまい、顔面痙攣などがみられる
NVD	乳頭状新生血管	neovascularization on the disc

▶▶▶ OAP

NWB	免荷 non-weight bearing　荷重：**WB**
Ny	眼振 nystagmus　前庭神経核あるいは内耳半規管が刺激されて生じる、眼球の不随意的な往復運動。先天性要因のほか、小脳傷害、内耳傷害、遺伝疾患、中毒が原因
NYHA	ニューヨーク心臓協会　New York Heart Association

O

O	客観的情報 objective data　看護問題を把握するために必要な情報の1つ。視診や聴診、打診、触診、測定や嗅覚などの、観察から得ることができる情報　主観的情報：**S**
O	後頭部の occipital　前頭部の：**F**
O	後頂 occiput
O	経口的 oral
O₂	酸素 oxygen
OA	後頭骨前方 occiput anterior
OA	起立性蛋白尿 orthostatic albuminuria　臥床時には蛋白尿が出ないが、立位や腰を曲げたときに蛋白尿が出ること。10歳代の若年者に多くみられる
OA	変形性関節症 osteoarthritis　さまざまな原因によって関節の痛みや腫れが生じ、それが持続すると、関節に慢性の退行性・増殖性変化が同時に起こり、関節が変形する疾患
OAB	過活動膀胱 overactive bladder　膀胱が過敏な働きをし、尿が十分たまっていないのにもかかわらず（頻尿）、急に我慢できない尿意を感じたり（尿意切迫感）、尿を漏らすこと（切迫性尿失禁）。原因不明で突発性に起こることが多い。脳梗塞や脳出血、脊髄損傷、脊柱管狭窄症など神経伝達路の障害や、出産や加齢、骨盤底の脆弱化などが原因の場合もある
OAC	直視下大動脈弁交連切断術 open aortic commissurotomy
OAD	閉塞性気道障害 obstructive airway disease
OAG	眼動脈造影 ocular angiography
OAP	眼動脈圧 ophthalmic artery pressure
OAP	骨関節症 osteoarthropathy

OA-PICA	後頭動脈・後下小脳動脈　occipital artery -posterior inferior cerebellar artery（anastomosis）
Ob	斜位　oblique　眼位（視軸の向き）が基本的にずれているが、両眼視の異常はない。上下斜位（上下方向に視線のずれ）、外斜位（耳側に視線のずれ）、内斜位（鼻側に視線のずれ）に分類される
OB	産科（学）　obstetrics
OB	潜血　occult blood（bleeding）　肉眼的には確認できない微量の赤血球やヘモグロビンのこと。検体検査として、尿潜血、便潜血反応がある
OB	所見なし、異常なし、苦痛（訴え）なし　ohne Befunde, ohne Besondere, ohne Beschwerde
OBD	器質性脳疾患　organic brain disease
OBLA	血中乳酸蓄積開始点　onset of blood lactate accumulation
OB-GYN	産科婦人科　obstetrics and gynecology
OBS	脳器質症候群　organic brain syndrome
OC	産科的結合線　obstetrical conjugate
OC	口腔内所見　oral condition
OC	経口避妊薬　oral contraceptive　黄体ホルモン（ノルエチステロン）と卵胞ホルモン（エチニルエストラジオール）の合剤。下垂体を抑制して排卵を停止させ、避妊する
OC	酸素消費量　oxygen consumption
OCC th	作業療法　occupational therapy　機能障害のある患者に対して、手工芸や芸術、遊び、スポール、食事など生活動作をとおして、社会復帰に向けて機能回復をさせる治療法
OCD	強迫性障害　obsessive-compulsive disorder
OCD	職業性頸肩腕障害　occupational cervicobrachial disorders
OC-DIC	経口経静脈胆嚢胆管造影　oc-drip infusion cholangiography
OCG	経口胆嚢造影（法）　oral cholecystography　胆嚢造影検査の1つ。胆嚢造影剤を経口的に投与し、造影剤が胆嚢に到達する12時間後にX線撮影する
OCPD	強迫性人格障害　obsessive compulsive personality disorder

▶▶▶ **OF**

OCT	**オキシトシン負荷テスト** oxytocin challenge test　オキシトシンを静注して子宮収縮を起こし負荷を与え、この負荷による胎児心拍数の変動から発育状態を評価する
OCV	**硝子体混濁** opacitas corporis vitrei　硝子体全体が混濁した場合は霧視や視力低下を生じ、部分的な混濁では飛蚊症が生じる。先天性混濁や変性混濁、炎症性混濁、出血性混濁、腫瘍性混濁がある
Od	**右眼** oculus dexter　　左眼：**Os**
OD	**開放点滴** open drip
OD	**起立性調節障害** orthostatic dysregulation　起立しようとするとき、自律神経系を介して末梢血管の収縮、心拍数の増加による血圧や循環血液量の維持される機構が働く。その働きが障害された状態で、立ちくらみや失神、動悸、頭痛などの症状がみられる
OD	**外径** outside diameter
OD	**過剰投与** over dose
ODA	**客観的包括的評価** objective data assessment　個人や集団の栄養状態を客観的に評価する栄養アセスメントの1つ。身体計測や血液や尿の生化学検査、免疫機能検査、筋力検査などを行う　　主観的包括的評価：**SGA**
ODA	**右前方後頭位（胎位）** occipitodextra anterior (position)
ODC	**酸素解離曲線** oxygen dissociation　横軸に酸素分圧（PO$_2$、動脈血ではPaO$_2$)、縦軸に血液ヘモグロビンの酸素飽和度（SO$_2$）を示し、酸素供給機能を知ることができる曲線
ODM	**眼底血圧測定** ophthalmodynamometry
ODN	**眼底血圧計** ophthalmodynamometer
ODT	**閉鎖密封療法** occlusive dressing technique　皮膚外用薬を塗布した後、薄いプラスチックフィルムを乗せ、周辺を絆創膏で固定する方法
OD test	**自律神経失調症テスト** orthostatic disturbance test
OE	**外耳道炎** otitis externa　（黄色ブドウ球菌の感染による）外耳道の毛嚢・皮脂腺の化膿性炎症　中耳炎：**OM**
OF	**前後径、後前頭径** occipitofrontal (diameter)

OGTT	**(75)経口ブドウ糖負荷試験** oral glucose tolerance test ブドウ糖75gを経口内服し、負荷前、負荷後30分、60分、120分に採血を行い血糖値を測定する。
OH	**職歴** occupational history
OH	**起立性低血圧症** orthostatic hypotension 降圧薬や血管拡張薬などの薬物、糖尿病に起因した末梢神経障害などによって血圧調整機構が障害され、起立時に血圧が低下して立ちくらみやめまい、失神などをきたすものをいう
OHA	**経口血糖降下薬** oral hypoglycemic agent 膵臓のランゲルハンス島のB(β)細胞を刺激してインスリン分泌を高め、血糖を下げる治療薬
OHD	**器質性心疾患** organic heart disease
OHP	**高圧酸素療法** oxygen under high pressure 大気圧よりも高い気圧環境のなかで、患者に高濃度の酸素を吸入させる治療法
OHS	**肥満性低換気症候群** obesity-hypoventilation syndrome 高度の肥満(BMI≧30kg/m2)と高二酸化炭素血症($PaCO_2$≧45mmHg)を伴う疾患
OHS	**開心術、直視下心臓手術** open heart surgery
OHSS	**卵巣過剰刺激症候群** ovarian hyperstimulation syndrome 排卵誘発剤の副作用で卵巣が腫れ上がり、腹部の痛みや腹部膨満、嘔気・嘔吐、呼吸障害、腹水や胸水の貯留、卵巣腫大などの症状を呈する
OI	**日和見感染** opportunistic infection 易感染状態では、健常者であれば感染しないような病原性の弱い病原体に感染すること
OI	**オルガスムス障害** orgasmic impairment
OI	**見当識調査票** orientation inventory
OI	**骨形成不全症** osteogenesis imperfecta 骨の形成に必要なコラーゲンの先天的な異常によって、何度も骨折を起こし、骨の変形をきたす小児慢性特定疾患

OI	オキシトシン分娩誘導 oxytocin induction 陣痛誘発・陣痛促進のためにオキシトシンを静脈内に持続点滴投与をする。胎児心拍陣痛モニターと腹部触診による陣痛、産婦の状態、内診所見と合わせて分娩進行を把握する	
OICU	産科集中治療室 obstetric intensive care unit	
OIH	排卵誘発ホルモン ovulation inducing hormone	
OJ	閉塞性黄疸 obstructive jaundice 胆石や胆管がんなどによって胆道系が閉塞して胆汁のうっ滞をきたし、ビリルビンの排泄が障害されることで起こる。グルクロン酸抱合は行われているため、直接ビリルビン値が上昇する	
OK	食道がん oesophaguskrebs(独) 食道に発生する悪性腫瘍。約90％が扁平上皮がん。深達度により早期がん(上皮内がん、粘膜がん)、表在がん、進行型食道がんに分類される	
OKK	上顎がん Oberkieferkrebs(独) 鼻腔の外側に位置し、最も大きな副鼻腔である上顎洞から発生したがん。多くは扁平上皮がん	
OKN	視運動性眼振 optokinetic nystagmus 日常生活でみられる生理的眼振。車窓から流れていく景色を追うような遅い眼球運動(緩徐相)と、それをリセットさせるための逆向きの速い眼球運動(急速相)が繰り返されること	
OLA	左後頭前方位(胎位) occipitolevoanterior (position)	
OLF	黄色靱帯骨化症 ossification of ligamentum flavum 脊柱管の後方にある黄色靱帯が骨化し、神経が圧迫される。下肢の脱力やこわばり、腰背部痛、下肢痛が現れる	
OLG	乏突起膠腫 oligodendroglioma 悪性の原発性脳腫瘍の1つ。腫瘍が大きくなると頭蓋内圧が亢進し、頭痛や吐き気、麻痺、歩行障害、しびれ、などが生じる	
OLP	左後頭後方位(胎位) occipitolevoposterior (position)	
OLT	左後頭横位(胎位) occipitolevotransverse (position)	
OM	鈍縁枝 obtuse marginal branch	
OM	骨軟化症 osteomalacia カルシウムの欠乏のために起こる病態で、石灰化骨が減少して石灰化されていない類骨(やわらかい未完成な骨)が増加する。ビタミンDの不足が原因	

OM	中耳炎	otitis media　インフルエンザ菌や肺炎球菌、ブランハメラなどによる化膿性炎症。耳の痛みが強い。多くは急性中耳炎のことをいう　　外耳道炎：**OE**
OMC	直視下僧帽弁交連切開術	open mitral commissurotomy
OMD	器質性精神疾患	organic mental disorder
OME	滲出性中耳炎	otitis media with effusion　中耳の粘膜の炎症と耳管の機能低下により中耳腔に滲出液がたまった状態
OMI	陳旧性心筋梗塞	old myocardial infarction
omn quad hor	4時間ごとに	omni quadrante hora
OMPC	慢性化膿性中耳炎	otitis media purulenta chronica　慢性中耳炎の1つで、中耳に細菌感染が起こり、耳だれを繰り返す。鼓膜穿孔が持続すると内耳障害を起こす
ON	視神経	optic nerve
ON	骨壊死	osteonecrosis
OP	後頭骨後方	occiput posterior
OP	手術	operation
OP	外来患者	outpatient
OPCA	オリーブ橋小脳萎縮症	olivo-ponto-cerebellar atrophy　脊髄小脳変性症のなかで最も多く、小脳や橋の萎縮をみとめる。運動失調が現れ、経過とともにパーキンソニズムや自律神経症状(排尿障害、起立性低血圧など)がみられる
OPCAB	心拍動下冠動脈バイパス術	off pump coronary artery bypass　冠動脈バイパス術の1つで、心臓を止めずに、心拍動下でバイパス術を行う術式。心肺停止による心臓への負担や人工心肺による身体への侵襲や合併症のリスクの軽減につながる
OPD	眼精神身体症	ocular psychosomatic disease
OPD	外来診療部門	out patient department
OPD	外来用薬局	out patient dispensary
Oph	検眼鏡	ophthalmoscope　眼底または近視・遠視の状態を検査するための眼鏡。瞳孔をとおして眼内に光を入れて、その反射光線で眼底の観察や屈折度を測定

Ophth	眼科学	ophthalmology
OPLL	後縦靭帯骨化症	ossification of posterior longitudinal ligament　脊柱にある後縦靭帯が骨化し増大するため、脊髄や脊髄から分枝する神経根が圧迫される。手足のしびれ感や手指の細かい運動ができなくなったり、歩行障害を引き起こす
OPSI	脾摘後重症感染症	overwhelming post-splenectomy infection
OPV	経口ポリオワクチン	oral polio vaccine　ポリオウイルス感染予防のために経口投与される。2012（平成24）年9月1日から生ポリオワクチンの定期予防接種は中止され、不活化ポリオワクチンの定期接種が導入された
OR	手術室	operating room
ORL	耳鼻咽喉科学	oto-rhino-laryngology
ORS	口腔外科医	oral surgeon
ORT	手術室技師	operating room technician
ORT	経口補水療法	oral rehydration therapy　水と電解質を経口から補給する方法
ORT	視能訓練士	orthoptist　眼科医の指示のもとに必要な視能検査（視力、視野、屈折、色覚、眼圧など）を行ったり、斜視や弱視など両眼視機能に障害のある者に対して、回復のための矯正訓練に携わる
Ortho	整形外科、整形外科医	orthopaedics
OS	後頭仙骨位（胎位）	occipitosacral (position)
Os	左眼	oculus sinister　右眼：Od
OS	僧帽弁開放音	opening snap
OS	整形外科医	orthopedic surgeon
OS	骨肉腫	osteosarcoma　骨に生じる悪性腫瘍のなかで最も悪性度が高い。長管骨の骨幹端部に好発し、膝周囲の大腿骨・脛骨に多く発生
OSAS	閉塞性睡眠時無呼吸症候群	obstructive sleep apnea syndrome
OSS	骨転移	bone metastasis

osteo	骨髄炎 osteomyelitis 黄色ブドウ球菌、連鎖球菌、肺炎双球菌などにより発症する骨および骨髄の感染症。骨髄がおかされる骨髄炎では、化膿性滲出物が血管を圧迫し、骨・骨髄の虚血性壊死を伴う
OT	後頭横位（胎位） occiput transverse (position)
OT	低在横定位 occiput transverse presentation
OT	作業療法士 occupational therapist リハビリテーション職の1つ。医師の指示のもと作業療法を行う 理学療法士：PT
OT	作業療法 occupational therapy
OT	眼圧 ocular tension
OT	陳旧性結核 old tuberculin
OT	見当識検査 orientation test
OT	口腔気管の orotracheal
OT	オキシトシン oxytocin 下垂体後葉から分泌されるホルモン。射乳を起こしたり、子宮筋の収縮を起こす
OTC	オルニチントランスカルバミラーゼ ornithine transcarbamylase
OTC	市販薬 over the counter カウンター越しに買える一般用医薬品という意味
Oto	耳科学 otology
OU	両眼 oculi unitas 右眼：Od、左眼：Os
OVA	陳旧性脳血管障害 old vascular accident
OVC	卵巣がん obarian cancer 卵巣にできる腫瘍のうち、悪性腫瘍を卵巣がんという。原発性卵巣がん、続発性卵巣がん、転移性卵巣がんに分類される。腫瘍の浸潤や播種、転移が早いため、進行した状態で発見されることが多い
OW	肉眼的癌口側断端 oral wedge
OW	卵円窓 oval window 前庭窓という。耳小骨をとおして、蝸牛に内の外リンパ液に振動が伝わる入り口
OXT	オキシトシン oxytocin
OYL	黄色靭帯骨化症 ossification of yellow ligament

P

P	経産回数 para	経産：MP
P	頭頂部の parietal	
P	部分 part	
P	腹膜 peritoneum 腹壁の内面および腹部内臓の表面を覆う漿膜。腹壁内面をおおう腹膜を壁側腹膜、内臓表面を覆う腹膜を臓側腹膜という	
P	リン phosphorus	
P	計画 plan	
P	血漿 plasma 血液から細胞成分を取り除いた液体成分で約55％を占める	
P	後の posterior	
P	右葉後区域（肝） posterior segment	
P	圧 pressure	
P	肛門管 proctos 直腸の下端部で直腸が骨盤隔膜を貫き肛門までをいう。恥骨直腸筋の高さから肛門縁までの約3cmの管状部で、肛門括約筋や肛門挙筋によって取り囲まれている	
P	精神（科）医 psychiatrist	
P	精神医学 psychiatry	
P	精神病 psychosis	
P	脈拍 pulse 心臓から拍出された血液が動脈の血管壁を膨らませる運動。脈拍数は心拍数と同じ。60〜100回/分を正常値、100回/分を超えると頻脈、60回/分未満を徐脈と呼ぶ	
P	赤点斑 punctation	
PA	心房圧 atrial pressure 心房が収縮するときの圧力。収縮期圧では、右心房圧は2〜14mmHg、左心房圧は6〜20mmHg	
PA	汎動脈炎 panarteritis	
Pa	パラノイア paranoia 妄想症や偏執症とよばれる精神障害。被害妄想、誇大妄想、恋愛妄想などがある。現実には即しない間違った頑固な信念をもつことで、程度がひどくなると社会生活に破綻をきたす	

PA	動脈周囲炎 periarteritis	
PA	悪性貧血 pernicious anemia 赤血球の産生に必要なビタミンB12が欠乏して起こる貧血。	
PA	下垂体腺腫 pituitary adenoma 下垂体前葉細胞から発生する良性腫瘍。下垂体ホルモンを分泌する分泌性腺腫と分泌しない非分泌性腺腫がある。視力・視野障害や頭痛、内分泌障害がみられる	
PA	血漿吸着療法 plasma absorption 全血から分離した血漿成分から病因物質を除去する血漿交換療法の1つ。病因物質を含む血漿を血漿吸着器に通して、病因物質を除去する。ギランバレー症候群や多発性硬化症などの自己免疫性神経筋疾患に用いられる治療法	
PA	多発性動脈炎 polyarteritis	
PA	後前方向 posterior-anterior	
PA	乾癬性関節炎 psoriatic arthritis	
PA	肺動脈 pulmonary artery 右室を出て肺動脈弁を通過した後、大動脈弓の下で左右に分岐して左右の肺に入る。肺動脈にはガス交換を行う前の静脈血が流れる 肺静脈：**PV**	
PA	肺動脈閉鎖症 pulmonary atresia 右室から肺動脈へ流出路が閉鎖した極型ファロー四徴症。右室から出る血液は心室中隔欠損を通り、大動脈に流れ込む	
PAB	肺動脈絞扼術 pulmonary artery banding 心室中隔欠損症や房室中隔欠損症、三尖弁閉鎖症の患児に対して、肺へ流れる血液量を減らす目的で行われる手術。肺動脈（主肺動脈）の周囲にリボン状のテープを巻いて、肺動脈を細くする	
PAC	乳頭腺がん papillary adenocarcinoma 腺がんは腺組織に由来するがんで、管状構造、腺房構造、乳頭状構造がみられる悪性腫瘍。乳頭腺がんは肺や甲状腺、卵巣に発症。全甲状腺がんのうち乳頭腺がんは全体の70〜80％を占める	
PAC	心房期外収縮 premature atrial contraction 心房（上室性）で発生する期外収縮のこと（上室性期外収縮）。期外収縮とは、本来の洞周期よりも早いタイミングで出現するため、周期から外れるという意味	

PACG	原発閉塞隅角緑内障　primary angle-closure glaucoma　房水の排出が虹彩によって妨げられ、眼圧が上昇することによって生じる緑内障性視神経症に至る疾患。眼の痛みや充血、眼のかすみ、頭痛、嘔気・嘔吐などがみられる
$PaCO_2$	動脈血二酸化炭素分圧　arterial carbon dioxide pressure　肺胞換気の指標で換気状態（肺胞換気量）のみに影響を受ける。基準値は35〜45mmHg
PACS	画像収集通信解析システム　picture archive and communication system
PACU	麻酔後回復室　post anesthesia care unit
PAD	原発性感情疾患　primary affective disorder
PAD	一次性求心性線維脱分極　primary afferent depolarization
PAD	精神情動疾患　psycho-affective disorder
PADP	肺動脈拡張期圧　pulmonary arterial diastolic pressure
PAE	抗生物質持続効力　post antibiotic effect
PAEDP	肺動脈拡張終（末）期圧　pulmonary artery end-diastolic pressure
PAF	発作性心房細動　paroxysmal atrial fibrillation　心房が不規則に興奮し、突然起こる心房細動のことで、心房のあらゆる場所から無秩序に電気信号が発生する
PAF	血小板活性化因子　platelet activating factor　炎症やアレルギー反応が起こると発生する物質で、血小板を活性化して凝集させる
PAF	進行性自律神経機能不全症　progressive autonomic failure
PAG	骨盤内血管造影　pelvic angiography
PAG	骨盤動脈造影　pelvic arteriography　子宮がんや絨毛がん、侵入奇胎などの診断に際して、造影剤を注入し、子宮内の動脈をX線撮影し、子宮壁の状態を把握する
PAG	肺血管造影　pulmonary angiography　肺梗塞や肺塞栓症、肺動脈狭窄などの診断に際し、造影剤を注入し肺血管をX線撮影する。気管支動脈造影、肺動脈造影、上大動脈造影の3種類がある

PAH	パラアミノ馬尿酸　para-aminohippuric acid　糸球体で濾過され、近位尿細管から排出される腎機能検査用薬。1分間で腎臓で除去される物質の量によって、腎臓の排泄機能を調べることができる
PAH	肺動脈性肺高血圧症　pulmonary arterial hypertension　肺疾患などでみられる肺動脈の高血圧。心臓から肺に血液を送る肺動脈の末梢動脈の狭窄によって肺動脈圧が高くなる病態
PAI	下肺動脈　inferior pulmonary artery
pal	動悸　palpitation
PAM	原発性アメーバ性髄膜脳炎　primary amebic meningoencephalitis
PAN	結節性多発動脈炎　polyarteritis nodosa　中小動脈の壊死性血管炎。発熱や関節痛、筋肉痛、紫斑、疼痛を伴う皮下結節、腎性高血圧など全身の臓器にさまざまな症状が認められる
PAN	周期性方向交代性眼振　periodic alternating nystagmus
PAO	最大刺激時酸分泌量　peak acid output
PaO$_2$	動脈血酸素分圧　arterial O$_2$ pressure　動脈血中に溶ける酸素の量のこと。基準値は90〜100mmHg
PAP	パパニコロウ染色法　Papanicolaou staining　細胞診検査に用いられる染色法の1つ。核が青色に、細胞質がオレンジ、あるいは緑色染め分けられ、顕微鏡で観察される
Pap	乳頭腫、パピローマ　papilloma　良性上皮性腫瘍の1つ。皮膚や喉頭、舌の縦走扁平上皮を含む表面上皮由来の良性腫瘍。上皮細胞が突起状に増殖して血管を含む結合組織性間質を覆う
PAP	血小板凝集因子　platelet agglutinating protein
PAP	原発性非定型肺炎　primary atypical pneumonia　主に細菌以外の病原体感染により起こり、乾性咳嗽を中心とし、β-ラクタム系抗生物質が無効なタイプの肺炎
PAP	前立腺性酸性ホスファターゼ　prostatic acid phosphatase　前立腺がんの腫瘍マーカーの1つ。酸性ホスファターゼは、前立腺に多く含まれる酵素で、前立腺がんや前立腺肥大の場合、高値を示す

PAP	前立腺がん関連抗原	prostatic cancer associated antigen
PAP	肺動脈圧	pulmonary arterial pressure　右心室から肺に送られる血管（＝肺動脈）の圧のこと。一般に収縮期圧15〜30mmHg、拡張期圧3〜12mmHg、平均圧9〜18mmHg。収縮期圧で30mmHg以上、平均圧で20mmHg以上の場合を肺高血圧と呼ぶ
Pap smear	子宮頸部細胞診	Papanicolaou's smear　子宮頸部から細胞を綿棒やスパーテル（木べら）で擦り取り、ガラス板に塗布して、パパニコロウ染色した後、観察する細胞診
PAPVC	部分肺静脈還流異常	partial anomalous pulmonary venous connection　肺から心臓に戻る血管（4本の肺静脈）の一部（1〜3本）が左房以外につながっている状態
PAPVD	部分肺静脈還流異常	partial anomalous pulmonary venous drainage
PAPVR	部分肺静脈還流異常	partial anomalous pulmonary venous return
PAR	麻酔後の回復	postanesthetic recovery
Para	対麻痺	paraplegia　腰髄の両側脊髄神経部位が障害されて起こる両側下肢の運動麻痺
paracen	鼓膜切開術	paracentesis
parent	非経口的、腸管外の	parenteral
parox	発作の、痙攣の	paroxysmal
PARU	麻酔後回復室	postanesthetic recovery unit
PAS	周辺虹彩前癒着	peripheral anterior synechia　虹彩根部が前房隅角部に折れ曲がり、癒着して隅角を閉鎖、房水の流出障害を起こす。緑内障の症状
PAS	下垂体副腎皮質系	pituitary adrenal system
PASA	原発性後天性鉄芽球性貧血	primary acquired sideroblastic anemia
PASI	乾癬病巣範囲重症度指数	psoriasis area and severity index
Past	パスタ剤	pasta　油脂と粉剤とを練和して泥状とした膏剤

PAT	発作性心房性頻拍 paroxysmal atrial tachycardia 洞調律の状態から突然、発作的に発症する頻拍。心房を起源として発生した興奮が心臓全体に伝わり、脈拍が早くなること
Paw	気道内圧 airway pressure
PAV	肺動脈弁 pulmonary artery valve 右室と肺動脈の間にある半月弁で、心臓の収縮・拡張に伴い開閉する。右室の収縮時に開いて血液を肺動脈へ駆出し、拡張時に閉じて血液の逆流を防ぐ
PAWP	肺動脈楔入圧 pulmonary artery wedge pressure スワン-ガンツカテーテルを肺動脈まで挿入し、先端にあるバルーンを膨らませて右室からの圧を遮断すると、肺の毛細血管の静水圧(左房圧に近い)が得られる。心臓から全身へ血液を送る圧力(肺動脈楔入圧)と、心臓から全身へ送っている血液の量(心係数)から、血流の状態がわかる。基準値:6〜12mmHg(平均圧)
PB	大気圧 barometric pressure
PB	PB型(耳下腺唾液) parotid basic type
PB	膝蓋跳動 patellar ballottement 膝関節内に余分な滲出液が貯留しているかを判断する検査
PB	フェノバルビタール phenobarbital
PB	期外収縮 premature beat
PBC	原発性胆汁性肝硬変 primary biliary cirrhosis 肝臓内の胆管が炎症により破壊され、停滞した胆汁によって肝細胞が破壊されて線維化し、肝硬変へと進行する疾患
PBF	肺血流量 pulmonary blood flow
PBI	熱傷予後指数 prognostic burn index 熱傷指数(BI)+年齢(歳)の算出値が70以下では生存可能性が高いが、80〜100を重症熱傷、120以上は致命的熱傷とする
PBI	蛋白結合ヨウ素 protein-bound iodine
PBL	末梢血リンパ球 peripheral blood lymphocyte
P-BLR	橋-延髄歩行誘発野 ponto-bulbar locomotor region
PBP	ペニシリン結合蛋白 penicillin-binding protein

PBP	進行性球麻痺	progressive bulbar palsy　筋萎縮性側索硬化症の発症様式の1つ。咀嚼や嚥下、発語のかかわる筋肉を制御している神経が侵され、それらの動作が徐々に困難になり、舌が萎縮する。やがて、四肢の筋力低下がみられる
PBP	仮性球麻痺	pseudobulbar palsy　延髄より上の中脳や橋、大脳の損傷によって皮質延髄路が障害され、構音障害や嚥下障害が起こる
PBSCT	末梢血幹細胞移植	peripheral blood stem cell transplantation　末梢血にある造血幹細胞を採取・凍結保存しておき、抗がん薬や放射線治療後に、再び血液中に戻し、血液の再生をはかる治療法。自家移植と同種移植がある
PBSH	末梢血幹細胞採取	peripheral blood stem cell harvest
PBV	肺血流量	pulmonary blood volume
PC	ペニシリン	penicillin　抗菌薬の1つ。1941年に実用化され、抗菌薬による化学療法の幕開けとなった
PC	収縮性心膜炎	pericarditis constrictiva
PC	慢性咽頭炎	pharyngitis chronica
PC	褐色細胞腫	pheochromocytoma　副腎髄質にできる腫瘍。自律神経に働くアドレナリンやノルアドレナリンの分泌亢進によって高血圧を引き起こす
PC	光凝固	photocoagulation　網膜にレーザーを照射する治療法。糖尿病網膜症や網膜静脈閉塞症、網膜剥離などの治療として行われる
PC	濃厚血小板	platelet concentrate　輸血製剤の1つ
PC	呼吸調節中枢	pneumotaxic center
pc	食後	post cibum　食前：**a.c.**
PC	後交通動脈	posterior communicating artery
PC	偽脳腫瘍	pseudotumor cerebri
PC	肺毛細血管	pulmonary capillary　肺胞を取り囲む毛細血管。肺胞内の酸素分圧は104mmHgで、毛細血管内の血液中の酸素分圧は40mmHgであるため、濃度勾配に従って酸素が肺毛細血管内に拡散する

PC, Pca	前立腺がん	prostatic carcinoma　前立腺の外腺に発生するがんで、男性の泌尿器悪性腫瘍のなかで最も頻度が高い
PCA	門脈大静脈吻合	portacaval anastomosis
PCA	後大脳動脈	posterior cerebral artery　椎骨動脈の枝で、脳幹、第三脳室と側脳室の脈絡叢、大脳皮質の領域にまで分布　前大脳動脈：**ACA**
PCA	患者調節鎮痛法	patient controlled analgesia
PCAG	原発閉塞隅角緑内障	primary closed angle glaucoma
PCD	形質細胞異常症	plasma cell dyscrasia
PCD	多嚢胞性卵巣	polycystic ovary
PCE	慢性進行性多発性関節炎	polyarthritis chronique éolutine
PCF	咽頭結膜熱	pharyngoconjunctival fever　アデノウイルスによる小児の急性ウイルス感染症。発熱や咽頭炎、結膜炎などの症状が現れる
PCG	ペニシリンG	penicillin-G　抗菌薬の1つ。ベンジルペニシリン
PCG	心音図	phonocardiogram　心臓が収縮・拡張するときに発する弁や心筋、血流などの音を記録したもの。Ⅰ音：心室収縮時に起きる音、Ⅱ音：心室拡張の始まりに起きる音、Ⅲ音：心室拡張期の終わり、心筋の伸展による音、Ⅳ音：心房収縮音
PCG	単純頭蓋撮影法	plan craniography
PCH	発作性寒冷ヘモグロビン（血色素）尿症	paroxysmal cold hemoglobinuria
PCH	原発性慢性肝炎	primary chronic hepatitis
PCI	経皮的冠動脈インターベンション	percutaneous coronary intervention　狭心症や心筋梗塞など冠動脈の狭窄や閉塞に対して、冠動脈を拡張させる心臓カテーテル治療。経皮的冠動脈形成術ともいう
PC-IOL	後房眼内レンズ	posterior chamber intraocular lens　水晶体と虹彩の間に挿入する眼内レンズ。白内障治療で行われる　前房レンズ：**AC-IOL**
PCK	多嚢胞腎	polycystic kidney
PCL	後房コンタクトレンズ	posterior contact lens

PCL	後十字靱帯	posterior cruciate ligament 膝関節内の大腿骨内側から脛骨の後方に走行する靱帯。膝関節の伸展や屈曲、回旋を制限し、脛骨が後方にずれることを防ぐ
PCM	蛋白栄養代謝障害	protein calorie malnutrition
PCN	経皮的腎瘻造設術	percutaneous nephrostomy
PCN, PCNL	経皮的腎切石術	percutaneous nephrolithotomy
PCNA	増殖細胞核(蛋白)抗原	proliferating cell nuclear antigen
PCO	多嚢胞性卵巣	poly cystic ovary
PCO₂	二酸化炭素分圧	partial pressure of blood CO_2
P com	後交通動脈	posterior communicating artery 眼動脈を出した後の内頸動脈の枝で、後大脳動脈と交通する2本の動脈。ウィリス動脈輪を構成する　前交通動脈：Acom
PCOS	多嚢胞性卵巣症候群	polycystic ovary syndrome 排卵障害でみられる疾患。卵胞が卵巣の中にたくさんでき、排卵が起こりにくくなる
PCPS	経皮的心肺補助法	percutaneous cardio-pulmonary support 遠心ポンプと膜型人工肺を用いた人工心肺装置によって、大腿動静脈経由で心肺補助を行うもの
PCR	ポリメラーゼ連鎖反応	polymerase chain reaction
PCS	経口胆管鏡検査	peroral cholangioscopy
PCS	門脈下大静脈吻合(術)	portacaval shunt 門脈系の狭窄や閉塞によって血流が障害され、門脈圧が上昇した際に、門脈と下大静脈との間にシャント(短絡)をつくる手術
PCT	晩発性皮膚ポルフィリン症	porphyria cutanea tarda
PCT	近位尿細管	proximal convoluted tubule 腎小体のボウマン嚢から続く細長い管で、ヘンレのループまでの間の尿細管のこと
PCU	緩和ケア病棟	palliative care unit 最期まで自分らしく過ごすための場として、終末期にある患者に対して、苦痛を和らげるための緩和ケアを積極的に行う病棟
PCV	赤血球容積	packed cell volume
PCV	ペニシリンV(フェノキシメチルペニシリン)	penicillin-V (phenoxymethylpenicillin)

PCV	圧調節換気 pressure control ventilation　設定した気道内圧を設定した時間内に維持することで、従来の従圧式に比べて換気量を保つことができる人工呼吸器での換気法	
PCWP	肺毛細血管楔入圧 pulmonary capillary wedge pressure	
PD	膵頭十二指腸切除術 pancreaticoduodenectomy　膵頭部がんや胆管がん、十二指腸がんなどの際に、膵頭部、十二指腸、胆管、膵頭部周囲のリンパ節や神経を切除する	
PD	パニック障害 panic disorder　突然起こる動悸や発汗、頻脈、手足のふるえ、窒息感、胸部の不快感などともに、強い不安感に襲われること。恐怖症候群、不安障害ともいう	
PD	麻痺量 paralyzing dose	
PD	寄生虫密度 parasite density	
PD	パーキンソン病 Parkinson's disease　ドパミン産生が低下するために起こる錐体外路系の疾患。振戦や筋固縮、無動、動作緩慢、仮面様顔貌、小刻み歩行などがみられる	
PD	腹膜透析 peritoneal dialysis　腹膜を透析膜として利用し、腹腔内に注入した透析液の浸透圧較差によって体内の有毒物質、電解質、水分を除去する方法	
PD	人格障害 personality disorder	
PD	ピック病 Pick disease	
PD	冠状動脈下行枝 posterior descending coronary artery	
PD	体位ドレナージ postural drainage　呼吸理学療法の1つ。肺の分泌物貯留部位を高く、口側を低くする体位をとり、重力を利用して分泌物を口側に誘導・排痰を促す	
PD	(病気の)進行 progression disease	
PD	前立腺痛 prostatodynia	
PD	仮診断、暫定診断 provisional diagnosis	
PD	精神的うつ病 psychotic depression	
PD	肺疾患 pulmonary disease	
PD	瞳孔間距離 pupillary distance	
PDA	動脈管開存症 patent ductus arteriosus　胎生期にある動脈管が出生後も閉鎖せず、肺高血圧症を合併する先天性心奇形。ボタロー管開存症ともいう	

PDA-division	動脈管開存（ボタロー管）切断術　patent ductus arteriosus division
PDC	パーキンソン認知症複合　parkinsonism dementia complex　パーキンソニズム（振戦、筋固縮、無動、動作緩慢などのパーキンソン病の症状を呈する疾患）と認知症を主症状とする特異な神経変性疾患
PDD	広汎性発達障害　pervasive developmental disorder
PDD	一次性変性痴呆　primary degenerative dementia
PDE	運動時発作的呼吸困難　paroxysmal dyspnea on exertion
PDE	ホスホジエステラーゼ　phosphodiesterase
PDGF	血小板由来増殖因子　platelet-derived growth factor　組織が傷つくと血小板から放出され、細胞の遊走と増殖にかかわる因子。創傷治癒に関与する
PDHC	ピルビン酸脱水素酵素複合体　pyruvate dehydrogenase complex　ピルビン酸からアセチルCoAを生成する3つの酵素の複合体。ピルビン酸デヒドロゲナーゼ複合体とも呼ぶ
PDLL	未分化型リンパ性リンパ腫　poorly differentiated lymphocytic lymphoma
PDN	プレドニゾロン　prednisolone
PDR	増殖糖尿病網膜症　proliferative diabetic retinopathy　重症の糖尿病網膜症。網膜の新生血管は出血しやすく硝子体出血を起こし、急激な視力の低下がみられる。また網膜表面に増殖膜を形成し、網膜剥離（牽引性網膜剥離）を起こす
PDS	胎盤機能不全症候群　placental dysfunction syndrome　妊娠中に胎盤の機能が低下した状態　母体から胎児への胎盤を通じての栄養や酸素の供給不足となる。妊娠高血圧症候群や過期妊娠、常位胎盤早期剥離などが原因
PDT	光線力学療法　photo-dynamic therapy　網膜の中心部に異常が起きる加齢黄斑変性に対する治療法の1つ。網膜にレーザー光を照射し、原因である網膜の新生血管を塞ぐ
PE	汎小葉型肺気腫　panlobular emphysema
PE	部分てんかん　partial epilepsy
PE	心嚢貯留液　pericardial effusion

PE	身体検査	physical examination
PE	血漿交換	plasma exchange 血液を体外循環させて血球と血漿に分離し、有害物質を含んだ血漿を破棄する。失った血漿量を血液製剤で補い、体内に戻す治療法
PE	腟部びらん	Portio-erosion
PE	肺塞栓症	pulmonary embolism 血栓子や脂肪栓子、腫瘍栓子などが原因となって、肺血管系の循環が阻害される。下肢深部静脈血栓が原因となることが多く(約75%)、大腿や骨盤などの深部静脈にある血栓が、経静脈的に右心を通過し、肺動脈を閉塞する
PE	肺気腫	pulmonary emphysema 肺胞壁の破壊的変化によって呼吸細気管支、肺胞管、肺胞嚢(細葉)が異常に拡大。気管支炎、細気管支炎が原因となる。慢性閉塞性肺疾患(COPD)を引き起こす代表的疾患
PEA	超音波水晶体乳化吸引術	phaco-emulsification & aspiration
PEA	無脈性電気活動	pulseless electrical activity
PED	小児科	pediatrics
PEEP	呼気終末陽圧	positive end-expiratory pressure
PEF	最大呼気流量	peak expiratory flow
PEFR	最大呼気速度	peak expiratory flow rate
PEG	経皮内視鏡的胃瘻造設術	percutaneous endoscopic gastrostomy 嚥下障害のため経口摂取ができない患者に対して、腹壁と胃壁を通してチューブを胃内に入れて栄養を補給する
PEG	気脳撮影	pneumo-encephalography
PEI	リン酸排泄係数	phosphorus excretion index
PEIT	経皮的エタノール注入療法	percutaneous ethanol injection therapy 肝臓がんの治療法の1つ。エコー下で肝臓がんの位置を確認し、経皮的に腫瘍まで長い特殊な注射針を刺し、100%のエタノール液を注入して、がん細胞を壊死させる方法。エタノールは蛋白質を凝固させる作用がある

PEM	蛋白エネルギー栄養失調症　protein energy malnutrition　蛋白質やエネルギーの低栄養状態のこと。軽度、中等度、重度に分類（正常90〜110%、軽度85〜90%、中等度75〜85%、重度75%未満。体重が身長から期待される値に対しての割合）	
PEO	進行性外眼筋麻痺　progressive external ophthalmoplegia　ミトコンドリアの異常によって外眼筋が細くなり、眼球運動が障害される。ミトコンドリア病の代表的な症状	
PEP	色素沈着、浮腫、多発神経障害症候群　pigmentation, edema, polyneuropathy (syndrome)	
PEP	前駆出期　pre-ejection period	
PEP/(V)ET	心室前駆出期・駆出時間比　pre-ejection period/ventricular ejection time	
PER	最大駆出率　peak ejection rate	
PER	腹膜転移　peritoneum metastasis　腫瘍細胞が原発臓器・組織の漿膜や被膜を破り、腹腔内にまき散らされた状態。胃がんや卵巣がんに多くみられる（がん性腹膜炎）。播種性転移とも呼ばれる	
Pes	食道内圧　esophageal pressure	
PET	腹膜機能検査　peritoneal equilibration test	
PET	陽電子放出断層撮影　positron emission tomography	
PET	精神科救急チーム　psychiatry emergency team	
PF	弛緩部　pars flaccid	
PF	膝蓋大腿部　patellofemoral	
PF	呼気流量　peak flow	
PF	人格因子　personality factor	
PF	肺機能　pulmonary function	
PFA	卵管采周囲癒着　perifimbrial adhesion	
PFC	胎児循環遺残　persistent fetal circulation	
PFD	膵機能診断テスト　pancreatic function diagnosis　尿を用いた膵外分泌機能検査。診断薬であるPFDを投与し、膵外分泌酵素であるキモトリプシンが、どのくらいPFDを分解したかを調べる。基準値は70%以上	

PFFD	先天性大腿骨欠損 proximal femoral focal deficiency	
PFI	体力指数 physical fitness index	
PFJ、PF joint	膝蓋大腿関節 patellofemoral joint	
PFO	卵円孔開存 patent foramen ovale 胎生期では心房中隔に卵円孔があり、胎盤でガス交換が行われた血液は右房に入り、卵円孔を通って左房から左室を経て全身に送られる。出生とともに卵円孔は閉じるが、成人の15～20％には閉鎖不全がみられる	
PFR	最大充満速度 peak filling rate	
PFR	ピークフロー率 peak flow rate	
PFS	内圧尿流検査 pressure flow study 排尿時の下部尿路機能を評価する検査。カテーテルを膀胱内・直腸内に留置し、排尿筋圧（膀胱内圧－腹圧）と尿流率を同時に測定	
PFT	膵機能テスト pancreatic function test	
PFT	絵画・欲求不満テスト picture frustration test	
PFT	肺機能検査 pulmonary function test 呼吸生理機能検査。口から呼出・吸入する空気量をスパイロメータで測定する検査。肺気量や努力肺活量、フローボリューム曲線などの測定が行われる	
PG	予後 prognosis	
PG	プロスタグランジン prostaglandin 外傷や感染などによって細胞膜が傷害を受けると、細胞膜にあるリン脂質がアラキドン酸に変わり、シクロオキシゲナーゼの作用によってプロスタグランジンが産生され、疼痛物質による痛みの感受性を高める	
PG	壊疽性膿皮症 pyoderma gangraenosum	
PGA	多腺性自己免疫（症候群） polyglandular autoimmune (syndrome)	
PGE	原発性全般てんかん primary generalized epilepsy	
PGE 1	プロスタグランジンE1 prostaglandin E1	
PGL	持続性全身性リンパ節腫脹 persistent generalized lymphadenopathy	

PGR	精神皮膚電流反射	psychogalvanic reflex
PGTT	プレドニゾロンブドウ糖負荷試験	prednisolone glucose tolerance test
PGU	淋疾後尿道炎	postgonococcal urethritis
PH	既往歴 past history　現病歴：**PI**	
PH	個人歴	personal history
Ph	下咽頭	hypopharynx
PH	血漿交換	plasmapheresis
PH	門脈肝炎	portal hepatitis
pH	水素イオン指数　pondus hydrogenii　水素イオンのイオン指数。pH＜7の水溶液は酸性、pH＞7の水溶液はアルカリ性	
PH	前立腺肥大症　prostatic hypertrophy　加齢に伴う前立腺内腺の腺腫様過形成。50歳以降に多く発症し、排尿障害を起こす	
PH	肺高血圧症　pulmonary hypertension　肺疾患や左心疾患などが原因で、肺動脈圧が持続的に上昇した病態で5群に分類される。呼吸困難や息切れ、易疲労感、動悸や胸痛などの症状がみられる	
Ph 1	フィラデルフィア染色体　Philadelphia chromosome　染色体の9番と22番の相互転座の結果、9番のabl遺伝子部分と22番のbcr部分が結合して形成された異常な染色体	
PHA	固有肝動脈　proper hepatic artery　肝臓に動脈血を供給する血管。肝臓の下面にある肝門から門脈、リンパ管、左右の肝管、神経とともに肝臓内に入る	
PHC	光凝固	photocoagulation
PHC	プライマリヘルスケア	primary health care
PHC	原発性肝がん　primary hepatic carcinoma　肝細胞ががん化した肝細胞がんと胆管細胞ががん化した胆管細胞がんがある。C型肝炎ウイルスにより肝がんが最も多い	
PHIN	進行性肥厚性間質性神経炎　progressive hypertrophic interstitial neuritis	

PHN	帯状疱疹後神経痛	postherpetic neuralgia 水痘・帯状疱疹ウイルスの感染により発症した帯状疱疹の皮疹が消失し、治癒した後も続く痛み
PHN	保健師	public health nurse
PHP	原発性副甲状腺機能亢進症	primary hyperparathyroidism がんや過形成が原因で、副甲状腺ホルモンが過剰に分泌されている状態。骨病変、尿路結石、高カルシウム血症がみられる
PHP	偽性副甲状腺機能低下症	pseudohypoparathyroidism 副甲状腺ホルモンは分泌されているが、腎臓での副甲状腺ホルモンに対する反応が低下しているため、低カルシウム血症や高リン血症となる。痙攣やてんかん、テタニー発作などがみられる
PHT	フェニトイン	phenytoin 抗てんかん薬の1つ。意識・認識・情緒の障害や錯覚、幻覚、自動症などが出現する複雑部分発作（精神運動発作）に使用
PHT	門脈圧亢進症	portal hypertension 胃や腸、胆嚢、膵臓、脾臓からの静脈血は門脈に流入し、肝臓へ運ばれ、肝静脈から下大静脈へと注がれる。この門脈系の血流がうっ血や狭窄、閉塞などで阻止され、門脈圧が上昇した状態。肝硬変では血管の構造が破壊されるため、血液が通りにくくなる
Physiol	生理学	physiology
PI	血漿鉄	plasma iron 血漿中に含まれる鉄分
PI	現病歴	present illness 既往歴：**PH**
PI	肺動脈弁閉鎖不全(症)	pulmonary insufficiency 肺動脈弁の閉鎖が障害され、拡張期に肺動脈から右室へ血液が逆流する肺動脈弁の機能不全。肺高血圧症が原因。通常は無症状だが、重症例では肝腫大や下腿浮腫などの右心不全症状がみられる
PIB	部分的回腸バイパス術	partial ileal bypass
PIC	小児用人格調査表	personality inventory for children
PIC	ピシバニール	picibanil
PICA	後下小脳動脈	posterior inferior cerebellar artery 前下小脳動脈：**AICA**

PICC	末梢挿入中心静脈カテーテル	peripherally inserted central catheter 肘にある尺側皮静脈や橈側皮静脈、肘正中皮静脈などの末梢からカテーテルを挿入し、腋窩静脈、鎖骨下静脈を経由して上大静脈に先端を位置させる。挿入後の感染のリスクが少ない。「ピック」と呼ぶ
PICU	小児集中治療室	pediatric intensive care unit
PICU	周産期集中治療室	perinatal intensive care unit
PICU	精神科集中管理室	psychiatric intensive care unit
PID	骨盤内炎症性疾患	pelvic inflammatory disease トラコーマクラミジアによる性感染症。女性に発症。尿道炎や腟炎、子宮経管炎、子宮内膜炎、卵管炎、腹膜炎を起こす。骨盤腹膜炎ともいう
PID	椎間板ヘルニア	Protrusion of the Intervertebral Disk 加齢や運動などによって、椎間板（椎間円板）が外側に移動し、脊髄を圧迫するためにさまざまな症状が出現する。ほとんどが下部腰椎の2椎間に発生する（腰椎椎間板ヘルニア）
PIDR	血漿鉄消失率	plasma iron disappearance rate
PIE	好酸球肺浸潤症候群	pulmonary infiltration with eosinophilia syndrome 血液中の炎症細胞（白血球）の1つである好酸球が肺に浸潤する肺炎のこと。アレルギー性気管支肺アスペルギルス症や急性好酸球性肺炎、レフレル症候群、好酸球増加症候群などの疾患の総称
PIE	間質性肺気腫	pulmonary interstitial emphysema 肺胞から肺間質やリンパ管、胸膜下腔への空気の漏出。肺胞換気が障害されて重篤な呼吸器障害を呈する。空気漏出症候群の1つ
PIF	吸気流速	peak inspiratory flow
PIF	プロラクチン抑制因子	prolactin inhibiting factor 下垂体前葉から分泌されるプロラクチンを抑制する因子で視床下部より分泌される
Pig deg	網膜色素変性症	pigmentary degeneration
PIGN	感染後糸球体腎炎	postinfectious glomerulonephritis

PIH	妊娠高血圧症候群　pregnancy induced hypertension　妊娠20週以降、分娩後12週までに高血圧がみられる場合、または高血圧に尿蛋白を伴う場合のいずれかで、かつこれらの徴候が偶発合併症によらないもの。2004年に妊娠中毒症から改名された
PIH	原発性脳内出血　primary intracerebral hemorrhage　出血源のわからない脳内出血。代表的なものは高血圧性脳内出血
PIH	プロラクチン放出抑制ホルモン　prolactin-release inhibiting hormone　視床下部から分泌され、プロラクチンの分泌を抑制する
Pil	丸薬　pilula
PION	虚血性後部視神経ニューロパチー　posterior ischemic optic neuropathy
PIP	最大吸気圧　peak inspiratory pressure
PIP, PIPJ	近位指節間関節　proximal interphalangeal joint　指の関節のうち、指の根元に近い（＝近位）ほうの関節（指の第2関節）
PIPD	後下膵十二指腸動脈　posterior inferior pancreatic duodenal artery
PIPS	経皮的肝静脈門脈短絡術　percutaneous intrahepatic portosystemic shunt
PISP	ペニシリン低感受性肺炎球菌　penicillin insensitive resistant Streptococcus pneumonia　ペニシリンに耐性を獲得した肺炎球菌の1つ。耐性度により低感受性菌と耐性菌に分けられる
PIT (R)	血漿鉄交代（率）　plasma iron turnover
PIVKA-Ⅱ	ビタミンK欠乏誘導蛋白　protein induced by vitamin K absence or antagonist-Ⅱ　肝細胞がんや肝炎の腫瘍マーカーの1つ。血液凝固第Ⅱ因子のであるプロトロンビンの肝臓における生合成不全に由来する異常蛋白
P-J catheter	膵空腸吻合カテーテル　pancreatojejunostomy catheter
PK	膵臓がん　Pankreaskrebs　膵臓の膵管上皮細胞由来の悪性腫瘍。膵頭部がんが全体の2/3を占める

PK	前立腺がん　Prostatakrebs　前立腺の外腺に発生。腺がんが95〜98％を占める
PKC	フリクテン性角膜結膜炎　phlyctenular keratoconjunctivitis　ブドウ球菌や結核菌が原因で起きるアレルギー性の眼疾患。角膜縁に灰白色の小さな水泡ができ、その周辺が充血する
PKK	膵頭部がん　Pankreaskopfkrebs　膵臓の膵管上皮細胞由来の悪性腫瘍。胆嚢腫大、胆道系の拡張、閉塞性黄疸というクールボアジェ症候がみられる
PKU	フェニルケトン尿症　phenylketonuria　先天性代謝障害の1つ。フェニルアラニンが増加した状態が持続すると精神発達や運動発達の遅延する
PL	長掌筋　palmaris longus muscle
PL	光覚　perception of light
PL	リン脂質　phospholipid　リン酸エステル部位をもつ脂質のこと。細胞の表面を覆う膜は、リン脂質の2つの層から構成されている
pl	胸膜、肋膜　pleura
PL	後側壁枝　posterolateral artery branch
PL	プロラクチン　prolactin
PLAP	胎盤アルカリホスファターゼ　placental alkaline phosphatase
PLC	血管周囲リンパ球浸潤　perivascular lymphocytic cuffing
PLC	原発性肝がん　primary liver cancer　肝細胞ががん化した肝細胞がんと胆管細胞ががん化した胆管細胞がんがある。C型肝炎ウイルスにより肝がんが最も多い
PLE	胸膜転移　pleura metastasis　胸膜へのがん細胞の転移。乳がんのリンパ行性転移によるものが多い
PLE	多形日光疹　polymorphous light eruption　光線過敏症（日光アレルギー）にみられ、粟粒大の紅色丘疹が多発する皮膚症状
PLL	後縦靱帯　posterior longitudinal ligament
PLL	前リンパ球性白血病　prolymphocytic leukemia
PLS	長期間救命処置　prolonged life support

PLSVC	左上大静脈遺残症	persistent left superior vena cava
PLT	血小板	platelet 血球成分の1つ。血管の損傷に対して、止血の働きをする。巨核球の細胞質がちぎれてできた直径約2μmの小さな断片。基準値：15万〜40万/μL
PM	ペースメーカー	pacemaker 周期的に電位を発生し、心臓に拍動リズムをつくる洞結節のこと。周期的な電位を直接心臓に与えて、人工的に収縮のリズムをコントロールすることを人工ペースメーカー治療という
PM	乳頭筋	papillary muscle
PM	小発作	petit mal てんかんの発作の1つで、数十秒間にわたり意識がなくなる発作。一時的に動作を止めてじっとしていて、再びもとの動作に戻る　大発作：GM
PM	気縦隔（症）	pneumomediastinum
PM	多発性筋炎	polymyositis 膠原病の1つ。筋肉の無菌性の炎症を主徴とする自己免疫性疾患。骨格筋（横紋筋）の筋線維間にリンパ球や形質細胞、マクロファージなどの炎症性細胞の浸潤がみられる
pm	午後	post meridiem/afternoon　午前：am
PM	調整粉乳	powder milk
pm	固有筋層	proper muscle layer
PMA	進行性筋萎縮症	progressive muscular atrophy 四肢の骨格筋が進行性に脱力、萎縮を起す。運動神経の障害によって起きる神経原性萎縮と、筋肉の異常をきたす筋原性萎縮（筋ジストロフィー）に分けられる
PMB	閉経後出血	post menopausal bleeding
PMCT	経皮的マイクロ波凝固療法	percutaneous microwave coagulation therapy
PMD	原発性心筋症	primary myocardial disease
PMD	進行性筋ジストロフィー	progressive muscular dystrophy 骨格筋線維に変性と壊死が生じ、進行性の筋力低下が起こる遺伝性疾患。デュシェンヌ型、ベッカー型、福山型、肢体型、顔面肩甲上腕型に分類される
PMF	進行性塊状線維症	progressive massive fibrosis

PMH	純粋運動性片麻痺	pure motor hemiplegia
PMI	ペースメーカー植え込み術	pacemaker implantation ペースメーカー本体（ジェネレーター）とリードを皮下に埋め込む方法
PMI	術中心筋梗塞	perioperative myocardial infarction
PMI	最大拍動点	point of maximal impulse
PMI	後壁心筋梗塞	posterior myocardial infarction
PMI	心筋梗塞後症候群	post-myocardial infarction (syndrome) 心膜炎や胸膜炎が生じる　発症後2〜8週間の間に、心膜炎や胸膜炎が生じ、発熱や胸痛、胸膜摩擦音などがみられる
PMI	肺内ガス混合指数	pulmonary gas-mixing index
PML	僧帽弁後尖	posterior mitral leaflet
PML	進行性多巣性白質脳症	progressive multifocal leukoencephalopathy　JCウイルスによる遅発性ウイルス感染症で、免疫不全患者の脳の変性脱髄性疾患。悪性リンパ腫や白血病の化学療法を受けている患者や免疫抑制剤を受けている患者、臓器移植患者などにみられる
PMM-C flap	大胸筋皮弁	pectoralis major muscle cutaneous flap
PMN	多形核（好中性）白血病	polymorphonuclear (neutrophilic) leukocyte
PMP	患者管理問題	patient management problem
PMPO	閉経後卵巣腫大	postmenopausal palpable ovary
PMR	最高代謝率（寒冷時）	peak metabolic rate
PMR	リウマチ性多発筋痛症	polymyalgia rheumatica　高齢者に発症し、頸部や肩甲部、殿部、大腿部に自発痛や圧痛を生じる。関節痛はみられない。側頭動脈炎と関連する
PMR	体位性縮瞳反応	postural miosis reaction
PMS	閉経後症候群	postmenopausal syndrome
PMS	月経前症候群	premenopausal syndrome　月経前の3〜10日の高温期（黄体期）にみられる精神的・身体症状。情緒不安定や抑うつ、睡眠障害、頭痛や腹痛、むくみなどがみられる。月経開始とともに軽快・消失

PN	**静脈栄養法** parenteral nutrition　腸閉塞や難治性下痢、汎発性腹膜炎などによって、経腸栄養法が実施できない場合に選択される
PN	**結節性動脈周囲炎** periarteritis nodosa　病因や臨床症状、検査所見などの理由から、2005年に結節性多発動脈炎（PAN）と顕微鏡的多発血管炎（MPA）の2つに分離された
PN	**末梢神経** peripheral nerve
Pn	**肺炎** pneumonia
PN	**経過記録** progress notes
PN	**精神神経学** psychoneurologic
PN	**精神神経症の** psychoneurotic
PN	**腎盂腎炎** pyelonephritis　細菌感染によって引き起こされる腎盂および腎実質の炎症。細菌が尿路を逆行して侵入する上行性感染と、敗血症による血行性感染がある。発熱や膿尿、腰痛を伴う
PND	**発作性夜間呼吸困難** paroxysmal nocturnal dyspnea　就寝後数時間を経て発症する呼吸困難。重症の心不全などでは肺水腫を起こし、ガス交換が行われなくなり、横になっていても息苦しさが起こる
PND	**後鼻漏、鼻後方滴注（法）** postnasal drip
PNET	**原始神経外胚葉性腫瘍** primitive neuroectodermal tumor　大脳や松果体にできる腫瘍。胎生期に脳のもとになる細胞から発生すると考えられている。5歳以下に発症する小児脳腫瘍　ピーネットと呼ぶ
PNF	**固有受容性神経筋促進法** proprioceptive neuromuscular facilitation　身体の位置や運動の情報を伝える感覚受容器を刺激することによって、神経や筋の働きを高め、動きを容易にさせる治療法
PNH	**発作性夜間ヘモグロビン（血色素）尿症** paroxysmal nocturnal hemoglobinuria　赤血球が血管内で異常に早く破壊されて起こる溶血性貧血
PNI	**がん神経周囲浸潤** perineural invasion
PNI	**予後判定栄養指標** prognostic nutritional index

PNL	騒音レベル　perceived noise level
PNL	経皮的腎結石破砕術　percutaneous nephrolithotomy　腰部から腎臓までカテーテルを通し、内視鏡で腎臓内の大きな結石を確認しながら、超音波やレーザー、リソクラスター（砕石器）で結石を破砕する
PNMA	進行性神経性筋萎縮症　progressive neural muscular atrophy
PNO	進行性核性眼筋麻痺　progressive nuclear ophthalmoplegia
PNP	末梢神経障害　peripheral neuropathy
PNPB	陽陰圧呼吸法　positive negative pressure breathing
PNPV	（自動）陽陰圧呼吸装置　positive negative pressure ventilator
PNS	副交感神経系　parasympathetic nervous system　頸椎や仙骨から出ている自律神経。神経伝達物質としてアセチルコリンを放出　　交感神経系：**SNS**
PNS	経皮的腎瘻造設術　percutaneous nephrostomy
PNS	末梢神経系　peripheral nervous system　脳や脊髄（中枢神経系）で決定した情報を末端の細胞に伝えたり、末端からの情報を中枢神経に伝える役割を果たす。体性神経〔知覚（感覚）神経、運動神経〕と自律神経（交感神経、副交感神経）に分類される
Pnx	気胸　pneumothorax
PO	経口的（口から摂取する）　per os
PO	音階　phone order
Po	ポリープ　polyp
PO	術後　post operative
PO	人工心肺装置　pump-oxygenator
PO₂	酸素分圧　partial pressure of blood O_2
POA	原発性視神経萎縮　primary optic atrophy
POAG	原発性開放隅角緑内障　primary open angle glaucoma　緑内障の１つ。隅角の閉塞は起きないが、シュレム管周囲の線維に障害があり、眼圧が上昇する
POD	術後日　post operative day

POF	早発卵巣不全（早発閉経）	premature ovarian failure　40歳未満で無月経となり、高ゴナドトロピン性低エストロゲン血症となる
polio	急性灰白髄炎（ポリオ）	poliomyelitis anterior acuta　ポリオウイルスによる経口感染症。腸管の粘膜上皮細胞で増殖、局所リンパ節を経て中枢神経系に達する。運動神経細胞に感染し、細胞を破壊する。2類感染症
POM	運動痛	pain on motion
POMC	術後性上顎嚢胞	postoperative maxillary cyst
POMR	問題志向型診療録	problem oriented medical record　患者のもつ医療上の問題に焦点を当て、問題ごとに解決をはかるシステム（POS）における診療録
POPS	経口的膵管鏡検査	peroral pancreatoscopy
POS	問題思考型システム	problem-oriented system　患者のもつ医療上の問題に焦点を当て、問題ごとに解決をはかるシステム
Posm	血漿浸透圧	plasma osmolality
post	胃後壁	posterior wall stomach
POWZ	術後性頬部膿疱	postoperative Wangenzyste
PP	周期性四肢麻痺	periodic paralysis　発作性に四肢に筋力低下が起こり、数時間または数日持続し、回復する。骨格筋に発現するイオンチャネル遺伝子の異常による疾患
PP	血漿灌流	plasma perfusion
PP	血漿交換	plasmapheresis
PP	胎児先進部	presenting part
PP	初産	primipara　経産：**MP**
PP	進行麻痺	progressive paralysis
PP	基節骨	proximal phalanx
PP	脈圧	pulse pressure　動脈硬化の度合いをみる指標。収縮期血圧（最大血圧）と拡張期血圧（最小血圧）との差
PP	幽門形成術	pyloroplasty
PPB	陽圧呼吸	positive pressure breathing
PPC	段階別患者ケア	progressive patient care

PPD	精製ツベルクリン　purified protein derivative of tuberculin
PPDP	未熟児の持続性呼吸障害　persistent pulmonary dysfunction in premature infant
PPDR	前増殖糖尿病網膜症　preproliferative diabetic retinopathy　重症の糖尿病網膜症の前段階で、網膜血管が広い範囲で閉塞し、新生血管をつくり始める
PPF	血漿蛋白分解　plasma protein fraction
PPG	幽門輪温存胃切除術　pylorus-preserving gastrectomy　幽門輪は残し、病変を含めた胃を筒状に切除する方法
PPH	分娩後出血　post partum hemorrhage
PPH	下垂体後葉ホルモン　posterior pituitary hormone　視床下部の神経細胞で合成され、下垂体後葉から血液中に分泌されるホルモン。抗利尿ホルモンやオキシトシンがある
PPH	原発性肺高血圧症　primary pulmonary hypertension　心臓の右室から肺に血液を送る肺動脈の血圧が高くなり、心臓と肺の機能に障害をもたらす病態。2009年に肺動脈性肺高血圧症 (PAH) に名称変更となった
PPHN	新生児遷延性肺高血圧症　persistent pulmonary hypertension of newborn　正期産児や過期産児に生じる肺血管系の障害。肺の血管が収縮を起こし、肺血管抵抗が高く維持されるため肺高血圧症が生じ、低酸素血症を呈する疾患
PPHP	偽性副甲状腺機能低下症　pseudopseudohypoparathyroidism　父親に由来する遺伝子変異の場合のこと。母親に由来する遺伝子変異の場合は偽性副甲状腺機能低下症 (PHP) と呼ぶ
PPI	プロトンポンプ阻害薬　proton pump inhibitor　胃の壁細胞にあるプロトンポンプから胃酸が分泌されるが、そこに直接作用して胃酸の分泌を抑える薬物
ppm	百万分量単位中の絶対数　parts per million
PPN	末梢静脈栄養　peripheral parenteral nutrition　末梢静脈内にカテーテルを挿入し、輸液を投与する方法　中心静脈栄養：IVH
PPP	口蓋咽頭形成 (術)　palatopharyngoplasty
PPP	前脛骨部色素斑　pigmented pretibial patches

PPP	妊娠性搔痒性丘疹	pruritic papules of pregnancy
PPP	仮性早熟	pseudoprecocious puberty
PPP	掌蹠膿疱症	pustulosis palmaris et plantaris　無菌性の膿疱が手のひらや足のうらに数多くみられる、難治性の慢性炎症性疾患
PPPD	幽門輪温存膵頭十二指腸切除術	pylorus-preserving pancreato duodenectomy　膵頭部がんや胆管がん、十二指腸がんなどで行われる術式の１つ。胃と胃の出口の幽門輪、十二指腸を２〜３cm程度を温存し、膵頭十二指腸に加え広範囲を切除する
PPRF	傍正中橋網様体	paramedian pontine reticular formation
PPS	発痛物質	pain producing substance
PPS	末梢性肺動脈狭窄	peripheral pulmonary stenosis
PPS	ポリオ後症候群	postpolio syndrome　ポリオウイルス感染により運動麻痺を生じた後、数十年後に症状が悪化したり、筋萎縮や疲労感、息切れ、嚥下障害などの身体症状が出現する
PPS	包括支払い方式	prospective payment system　治療内容や治療期間にかかわらず一定の費用を支払うこと。現在では、DPC（診断群別包括支払方法）が導入されている
PPS	純型肺動脈弁狭窄症	pure pulmonary stenosis
PPSM	掌蹠爪下黒色腫	plantar-palmar-subungual melanoma
PPT	血漿プロトロンビン時間	plasma prothrombin time
Ppt	沈殿物	precipitate
PPV	色素血管母斑症	phacomatosis pigmento vascularis　メラノサイト系の母斑と色素性母斑（真皮毛細血管の限局性拡張の血管奇形）が合併し、一部で両者が互いに重なり合う非遺伝性疾患
PPV	陽圧換気	positive pressure ventilation
PPV	陽性的中率	positive predictive value　検査で陽性反応が出た人なかで、実際に罹患している人の割合
PQ	房室伝導時間	atrio-ventricular conduction (time)　心電図でみられるP波の開始（心房の興奮開始）から、QRS波の開始（心室の興奮開始）までの時間。心房・心室間（房室間）の

		時間差を反映、各心拍で一定なのが正常
PR		部分奏功　partial response
Pr		老視　presbyopia
PR		肺動脈弁逆流（症）　pulmonary regurgitation
PR		肺動脈弁閉鎖不全　pulmonic regurgitation　肺動脈弁が閉鎖できず、拡張期に肺動脈から右室へ血液が逆流する疾患。感染性心内膜炎などによる肺動脈弁の器質的変化や血流量を増加させる疾患によるものがある
PR		脈拍数　pulse rate　体表から触知することができる動脈の拍動。心臓から拍出された血液が大動脈壁を拡張し、拡張した大動脈壁の弾性による振動で発生する。基準値：成人70～80回/分
PRA		血漿レニン活性　plasma renin activity　免疫血清検査の1つ。腎臓で産生される酵素であるレニンは、体液を保持し、血圧を維持するシステムを担う。測定により亢進・抑制により二次性高血圧の診断ができる。基準値：0.5～2.0ng/mL/時
PRC		濃縮赤血球　packed red cell
PRC		血漿レニン濃度　plasma renin concentration
PRCA		純赤血球性貧血　pure red cell anaemia
PRCA		赤芽球癆　pure red cell aplasia　正球性正色素性貧血と網赤血球、骨髄赤芽球が著しく減少する造血器疾患。赤血球系のみが減少する重症の貧血
PRE		漸増抵抗運動　progressive resistive exercise
preg		妊娠　pregnancy
pre-medi		前投薬　preanesthetic medication
PRF		プロラクチン放出因子　prolactin-releasing factor　脳下垂体前葉ホルモンの放出を促進する化学物質
PRIND		遷延性可逆性虚血性神経障害　prolonged reversible ischemic neurological deficits
PRK		レーザー屈折矯正角膜切除術　photorefractive keratectomy　角膜表面からエキシマレーザーを照射して、角膜の上皮を除去して屈折矯正を行う手術法

PRL	プロラクチン prolactin 下垂体前葉において生成され、分泌されるホルモン。乳腺の発育と乳汁産生を行い、乳汁分泌を促す
PRN	多発神経炎 polyradiculoneuritis
prn	患者の状況によって／必要に応じて pro re nata
PROM	前期破水 premature rupture of membranes 陣痛が発来する前に破水するもの。妊娠37週以降の前期破水では、半日以内に陣痛が発来する。絨毛膜羊膜炎が原因
PROMM	近位筋緊張性筋障害 proximal myotonic myopathy
PROST	体外受精卵管内移植 pronuclear stage tubal transfer
PRP	汎網膜光凝固 panretinal photocoagulation 中心窩以外の網膜の全体にレーザー光を当て、網膜を焼き固める治療法。新生血管が発生を予防する
PRP	多血小板血漿 platelet rich plasma
PRP	ダブルプロダクト（心拍数×収縮期血圧） pressure rate product
PRP	進行性風疹性全脳炎 progressive rubella panencephalitis
PRRF	腎後性腎不全 postrenal renal failure
PRS	人格評点スケール personality rating scale
PRSP	ペニシリン耐性肺炎球菌 penicillin-resistant Streptoccus pneumoniae 口腔や上気道に常在する肺炎球菌が、抗生物質であるペニシリンに耐性を獲得したもの。健常者の場合、通常は無症状である
PRT	振子様回転検査 pendular rotation test
PS test	パンクレオザイミン・セクレチン試験 pancreozymin-secrctin test
PS	逆説睡眠 paradoxical sleep レム睡眠のこと。いちばん覚せいしにくい状態。外見上は寝ているのに、脳は覚せい状態（急速眼球運動など）にあるため、"逆説"睡眠と呼ばれる
PS	患者血清 patient serum
PS	光刺激 photic stimulation
PS	収縮期圧 pressure systolic
PS	精神医学の psychiatric

PS	肺動脈(弁)狭窄症	pulmonary stenosis
PS	幽門狭窄症	pyloric stenosis
PS	外傷初期診療手順の1つ　primary survey　生理学的評価により蘇生を必要とする病態を検索する	
PSA	前立腺特異抗原　prostate specific antigen　前立腺がんの腫瘍マーカーの1つ。ヒト前立腺組織から抽出された糖蛋白	
PSAGN	急性溶血性レンサ球菌感染後糸球体腎炎　poststreptococcal acute glomerulonephritis　急性扁桃炎や化膿性膿痂疹などA群β溶血性レンサ球菌(溶レン菌)の感染が原因となって発症する急性の糸球体腎炎	
PSC	後嚢下白内障　posterior subcapsular cataract　水晶体の後ろ側(後嚢)の皮質が濁る白内障。急激に視力が低下する	
PSC	原発性硬化性胆管炎　primary sclerosing cholangitis　肝臓の内外での胆管に進行性の慢性炎症が生じ、線維性狭窄が起こり、肝硬変や肝不全に至る疾患	
PSD	心身症　psychosomatic diseases　身体症状を主とし、その診断や治療には心理的因子についての配慮が必要な疾患。身体症状には、気管支喘息や消化性潰瘍、不整脈、心悸亢進、神経痛、月経不順などがある	
PSE	部分的脾動脈塞栓術　partial splenic embolization　大腿動脈よりカテーテルを挿入し、脾動脈の分枝に塞栓物質(ゼラチンスポンジやコイル)を留置し、脾臓への血流を改善する。門脈圧の改善や血小板の増加、静脈瘤の縮小が目的	
PSE	現在症検査　present state examination	
PSE	進行性対称性紅斑角皮症　progressive symmetric erythrokeratodermia	
PSG	睡眠脳波検査　polysomnogram	
PSH	肩関節周囲炎　periarthritis scapulohumerals　肩関節の周辺にみられる炎症性疾患。運動痛や自発痛、関節の運動制限などの症状。四十肩、五十肩とも呼ばれる	
PSH	脊髄麻酔後頭痛　post spinal headache	

PSL	プレドニゾロン　prednisolone　副腎皮質ホルモン剤で、抗炎症作用や止血作用、免疫抑制作用、抗好酸球作用、蘇生作用などがある
PSM	前収縮期雑音　presystolic murmur
PSMA	進行性脊髄性筋萎縮症　progressive spinal muscular atrophy
PSN	副交感神経　parasympathetic nervous　頚椎や仙骨から出ている自律神経。神経伝達物質としてアセチルコリンを放出　交感神経：**SNS**
PSO	尋常性乾癬　psoriasis vulgaris　境界が鮮明で隆起した紅斑があり、その上に厚い銀白色の隣接が付着する皮疹。点状から手掌大のさまざまな形状がある。鱗屑を剥がすと点状出血がみられる
PSP	進行性核上性麻痺　progressive supranuclear palsy
PSp	偽妊娠　pseudopregnancy
PSP	フェノールスルホンフタレイン排泄試験　phenolsulfonphthalein (test)
PSR	膝蓋腱反射　patellar sehnen-reflex
PSR	陽性支持反射　positive supporting reflex
PSR	肺動脈弁狭窄兼閉鎖不全症　pulmonary stenosis and regurgitation
PSS	生理食塩液　physiological saline solution
PSS	進行性全身性強皮症　progressive systemic sclerosis
PSSP	ペニシリン感受性肺炎球菌　penicillin sensitive Streptococcus pneumoniae　ペニシリンの薬剤感受性判定により分類された肺炎球菌の１つ
PSTT	胎盤着床部絨毛性腫瘍　placental site trophoblastic tumor
PSV	圧支持換気法　pressure support ventilation　人工呼吸器のモードの１つ。呼吸数は設定せず、患者の自発呼吸に合わせて吸気時に呼吸回路に陽圧をかける換気法。患者の呼吸に対して一定の気道内圧を保てるよう補助する
PSVT	発作性上室性頻拍　paroxysmal supraventricular tachycardia　上室が原因の頻拍で、洞調律の状態から突然、発作的に発症する。150〜200回/分の頻拍

PSW	精神科ソーシャルワーカー	psychiatric social worker　精神保健福祉士。精神障害者やその家族の生活相談などを受けたり、社会復帰に向けた助言や指導を行う
Psy	精神医学、精神科	psychiatry
PT	発作性頻脈	paroxysmal tachycardia
PT	緊張部	pars tensa
Pt	患者	patient　　外来患者：**OP**
PT	打診音	percussion tone
PT	理学療法士	physical therapist　リハビリテーションの専門職種の1つ。医師の指示のもと、基本的動作能力の回復のために治療体操などの理学療法を行う　作業療法士：**OT**
PT	理学療法	physical therapy　身体に障害のある者に対し、主としてその基本的動作能力の回復をはかるため、治療体操その他の運動を行なわせ、および電気刺激、マッサージ、温熱その他の物理的手段を加えること
PT	プロトロンビン時間	prothrombin time　血液検査の1つで、凝固第Ⅰ、Ⅱ、Ⅴ、Ⅶ、Ⅹ因子の総合的活性を反映する。血漿にPT試薬を加え、フィブリンが析出するまでの時間を測定する
PT	錐体路	pyramidal tract
PTA	経皮的血管形成術	percutaneous transluminal angioplasty　血管内にバルーンカテーテルを挿入し、血管の狭窄や閉塞部で膨らませて血管を拡張させ、血流の確保・再開をさせる治療法。主に下肢の動脈や透析患者のシャントの狭窄部位に行う
PTA	扁桃周囲膿瘍	peritonsillar abscess　急性扁桃炎から急速に炎症が口蓋扁桃の周囲に及び、さらに膿瘍を形成する病態。耳への放散痛や開口障害、高度な嚥下痛、高熱、倦怠感などの症状がみられる
PTA	卵管周囲癒着	peritubal adhesion
PTA	総動脈幹遺残	persistent truncus arteriosus
PTA	外傷後健忘	post traumatic amnesia　脳震盪や重度な頭部外傷の受傷後に、日常的な出来事や過去の一定時間内の出来事を追想できないこと

PTA ▶▶▶

PTA	**純音聴力検査** pure tone audiometry 聴力検査の1つ。音の聴こえるレベル（大きさ）を左右別々に評価する
PTAD	**経皮経肝膿瘍ドレナージ** percutaneous transhepatic abscess drainage
PTB	**膝蓋腱支持装具** patellar tendon bearing
PTBD	**経皮経肝胆道ドレナージ** percutaneous transhepatic biliary drainage 閉塞を起こした胆道によって閉塞性黄疸をきたした際に、PTC（経皮経肝胆道造影）の手技を応用して、胆管内にチューブを挿入し、胆汁を排出させる方法
PTC	**経皮経肝胆管造影** percutaneous transhepatic cholangiography X線下で右側胸部または前腹壁から経皮的に肝内胆管を穿刺して造影剤を注入し、胆道系を造影する方法
PTCA	**経皮的冠動脈形成術** percutaneous transluminal coronary angioplasty 心臓カテーテル治療（冠動脈インターベンション）の1つ。バルーンの付いたカテーテルを大動脈から挿入し、冠動脈狭窄部に送り込み、バルーンを膨らませて狭窄部を拡張して血液の循環を改善する
PTCD	**経皮経肝胆管ドレナージ** percutaneous transhepatic cholangiodrainage 閉塞を起こした胆道によって閉塞性黄疸をきたした際に、PTC（経皮経肝胆道造影）の手技を応用して、胆管内にチューブを挿入し、胆汁を排出させる方法
PTCL	**経皮経肝胆道鏡下切石術** percutaneous transhepatic cholangioscopic lithotomy 経皮経肝胆道ドレナージが行われた際に、その瘻孔を拡張して胆道鏡下で肝内胆石を粉砕する
PTCR	**経皮冠動脈血栓溶解療法** percutaneous transluminal coronary recanalization
PTCS	**経皮経肝胆道鏡検査** percutaneous transhepatic cholangioscopy 胆石症の検査法の1つ。肝内胆管を針で穿刺し、そのルートを利用してチューブを胆管内に留置し、胆道鏡を挿入して観察する
PTD	**存続絨毛症** persistent trophoblastic disease

PTE	肺血栓塞栓症	pulmonary thromboembolism　静脈や心臓内で形成された血栓が急激に肺血管を閉塞することで起こる疾患。約90％以上の血栓は、下肢または骨盤内の深部静脈血栓症による
PTEG	経皮的経食道胃管挿入術	percutaneous trans-esophageal gastro-tubing　ピーテグと呼ぶ。左鎖骨上、数cm付近の頸部食道に超音波と透視で確認しながら食道瘻を作成。そこに長いチューブを留置して、先端を胃に開孔させる手術
PTG	上皮小体	parathyroid gland
PTG	気体眼圧計	pneumatic tonography
PTGBD	経皮経肝胆囊ドレナージ	percutaneous transhepatic gallbladder drainage　エコーガイド下で、皮膚の上から肝臓を通して胆囊内に針を刺し、チューブを挿入して胆囊内にたまった胆汁を排出させる
PTH	副甲状腺ホルモン	parathyroid hormone　副甲状腺から分泌されるホルモンで、血中カルシウムの濃度を調整する。パラソルモン、上皮小体ホルモンとも呼ばれる　甲状腺ホルモン：TH
PTH	輸血後肝炎	post-transfusion hepatitis
PTK	治療的レーザー角膜切除術	phototherapeutic keratectomy
PTL	切迫早産	preterm labor
PTMC	経皮経静脈僧帽弁交連切開術	percutaneous transvenous mitral commissurotomy
PTN	錐体路ニューロン	pyramidal tract neuron
PTO	経皮経肝的塞栓術	percutaneous transhepatic obliteration　胃静脈瘤または門脈-大循環シャントを伴う肝性脳症に対して、X線透視下で静脈瘤の原因となる血液の流入路を金属コイルや硬化剤で詰めて閉鎖する術式
PTP	経皮経肝門脈造影	percutaneous transhepatic portography　エコーガイド下に経皮的に肝臓内の門脈に穿刺針を挿入して肝内門脈枝内に造影剤を注入し、造影する方法
PTPA	後視床穿通動脈	posterior thalamoperforating arteries

PTPE	**経皮経肝門脈塞栓術** percutaneous transhepatic portal embolization　エコーガイド下に経皮的に肝臓内の門脈に穿刺針を挿入して、塞栓物質（ゼラチンスポンジ、エタノール、金属コイルなど）を注入して、門脈を閉塞させる治療法
PTR	**膝蓋腱反射** patellar tendon reflex　足裏が地面につかない状態でいすに座り、膝蓋骨の下部を叩くと大腿四頭筋が反射的に収縮して、膝が伸びる現象。脚気や末梢神経炎などでは減弱・消失する
PTR	**肺動脈弁置換術** pulmonary valve replacement
PTRA	**経皮的腎動脈形成術** percutaneous transluminal renal angioplasty
PTSD	**心的外傷性ストレス障害** post traumatic stress disorder　生命の危機に直結するような災害や事故、外傷的な出来事や暴力行為などを体験した後、過去のトラウマ体験が現在も続いているかのように、心理的に不安定な状態をいう
PTT	**部分トロンボプラスチン時間** partial thromboplastin time
PTT	**膝蓋腱移行術** patellar tendon transfer
PTT	**光毒性治療法** photo-toxic therapy
PTX	**副甲状腺全摘出術** parathyroidectomy　副甲状腺機能亢進症の患者に行われる副甲状腺（上皮小体）の摘出術。4つある副甲状腺のうち1つが腺腫になる場合が約80～90％だが、4つとも過形成となるのは約10～15％
PTX	**百日咳毒素** pertussis toxin
PTX	**気胸** pneumothorax　胸壁（壁側胸膜）または臓側胸膜が破壊され、胸腔内に空気が入り、肺が萎縮した状態。自然気胸、外傷性・医原性気胸に区分される
PU	**消化性潰瘍** peptic ulcer　ヘリコバクター・ピロリの感染またはNSAIDの服用により発症する潰瘍。胃潰瘍は胃角部小彎に、十二指腸潰瘍は十二指腸球部前壁に好発する。胃・十二指腸潰瘍ともいう
PUA	**原発不明がん** primary unknown adenocarcinoma　転移巣は判明しているものの、発生した臓器（原発巣）がわからないがんのこと

PUJ	腎盂尿細管移行部	pelvic-ureteral junction
PUPPP	妊娠性搔痒性蕁麻疹様丘疹瘙局症	pruritic urticarial papules and plaques of pregnancy
Pur	プリン体 purine	核酸の構成成分。代謝により尿酸となる
PUVA	ソラレン紫外線療法	psoralen ultraviolet A therapy
PV	尋常性天疱瘡 pemphigus vulgaris	30〜60歳に好発する自己免疫性の水疱性皮膚疾患。重層扁平上皮細胞(ケラチノサイト)の相互接着が障害され、表皮内に水泡が生じる
PV	血漿量	plasma volume
PV	真性多血症	polycythemia vera
PV	門脈静脈	portal vein
PV	肺動脈弁	pulmonary valve
PV	肺静脈 pulmonary vein	肺動脈:**PA**
PVC	心室性期外収縮 premature ventricular contraction	心室の収縮が心臓の正常な収縮周期より早く起こること。心電図では先行するP波を伴わないQRS波が出現する
PVC	肺静脈うっ血	pulmonary venous congestion
PVD	末梢血管疾患	peripheral vascular disease
PVD	後部硝子体剥離 posterior vitreous detachment	硝子体と網膜の間に隙間ができ、硝子体を包む薄い膜(後部硝子体皮質)が網膜から分離した状態。飛蚊症の原因
PVE	人工弁感染性心内膜炎 prosthetic valve endocarditis	弁置換術後、1年以内の患者の2〜3％に生じる。抗菌薬剤耐性の微生物による術中の汚染が原因
PVF	門脈血流量	portal venous flow
PVFS	ウイルス感染後疲労症候群 postviral fatigue syndrome	原因不明の疲労が6か月以上の長期間にわたって続く状態。慢性疲労症候群ともいう
PVG	気脳室撮影	pneumo-ventriculography
PVI	圧・容積指標	pressure-volume index
PVL	脳室周囲白質軟化症	periventricular leukomalacia
PVN	末梢静脈栄養 peripheral venous nutrition	中心静脈栄養:**IVH**

PVN	陰性反応的中度	predictive value of negative test
PVO	肺静脈閉塞	pulmonary venous obstruction
PVOD	肺血管閉塞性病変	pulmonary vascular obstructive disease
PVOV	肺動脈弁開放速度	pulmonic valve opening velocity
PVP	末梢静脈圧	peripheral venous pressure　中心静脈圧：CVP
PVP	陽性反応的中度	predictive value of positive test
PVR	末梢血管抵抗	peripheral vascular resistance　血圧を調節する因子の1つ（血圧＝心拍出量×末梢血管抵抗）。末梢動脈で血液がスムーズに流れない抵抗のこと。血管壁のむくみや動脈硬化による狭窄などが原因
PVR	排尿後残尿量	postvoid residual urine volume
PVR	圧・容積関係	pressure-volume relationship
PVR	圧・容積反応	pressure-volume response
PVR	増殖硝子体網膜症	proliferative vitreoretinopathy　網膜色素上皮細胞から神経網膜が剥がれている網膜剥離や、新生血管により網膜の上に増殖膜ができる糖尿病網膜症が原因
PVR	肺動脈弁置換術	pulmonary valve replacement
PVR	肺血管抵抗	pulmonary vascular resistance
PVS	遷延性植物状態	persystent vegitative state
PVS	色素性絨毛結節性滑膜炎	pigmented villonodular synovitis　膝関節にある滑膜の組織が異常に増殖し、絨毛状または結節状の腫瘤をきたし、出血を繰り返す疾患
P-V shunt	腹腔-静脈短絡術	peritoneo-venous shunt
PVT	発作性心室性頻拍	paroxysmal ventricular tachycardia
PVT	門脈血栓症	portal vein thrombosis　肝内外の門脈が血栓により閉塞され、門脈圧亢進症やショックなどを呈する病態
PWB	部分荷重	partial weight-bearing
PWBC	末梢血白血球	peripheral white blood cells
Px	気胸	pneumothorax
PZA	ピラジナミド（ピラマイド）	pyrazinamide

Q

QC	(血清値の)精度管理　quality control　検体の測定結果の正確性や精密性を確認し、保証するための管理・判断の仕組み
QCA	定量的冠状動脈造影(法)　quantitative coronary arteriography　冠動脈造影を用いて冠動脈の径や長さをコンピュータで解析する方法。心臓カテーテル治療でのデバイスサイズの決定になどに用いられている
QCT	定量的CT法　quantitative computed tomography
qdx	二倍量　quantities duplex
qh	毎時　quaque hora
qid	1日4回　quater in die　1日2回：**b.d**、1日3回：**tid**
Qm	毎朝　every morning / quaque mane
Qn	毎夜　enery night / quaque nocte
QNS	量不足　quantity not sufficient
QOD	隔日に　quaque die
QOL	生命の質、生活の質　quality of life　日常生活において、身体的、精神的、社会的に充実し、生き甲斐をもった過ごし方ができる状態
qp	任意の量　quantum placet
QPA	肺動脈血流量　pulmonary arterial flow
Qp/Qs	肺/体血流比　pulmonary/somatic arterial flow ratio
QR	正量　quantum rectum
Qs	十分量/適量　quantum sufficiat
QS	シャント血流量　shunt flow
QSE	大腿四頭筋セッティング運動　quadriceps setting exercise
QS/QT	肺シャント率　right to left shunt ratio
Qt	心拍出量　total blood flow
Q-test	クエッケンシュテット検査　Queckenstedt test
Q2h	2時間毎　every two hours
quad id	1日4回　quater in die
Qw	毎週　every week

R

R	耐性、抵抗力　resistance	
R	呼吸、呼吸数　respiration	
R	右　right　　左：L	
RA	橈骨動脈　radial artery	
RA	不応性貧血　refractory anemia　造血幹細胞に異常が生じ、赤血球、白血球、血小板のすべての血球の十分な量がつくられず、血球減少を起こす。また、造血幹細胞からつくられた血球の形態も異常であるため、骨髄異形成症候群という名称が一般的に用いられる	
RA	安静時狭心症　rest angina　身体を動かさずに安静にしているときに狭心症の発作が起こり、冠攣縮性狭心症ともよばれる。痛い、圧迫される、締めつけられる、などの胸痛の他、胃痛や吐き気、のどの圧迫感、背中や左肩の痛み、歯の痛みなどが現れる	
RA	関節リウマチ　rheumatoid arthritis　免疫の異常によって関節に炎症が起こる疾患。発症初期は関節腔にある滑膜の炎症のみだが、進行すると関節軟骨・骨の破壊が起こり、関節は変形、脱臼し、骨性強直によって可動性を失う。血管炎や心外膜炎、皮下結節、肺線維症などを伴うこともある	
RA	右心房　right atrium　　左心房：LA	
RAA	右心耳　right atrial appendage	
RAAS	レニン・アンギオテンシン・アルドステロン系　renin-angiotensin-aldosterone system　血圧の調節にかかわるホルモン系のこと。腎臓の傍糸球体細胞から分泌されたレニンは、血漿中のアンジオテンシノーゲンをアンジオテンシンⅠ（AⅠ）に変換させる。AⅠは、アンジオテンシン変換酵素（ACE）によってアンジオテンシンⅡ（AⅡ）に変換される。AⅡはアルドステロンを副腎皮質より分泌させたり、血管収縮に作用する	
RAD	右軸偏位　right axis deviation　　心臓内の電気の流れ（心室興奮）は、右上から左下に向かう。右軸偏位とは電気の流れが右側に偏って流れることをいう　　左軸偏位：LAD	

Rad DX	放射線学的診断　radio-logical-diagnosis
rad op	根治手術　radical operation
RAEB	芽球増加性不応性貧血　refractory anemia with excess of blasts　骨髄異形成症候群の1つ。骨髄と末梢血中に存在する芽球（未熟な血液細胞）の割合が5〜20％の不応性貧血のこと
RAG	腎動脈造影(法)　renal arteriography　腎動脈に造影剤を注入してX線撮影する検査。腎血管性高血圧や腎動(静)脈血栓、腎腫瘍の診断に用いる
RAH	右心房肥大　right atrial hypertrophy
RAHA	関節リウマチ赤血球凝集(試験)　rheumatoid arthritis hemagglutination(test)　血清中のリウマトイド因子(RF)の検出法の1つ
RAI	放射性ヨード　radio active iodine
RAIU	放射性ヨード摂取率試験　radioactive iodine uptake test　カプセルの放射性ヨードを摂取し、一定時間の経過後に甲状腺が取り込んだヨードの摂取率を計測し、甲状腺の機能を調べる検査。甲状腺機能亢進症や甲状腺機能低下症の診断、甲状腺腫や破壊性甲状腺炎などの鑑別診断に用いる
RAO	右斜位　right anterior oblique
RAP	腎動脈圧　renal artery pressure
RAP	右心房圧　right atrial pressure　収縮期圧では2〜14mmHg、拡張期圧では−2〜6mmHgが平均的な値である
rapid ACTH test	迅速ACTH試験
RARS	環状鉄芽球を伴う不応性貧血　refractory anemia with ring sideroblast　骨髄異形成症候群の1つ。赤芽球系の異形成のみで、赤芽球に占める環状鉄芽球が15％以上、芽球が5％未満。鉄芽球性貧血とも呼ばれる
RAS	再発性アフタ性口内炎　recurrent aphthous stomatitis
RAS	腎動脈狭窄　renal artery stenosis
RAS	レニン・アンギオテンシン系　renin angiotensin system

RAST	**放射性アレルゲン吸着試験** radioallergosorbent test アレルゲンを特定するための血液検査の1つ。放射性アイソトープを用いて、アレルゲンと特異的に結合するIgE抗体の量を測定する
Raw	**気道抵抗** airway resistance
RB	**レギュラーベベル** regular bevel 針先の形状が鋭角（12°）になっている針。皮下注射や筋肉注射に使用する ショートベベル：**SB**（18°）
RB	**腎生検** renal biopsy バネを内蔵した小器具にTru-Cut型の針を装着して行う方法。超音波ガイド下で、腎生検針（バネのついた二重構造の針）を挿入し腎臓の組織を採取して、顕微鏡で調べる検査。微少変化型ネフローゼ症候群、巣状糸球体硬化症、膜性腎症、膜性増殖性糸球体腎炎などの診断に役立つ
RB	**網様体** reticular body
RB	**網膜芽細胞腫** retinoblastoma 網膜に発症する悪性腫瘍で、乳幼児に好発する。約10～30％は常染色体優性遺伝で、両目に発症する場合は10～30％。白色瞳孔や斜視、角膜混濁、結膜充血、散瞳などの症状がみられる
RB	**リーメンビューゲル（先天性股関節脱臼治療用装具）** Riemenbügel pelvik harnessとも呼ばれる
RBBB	**右脚ブロック** right bundle branch block 心臓の刺激伝導系のうち、右脚で興奮伝導異常が起きている状態。心電図でQRS波の幅が0.10～0.12秒までを不完全右脚ブロック、0.12秒以上を完全右脚ブロックという 左脚ブロック：**LBBB**
RBC	**赤血球（数）** red blood cell（count） 血液成分の1つ。直径約7～8μmの円板状で、中心付近が薄くなっており、核はなく、細胞質だけの細胞。細胞内のヘモグロビン（血色素）によって酸素を体内に供給し、体内で発生した二酸化炭素を肺で放出するガス交換を行う。 男性：4.27～5.70（10×106μL）、女性：3.76～5.00（10×106μL）が基準値 白血球：**WBC**

RBF	腎血流量	renal blood flow　1分間に腎臓を通過する血液量。成人の腎血流量は約800〜1,200mL/分。心拍出量の20〜25%にあたる
RC	呼吸中枢	respiratory center　脳幹の最下部に位置する延髄にあり、呼吸をつかさどる。大動脈弓と、総頸動脈が内頸動脈と外頸動脈に分岐するポイントにある化学受容器（大動脈小体、頸動脈小体）からの情報で調節されている
RC	呼吸性補正	respiratory compensation
R ca	直腸がん	rectal cancer
RCA	右結腸動脈	right colic artery
RCA	右冠動脈	right coronary artery　心臓に酸素と栄養素を供給する動脈の1つ。洞結節や房室結節、右心室、心臓の後壁や下壁を栄養する　左冠動脈：**LCA**、左回旋枝：**LCX**
rCBF	局所脳血流量	regional cerebral blood flow　脳の正常な活動を維持するために必要な脳血流量を調べることで、脳血管障害の診断や病態を把握。133Xe空気混合ガスを吸入後、局所脳血流測定装置を用いて測定する
RCC	赤血球濃厚液	red cell concentrate　血液成分製剤で、ヒト血液から白血球および血漿の大部分を除去した赤血球層に赤血球保存用添加液を混和したもの
RCC	腎細胞がん	renal cell carcinoma　腎実質に発生する尿細管由来の悪性腫瘍。成人では腎実質に発生する悪性腫瘍の85〜90%を占める。腎がんと呼ばれる。肉眼的血尿や腹部腫瘤、腰背部痛の症状がみられるが、近年では無症状で発見されるケースが70%以上を占める
RCCA	右総頸動脈	right common carotid artery　総頸動脈：**CCA**
RCC	右冠尖	right coronary cusp
RCI	呼吸調節率	respiratory control index
RCIT	赤血球鉄代謝	red cell iron turnover
RCM	拘束型心筋症	restrictive cardiomyopathy　左心室拡張障害であり、①硬い左心室の存在、②左室拡大や肥大の欠如、③正常または正常に近い左室収縮機能、④原因（基礎心疾患）不明の4項目が診断の必要十分条件

RCR	生体リズムに基づく内服	round the circadian rhythm
RCS	右冠状静脈洞	right coronary sinus
RC sign	発赤所見	red-color sign
RCU	赤血球鉄利用率	red cell iron utilization　静注した放射性の標識鉄のうち何％が赤血球中に利用されたかを示す（出現率）。RCUの平均値は、80〜95％（7〜10日）
RCU	呼吸集中治療室	respiratory care unit
RCV	赤血球容積	red cell volume
RD	レイノー病	Raynaud's disease　四肢の発作的血流障害により、蒼白、チアノーゼ、さらに紅潮（発赤）という色調変化を示すことをレイノー現象と呼び、原疾患が明らかでないものをレイノー病という。原疾患がある場合は、レイノー症候群という
RD	網膜剥離	retinal detachment　光を感じる神経層である網膜に孔（網膜裂孔）があき、網膜の裏側に液化した硝子体が入りこみ、網膜が剥がれる
RD	リウマチ性疾患	rheumatic disease　関節痛や関節炎を起こす疾患の総称
RDA	1日推奨摂取量（推奨量）	recommended daily allowance　ある母集団のほとんど（97〜98％）の人において1日の必要量を満たすと推定される1日の摂取量（日本人の食事摂取基準　2010年版）
RDC	急速破壊型股関節症	rapidly destructive coxarthropathy　変形性股関節症や関節リウマチなどと比べて、その臨床経過が急速（短期間、半年〜1年以内）に進行し、股関節の破壊や変形をきたす原因不明の疾患
RDC	研究のための診断基準	research diagnostic criteria
RDEB	劣性栄養障害型表皮水疱症	recessive dystrophic epidermolysis bullosa
RDPA	右下行肺動脈	right descending pulmonary artery

RDS	**呼吸窮迫症候群**	respiratory distress syndrome　肺胞内面を覆う表面活性物質であるサーファクタントの欠乏が原因で生じる呼吸障害。低出生体重児や早期産児、母親が糖尿病の母親から生まれた児などにみられる。呻吟や多呼吸、陥没呼吸、チアノーゼなどの症状が現れる
RE	**右眼**	right eye　左眼：**LE**
REE	**安静時エネルギー消費量**	resting energy expenditure　安楽な姿勢でいすなどに腰掛けているときのエネルギー代謝量。体温の維持や心臓などの内臓の動き、呼吸など、生きていくために必要な基本的なエネルギー量。基礎エネルギー消費量（BEE）×1.2に相当するとされている
ref	**反射**	reflex
reg	**規則的**	regular
Rehabili	**リハビリテーション**	rehabilitation（造語）
REM, REM sleep	**レム睡眠**	rapid eye movement（sleep）　睡眠の1つの状態。脳波が覚せい時と似た状態にあり、低振幅の速波が出現する。急速な眼球の運動がみられる。1晩に3～6回現れ、全睡眠時間の約20％を占める　ノンレム睡眠：**NREM**、**NREM sleep**
RP	**逆行性腎盂造影法**	retrograde pyelography　腎盂造影検査の1つ。膀胱鏡を尿道口から挿入し、尿管の膀胱への出口を確認したのち、カテーテルを膀胱鏡を通して尿管口に挿入し、造影剤を注入し撮影する
REPE	**再拡張性肺水腫**	re-expansion pulmonary edema
RES	**細網内皮系**	reticuloendothelial system　免疫組織の総称。リンパ洞や脾臓の静脈洞の細網細胞や内皮細胞、肝臓の類洞にあるクッパー細胞、胸腺、骨髄、副腎皮質などの内皮細胞、単球や組織球などがある
resp	**呼吸**	respiration
RET	**論理療法**	rational emotive therapy
Ret	**網状赤血球**	reticulocyte　細胞質内にリボゾームが凝集したものが観察される赤血球のことで、超生体染色により染出される。レチクロとも呼ばれる。基準値は0.2～2.7％

RF	急速充満期 rapid filling	三尖弁（右房室弁）と僧帽弁（左房室弁）の開放から心房の収縮の開始までを充満期という。房室弁が開放されたとき、心房にたまっていた血液が一気に流れ込む時期のこと
RF	相対的腎機能 relative function of the kidney	
RF	腎不全 renal failure	腎臓の血流障害や機能するネフロンの減少、尿路の閉塞などにより、水・電解質や窒素代謝物の排泄ができなくなり、体液の量的・質的恒常性が維持できなくなった状態
RF	呼吸不全 respiratory failure	呼吸器疾患や循環器疾患などの疾患によって呼吸機能の低下が起き、ガス交換が障害され十分な酸素を臓器に送れなくなった状態
RF	リウマチ熱 rheumatic fever	膠原病の1つ。A群β溶血性レンサ球菌の感染による咽頭炎や扁桃炎の1〜2週間後に発症。発熱やリンパ節の腫脹、心外膜・心筋・心内膜のすべてに炎症を起こす心炎、大関節の関節炎、皮疹などの症状が現れる全身性炎症性疾患。好発年齢は6〜15歳
RF	リウマチ因子 rheumatoid factor	免疫グロブリンの一種であるIgGに対する自己抗体のことで、関節リウマチ患者の約70〜80％が血液検査で陽性反応を示す
RFA	右後前頭位（胎位） right frontoanterior (position)	
RFC	ロゼット形成細胞 rosette-forming cell	
RFP	リファンピシン rifampicin	
RFT	右横前頭位（胎位） right frontotransverse	
RGA	右胃動脈 right gastric artery	
RGE	右胃大網動脈 right gastroepiploic artery	
RGP	酸素透過性ハードコンタクトレンズ rigid gas permeable (contact lens)	
RH	局所ヘパリン化 regional heparinization	
RH	放出ホルモン releasing hormone	
RHA	右肝動脈 right hepatic artery	左肝動脈：**LHA**
RHC	右心カテーテル（法） right heart catheterization	スワン-ガンツ・カテーテルを用いて、右心系各部位の内圧測定や心

	不全、酸素飽和度、血管抵抗、心拍出量などを測定する
RHD	リウマチ性心疾患　rheumatoid heart disease　リウマチ熱に続発する心炎 (心外膜炎、心筋炎、心内膜炎) と心臓弁膜症
RHF	右心不全　rightsided heart failure　　左心不全：**LHF**
Rh factor	Rh因子　Rhesus factor　血液型を分類するための因子の1つ。Rhとはアカゲザル (Rhesus monkey) の頭文字。アカゲザルの赤血球とヒトの血球には共通した抗原が存在しており、この抗原をRh因子と呼ぶ。この因子がある血液をRh陽性 (+) 型、ない血液をRh陰性 (-) 型と分類する
RHL	肝右葉　right hepatic lobe
rHL	肝右葉切除術　right hepatic lobectomy
RHS	ラムゼイ・ハント症候群　Ramsay Hunt syndrome　瞼を閉じることができなくなったり、口の開閉が困難になるなどの症状が現れる末梢性顔面神経麻痺。水痘・帯状疱疹ウイルス (VZV) の感染後、知覚神経節に潜伏感染として生じる帯状疱疹の合併症。VZVの再活性化によるもので、一般にはベル麻痺と呼ばれる
RHS	右心負荷　right heart strain
RHV	右肝静脈　right hepatic vein　　左肝静脈：**LHV**
RI	放射性同位元素　radioisotope　放射能をもつ同位元素。RIを含む化合物を標識として、体内動態 (代謝、沈着、移動、排泄など) を観察する核医学 (RI) 検査で用いる
RI	レギュラーインスリン　regular insulin
RI	呼吸指数　respiratory index
RIA	放射免疫測定法　radioimmunoassay　抗体が抗原と特異的に結合する性質を応用した検査法の1つ。放射性同位元素 (標識物質) を用いて、抗原 (標的物質) 濃度を定量的に測定する方法
RICE	安静、冷却、圧迫、挙上 (応急処置)　rest, ice, compression, elevationの頭文字
RI	ラジオアイソトープ　radioisotope
RICU	呼吸器疾患集中治療室　respiratory intensive care unit
RIF	右腸骨窩　right iliac fossa

RIH	右鼠径ヘルニア　right inguinal hernia
RILD	放射線誘発肺疾患　radiation induced lung disease
RILvD	放射線誘発肝疾患　radiation induced liver disease
RIND	可逆性虚血性神経脱落症状　reversible ischemic neurological deficit
RIP	放射線免疫沈降法　radioimmunoprecipitation
RIST	放射性免疫吸着試験　radioimmunosorbent test
RITA	右内胸動脈　right internal thoracic artery
RK	直腸がん　Rectumkrebs（独）
RK	放射状角膜切開術　radial keratotomy　角膜に放射状に切れ込みを入れ、角膜の中央部が平らになることによって、近視や乱視の矯正を行う手術。現在では行われていない。
RLE	右下肢　right lower extremity
RLF	水晶体後線維増殖症　retrolental fibroplasia　未熟児網膜症と呼ばれる。網膜にある微小な血管が異常に成長するため、未発達の網膜に大量の血液が流入し、網膜が剥がれ、失明に至る
RLH	反応性リンパ細網細胞増生（症）　reactive lymphoreticular hyperplasia
RLL	右肺下葉　right lower lobe of lung
RLN	反回神経　recurrent laryngeal nerve　声帯を動かす迷走神経の枝で、胸腔からUターンして気管と甲状腺の間を通り、声帯へと至る。甲状腺切除の際に必ず術野に現れ、傷つけると反回神経麻痺となり声がかすれる
RLND	後腹膜リンパ節郭清術　retroperitoneal lymph node dissection　精巣腫瘍は進行が速く、後腹膜リンパ節（腹部の大動脈や静脈の周囲に分布するリンパ節）に転移することが多い。そのため、経過を観察後、リンパ節郭清を行う
RLQ	右下腹部　right lower quadrant
RLS	レストレスレッグ症候群　restless legs syndrome　脚の内部に不快な異常感覚（むずむず、虫がはう、ほてる、など）が生じる神経疾患。脚を動かすことで不快感が弱まるのも特徴。むずむず足症候群、下肢静止不能症候群とも呼ばれる

RM	呼吸代謝	respiratory metabolism
RM	呼吸運動	respiratory movement
RMA	右頤前方位（胎位）	right mentoanterior (position)
rMBF	局所心筋血流量	regional myocardial blood flow
RMI	亜急性心筋梗塞　recent myocardial infarction　症状出現後1週間〜1か月の心筋梗塞のこと。症状出現後1週間以内のものを急性心筋梗塞、1か月以上経過したものを陳旧性心筋梗塞に分類される	
RML	右中葉	right middle lobe of lung
RMP	右頤後方位（胎位）	right mentoposterior (position)
RMR	エネルギー代謝率　relative metabolic rate　労作量の指標。エネルギー代謝率＝（労作時のエネルギー－安静時エネルギー）/基礎代謝エネルギー	
RMS	横紋筋肉腫　rhabdomyosarcoma　小児悪性腫瘍の1つで、約70％が6歳以下に発生。未分化間葉系細胞（骨格筋になるはずの未熟な細胞）から発生する悪性腫瘍。骨や筋肉や脂肪などの軟部組織のほか、頭蓋底付近、眼窩、鼻咽頭、四肢、膀胱、腟、前立腺、精巣付近など、さまざまな部位で発症する	
RMT	右頤横位（胎位）	right mentotransverse (position)
RMTD	右冠動脈主幹部病変	right main trunk coronary artery disease
RN	逆流性腎症　reflux nephropathy　膀胱から尿管、腎臓へと尿が逆戻りし、やがて腎盂腎炎が慢性化し、腎臓は萎縮し、機能が低下すること	
RNA	リボ核酸　ribonucleic acid　DNAの遺伝子情報はRNAに転写され、RNAはリボソームと結合して、メッセンジャーRNA (mRNA) となり、遺伝子情報を伝達する。トランスファーRNA (tRNA) は、mRNAに写し取った情報を読み取り、指示どおりのアミノ酸を運んでくる（翻訳）。塩基は、ウラシル、アデニン、グアニン、シトシンの4つ	
RNCA	核医学脳血管撮影	radionuclide cerebral angiography

RND	**根治的頸部郭清術** radical neck dissection	悪性腫瘍の頸部リンパ節転移の際に行われる。転移リンパ節を摘出するだけでなく、内頸静脈や胸鎖乳突筋、副神経を切除。必要最低限の組織(頸動脈、迷走神経、顎下神経)のみを残すことを基本とする
RNFL	**網膜神経線維束** retinal nerve fiber layer	
RNP	**リボ核蛋白** riboneucleoprotein	
RO	**現実見当識訓練** reality orientation	
RO	**逆浸透** reverse osmosis	
ROA	**右前方後頭位(胎位)** right occipitoanterior (position)	
ROA	**第2頭位第1分類(胎位)** right occiput anterior	
ROD	**腎性骨異栄養症** renal osteodystrophy	腎不全によりカルシウムやリンの電解質の障害を起こす疾患。骨代謝が高まり、骨の融解が起こる。長期間の人工透析を行っている患者にみられる代表的な合併症で、透析骨症とも呼ばれる
ROI	**関心領域** region of interest	
ROM	**関節可動域** range of motion	自動・他動で関節を動かすことが可能な運動範囲。自然起立位で体幹・四肢のとる肢位を解剖学的肢位0°として、運動範囲を測定する
ROM	**破水** rupture of membranes	卵膜が破れて羊水が流出すること。正常な分娩経過では子宮口が8〜10cm開大時にみられる
ROME	**関節可動域訓練** range of motion exercise	関節可動域の維持・増大や拘縮の予防を目的とした他動的な訓練と、筋力増強を目的とした自動介助的な訓練がある
ROMT	**関節可動域テスト** range of motion test	関節の動く範囲を自動的・他動的に測定する検査
ROP	**未熟児網膜症** retinopathy of prematurity	水晶体後線維増殖症とも呼ばれる。網膜にある微小な血管が異常に成長するため、未発達の網膜に大量の血液が流入し、網膜が剥がれ、失明に至る
ROP	**第2頭位第2分類(胎位)** right occipito-posterior (position)	

ROSC	自己心拍再開　return of spontaneous circulation　心肺停止状態から頸動脈あるいは上腕動脈の拍動が触れるようになった場合（日本救急医学会）
ROT	第2頭位（胎位）　right occipito-transverse (position)
RP	直腸脱　rectal prolapse
RP	逆行性腎盂造影法　retrograde pyelography　腎盂造影検査の1つ。膀胱鏡を尿道口から挿入し、尿管の膀胱への出口を確認したのち、カテーテルを膀胱鏡を通して尿管口に挿入し、造影剤を注入し撮影する
Rp, Rx	処方　recipe, prescription
RPC	放射性乳頭周囲血管炎　radial peripapillary capillaries
RPCA	逆受身皮膚アナフィラキシー　reversed passive cutaneous anaphylaxis
RPE	網膜色素上皮　retinal pigment epithelium　網膜の最も外側の層を覆う組織
RPF	弛緩骨盤底部　relaxed pelvic floor
RPF	腎血漿流量　renal plasma flow　腎臓を流れる血漿量のこと
RPGN	急速進行性糸球体腎炎　rapidly progressive glomerulonephritis　腎臓の糸球体に高度な炎症が起こり、肉眼的血尿や蛋白尿、貧血、急激に進行する腎不全症候群
RPLND	後腹膜リンパ節郭清（術）　retroperitoneal lymph node dissection
RPO	右後斜位　right posterior oblique
RPP	心筋酸素消費量　rate pressure product　心拍数（回/分）×収縮期血圧（mmHg）で得られる数値。激しい運動など行った場合、組織の酸素需要が増えるため数値が増加する。トレッドミルを行うとき、中止するための判断基準となる
RPS	腎昇圧物質　renal pressor substance
RQ	呼吸商　respiratory quotient　栄養素が体内で代謝される際に、排出される二酸化炭素産生量と酸素消費量の比。安静時に毎分約200mLの二酸化炭素を産生し、250mLの酸素を消費する（比＝0.8）。食事の内容によって変動する（糖質＝1.0、脂質＝0.7、蛋白質＝0.8）

RR	放射線効果 radiation response	
RR	回復室 recovery room 手術が終了した患者の全身状態が安定するまでの間に収容する部屋。術後きわめて危険な状況にある患者を重点的に管理することを目的とする	
RR	相対的危険度 relative risk	
RR	残尿率 residual rate	
RR	呼吸数 respiratory rate 1分間に行われる呼吸数。正常な呼吸は15〜20回/分、1回換気量は約500mL	
RR	反応率 response rate	
RRA	放射受容体測定 radioreceptor assay 抗体や特異的結合蛋白の代わりに、生物学的活性のある標的ホルモンや薬物などの受容体を使用した測定法	
RRF	残存腎機能 residual renal function	
RRP	相対不応期 relative refractory period 再分極中の神経細胞が次の神経刺激に対して反応することができない時期を不応期いう。閾値以上の刺激を与えると興奮する時期を相対不応期と呼ぶ	
RRPM	心拍応答型ペースメーカー rate responsive pacemaker	
RS	レイノー症候群 Raynaud syndrome 四肢の発作的血流障害により、蒼白、チアノーゼ、さらに紅潮(発赤)という色調変化を示すことをレイノー現象と呼び、原疾患がある場合はレイノー症候群、原疾患が明らかでないものはレイノー病という	
Rs	直腸S状部 rectosigmoid 解剖学的にはS状結腸だが、外科的には直腸に分類(直腸S状部、上部直腸、下部直腸)される。岬角の高さより腸間膜が終わる第2仙椎下縁の高さまでの腸管のこと	
RS	リード・シュテルンベルグ細胞 Reed-Sternberg(cell) リンパ節由来の悪性腫瘍であるホジキンリンパ腫にみられる細胞で、多核の巨細胞	
RS	呼吸音 respiratory sound	
RS	ライ症候群 Reye's syndrome 脳浮腫と肝臓に著しい脂肪沈着が認められ、脳症状と肝機能障害がみられる疾患。急性	

	ウイルス感染に続発し、嘔吐や意識障害、痙攣などの後、昏睡、除脳硬直に至る。アスピリンとの関係が指摘されている
RScA	右鎖骨下動脈　right subclavian artery　大動脈弓から出た腕頭動脈が右胸鎖関節の後ろで右鎖骨下動脈と右総頸動脈に分岐する。鎖骨下動脈は斜角筋隙を通り、腋窩動脈となる
RSA	右仙骨前位（胎位）　right sacroanterior（position）
RSA	第2骨盤位第1分類（胎位）　right sacrum anterior
RSD	反射性交感神経性ジストロフィー　reflex sympathetic dystrophy　軟部組織か骨の損傷後、四肢に激しい痛み（焼けつくような痛み）や、触覚・痛覚に対する異常な過敏反応、色調変化、振戦などの運動障害、皮膚や骨の栄養障害をきたす病態。現在では複合性局所疼痛症候群と呼ばれている
RSI	反復性緊張障害　repetitive strain injury
RSO	右付属器摘出術　right salpingo-oophorectomy
RSP	第2骨盤位第2分類（胎位）　right sacroposterior（position）
RSST	反復唾液嚥下テスト　repetitive saliva swallowing test　嚥下障害を評価する検査法の1つ。唾液嚥下を30秒間繰り返し行ってもらい、喉頭隆起部に指を当てて嚥下の有無を確認する。30秒間に2回以下の場合は、嚥下困難が疑われる
RST	第2骨盤位（胎位）　right sacrotransverse（position）
RSV	呼吸器合胞体ウイルス　Respiratory syncytial virus　RSウイルスのこと。呼吸器感染症を起こす代表的ウイルス。乳幼児に重症の下気道感染（肺炎、細気管支炎など）を起こす
RT	放射線療法　radiation therapy
RT	直腸温　rectal temperature　直腸内で測定した体温。外部からの影響を受けにくいため核心温度の指標となる
RT	直腸チューブ　rectal tube
RT	呼吸療法　respiratory therapy
RTA	腎尿細管性アシドーシス　renal tubular acidosis　腎臓の糸球体にある尿細管障害により起こる代謝性アシドーシス（体液が酸性に傾いた状態）になる。近位尿細管での重炭酸イオン再吸収障害や、遠位尿細管での水素イオン排泄障害などが原因
RTC	定時的服薬、24時間療法　round the clock（therapy）

RTC, rtc	再診 return to clinic
RTH	広汎性子宮全摘術 radical total hysterectomy 子宮と子宮頸部、腟の一部を含め、骨盤壁近くから広範囲で切除する手術。卵巣や卵管、周辺のリンパ節 (リンパ節郭清) を併せて摘出する場合もある
RTI	呼吸器感染症 respiratory tract infection 気道や呼吸器に発症する感染症。咳や痰、発熱、呼吸困難などの症状が出現する。インフルエンザウイルスやRSウイルス、結核菌など多くのウイルスや細菌が原因となる
RTI	逆転写酵素阻害薬 reverse transcriptase inhibitor
RTP	放射線治療計画 radiation therapy planning
RTX	腎移植 renal transplantation
RUL	右上肢 right upper limb
RUL	右肺上葉 right upper lobe of lung
RUM	残尿測定 residual urine measurement
RUML	右上中葉切除 right upper-middle lobectomy
RUQ	右上腹部 right upper quadrant
RV	腎静脈 renal vein
RV	残気量 residual volume 最大限に息を吐き出したのちに、気道や肺胞に残ってる空気の量 (約150mL)
RV	右心室 right ventricle 左心室:**LV**
RV	右眼視力 right visus 左眼視力:**LV**
RVAS	右心補助人工心臓 right ventricular assist system 心不全に陥った心臓の代替として、血液循環のためのポンプ機能を補う装置で、右心房から受け取った血液を肺動脈へ送り出す
RVD	ウイルス性呼吸器疾患 respiratory viral disease インフルエンザウイルスやRSウイルスなどのウイルス感染により心肺状態の悪化や肺、副鼻腔に生じる疾患
RVDP	右室拡張期圧 right ventricular end diastolic pressure
RVE	右心室拡大 right ventricular enlargement
RVF	右室不全 right ventricular failure 左室不全:**LVF**
RVG	右室造影 right ventriculography 心血管内に造影剤を入れ、X線写真で観察する。右室の形態や機能、三尖弁の閉鎖

		不全の有無やその程度をみる
RVH	腎血管性高血圧	renovascular hypertension　腎動脈の狭窄や閉塞などの血管障害によって腎血流量が低下した際に生じる高血圧。腎臓の動脈が狭くなる主な原因は、動脈硬化症や線維筋性異形成、大動脈炎症候群などである
RVH	右室肥大	right ventricular hypertrophy　心筋が厚くなることを心肥大といい、右室に高い負荷がかかる原発性肺高血圧症が原因で右室肥大となる
RVI	残気率	residual volume index　全肺気量に対する残気量の割合（残気率＝残気量÷全肺気量）。呼吸の効率を表し、基準値は22～40％
RVI	右室梗塞	right ventricular infarction　冠動脈の閉塞により右室側の心筋が壊死による梗塞で、下壁閉塞のうち約1／3に合併する
RVO	右心室流出量	right ventricular outflow
RVOT	右室流出路	right ventricular outflow tract　右室から肺動脈弁に向けての経路　　左室流出路：**LVOT**
RVP	腎静脈圧	renal venous pressure
RVP	右室圧	right ventricular pressure
RVR	腎血管抵抗	renal vascular resistance
RVRR	腎静脈血レニン比	renal vein renin ratio
RVSP	右室収縮期圧	right ventricular systolic pressure
RVSTI	右室収縮時間	right ventricular systolic time interval
RVSW	右室一回仕事量	right ventricular stroke work
RVSWI	右室一回仕事係数	RV stroke work index
RVT	腎静脈血栓症	renal vein thrombosis　腎静脈内にできた血栓によって閉塞してしまう状態。ネフローゼ症候群や腎臓癌、腎静脈や下大静脈の外因性の圧迫などにより生じる
RWM	みみず腫れ様所見	red wale marking
R-Y	ルーY型腸吻合術	Roux-Y anastomosis　胃がんによる胃全摘術後の再建術式の1つ。吻合部位が少なく、手術時間が短時間ですむという利点がある
Rx	処方、処方箋	prescription

S

S	扁平上皮	z squamous epithelium
S	仙骨の、仙髄の	sacral
S	仙骨	sacrum
S	矢状面	sagittal plane
S	統合失調症	schizophrenic disorder
S	老年の、老人(性)の	senile
S	血清	serum
S	S状結腸 sigmoid colon　上行結腸：**A**、横行結腸：**T**、下行結腸：**D**	
S	左の	sinister
S	S波	S-wave
S	主観的情報	subjective data
SⅠ	第1心音	first heart sound
SⅡ	第2心音	second heart sound
SⅢ	第3心音	third heart sound
SⅣ	第4心音	fourth heart sound
SA	感覚性失語	sensory aphasia
SA	単心房　single atrium　心房中隔の欠損による先天性の複雑な心奇形	
SA	脾動脈　splenic artery　脾静脈：**SV**	
SA	自然流産　spontaneous abortion　妊娠初期から妊娠22週未満までに妊娠の継続が終わること。妊娠12週未満の流が多く、全体の約80％を占める	
SA	安定性狭心症　stable angina　狭心症の病状による分類。狭心症発作の起きる状況や持続時間が類似している。心臓に負荷かかり胸痛が出現しても、心臓を落ち着かせると症状が改善する　不安定性狭心症：**UAP**	
SA	自殺企図　suicide attempt　自ら死に至らしめる行為(自殺)を企てること	
SAA	血清アミロイドA	serum amyloid A
SAA	重症再生不良性貧血	severe aplastic anemia

SAB	選択的肺胞気管支造影法　selective alveolo-bronchography
SA block	洞房ブロック　sinoatrial block　洞不全症候群（SSS）の1つで、洞結節の興奮が心房への伝達が障害（ブロック）されて起こる不整脈
SACH	サッチ足　solid ankle cushion heel
SACT	洞房伝導時間　sinoatrial conduction time
SAD	季節性感情障害　seasonal affective disorder　うつ病の一種。秋から冬にかけて、身体のだるさや気分の落ち込みが始まり、春や夏になると治まるというサイクルを繰り返す。
SAD	社交不安障害　social anxiety disorder　社交場面おいて、不安や恐怖を過度に感じてしまうこと精神疾患。長期化した場合、うつ病やパニック障害、アルコール依存症などのほかの精神疾患につながるリスクが高い
SADS	感情病および統合失調症用面接基準　schedule for affective disorders and schizophrenia
SAH	クモ膜下出血　subarachnoid hemorrhage　脳の表面を覆う膜の1つであるクモ膜の下腔に、脳血管の破綻によって出血が生じた状態。クモ膜下腔には脳を栄養する動脈があり、その動脈が切れたことで生じる。クモ膜下出血の原因の約80〜90％は、脳動脈瘤の破裂による
SAI	社会適合係数　social adequacy index
SAM	（僧帽弁前尖の）収縮期前方運動　systolic anterior movement
SAN	洞結節　sinoatrial node　洞房結節とも呼び、心臓の興奮の起点。心臓の拍動全体のペースメーカーの役割を果たす。右心房の内面で上大静脈との境界部に存在する。洞結節で発生した興奮は、房室結節→ヒス束→左右の脚→プルキンエ線維に伝わり、心臓の収縮が行われる
SANS	陰性症状評価尺度　scale for the assessment of negative symptoms　統合失調症の陰性症状（感情や意欲の減退、集中力の低下、社会的引きこもり、思考能力の低下、無関心、など）を評価するための尺度

SaO₂	**動脈血酸素飽和度** arterial O₂ saturation　酸素と結合できるヘモグロビンの全体量と、実際に酸素と結合しているヘモグロビンの割合。動脈血では95%以上が正常　経皮動脈血酸素飽和度：**SpO₂**（パルスオキシメータによる測定）
SAP	**全身血圧** systemic arterial pressure
Sar	**サルコイドーシス** sarcoidosis　原因不明の他臓器疾患で結核に似た病巣をつくる。眼症状（霧視や羞明、飛、視力低下など）や皮疹、咳、全身倦怠感、発熱、結節紅斑、関節痛などが現れる
SARS	**重症急性呼吸器症候群** severe acute respiratory syndrome　SARSコロナウイルスを病原体とする新興感染症。38°以上の急な発熱や咳、呼吸困難などの呼吸器症状があり、胸部X線写真で肺炎、または呼吸窮迫症候群の所見がみられる
SAS	**自己評価不安尺度** self-rating anxiety scale　アメリカ・デューク大学の精神科医Zungによって作成された不安障害の評価尺度。精神障害とみなされる不安の基本的症状（5つの感情症状と15の身体症状）の20項目を回答する
SAS	**肩腕症候群** shoulder arm syndrome
SAS	**睡眠時無呼吸症候群** sleep apnea syndrome　睡眠中に、レム睡眠やノンレム睡眠ともに10秒以上の無呼吸や10秒以上の換気量の低下（50%以下）が出現する状態
SAS	**鎮静・興奮スケール** sadation agitaition scale
SASP	**細胞老化に関連した分泌現象** senescence-associated secretory phenotype　細胞老化を起こした細胞から、炎症反応や発がんを誘導する作用のある炎症性サイトカインなどが分泌される現象
SASS	**大動脈弁上狭窄症候群** supra aortic stenosis syndrome
SAT	**精子凝集試験** sperm agglutination test
SAT	**（悪性腫瘍の）構造模型** structural atypism
SAT	**亜急性ステント血栓症** subacute stent thrombosis
SAT	**亜急性甲状腺炎** subacute thyroiditis　甲状腺が硬く腫れる（甲状腺腫）とともに痛みや発熱がみられる。血液中の甲状腺ホルモンも上昇する

satd	飽和の	saturated
SB	ショートベベル　short bevel　針先の形状が鈍角 (18°) となっている針。静脈穿刺では、血管を突き破ることを避けるためショートベベルを使用する　　レギュラーベベル：**RB**	
SB	洞性徐脈　sinus brady cardia	
SB	石けん清拭　soap bath	
SB	自発呼吸　spontaneous breathing　自身の力によって胸郭を拡大させ、外気を取り入れガス交換を行うこと	
SB	常同 (性) 行動　stereotyped behavior	
SBC	血清殺菌濃度　serum bactericidal concentration	
SBC	性行動中枢　sexual behavior center	
SBC	単発性骨嚢腫　solitary bone cyst	
SBD	老人性脳疾患　senile brain disease	
SBE	乳房自己検診法　self-breast examination　乳がんの早期発見のために行う乳房の自己検診。左右の乳房の形や大きさに変化や皮膚の引きつれ、くぼみ、ふくらみ、ただれなどの有無を確認したり、乳房から腋窩まで指の腹で触り、しこりや部分的に硬いところないかチェックする	
SBE	亜急性細菌性心内膜炎　subacute bacterial endocarditis　感染性心内膜炎のこと (細菌以外に真菌や微生物も原因となるため名称が変更となった)。発熱や心雑音、点状出血、貧血、心内膜の疣贅などが生じる。とくに疣贅は弁の機能不全や閉塞、心筋膿瘍を起こす原因となる	
SBO	小腸閉塞症　small bowel obstruction　小腸内において腸内容物の著しい通過障害または完全停止となった状態である。痙攣痛や嘔吐、重度の便秘、排ガスの停止がみられる。成人ではヘルニアや癒着、腫瘍、異物などが、小児では胎便性イレウスや腸捻転、先天性閉鎖症、腸重積などが原因	
SBP	特 (自) 発性細菌性腹膜炎　spontaneous bacterial peritonitis	
SBP	収縮期血圧　systolic blood pressure　心臓が収縮して血液が送り出されるとき、血管壁に強い圧力がかかる。このときの圧力を収縮期血圧という　　拡張期血圧：**DBP**	
SBR	小腸大量切除術　small bowel massive resection	

SBS	シックビル症候群	sick building syndrome
SBS	脊髄延髄脊髄反射	spino-bulbo-spinal reflex
SB tube	ゼングスターケン・ブレークモア・チューブ　Sengstaken-Blakemore tube　食道静脈瘤破裂での出血の際に使用するチューブ。先端部のバルーンの拡張させ、チューブが抜けないことを確認したうで、食道部のバルーンを膨らませて止血する	
Sc	肩甲骨	scapula
SC	脊髄	spinal cord
SC	皮下（注射）　subcutaneous injection　　　静脈内注射：i.v.、筋肉内注射：I.m.	
SCA	選択的腹腔動脈造影	selective celiac arteriography
SCA	鎌状赤血球貧血	sickle cell anemia
SCA	鎖骨下動脈　subclavian artery　　鎖骨下静脈：SV	
SCA	急性心停止	sudden cardiac arrest
SCA	上小脳動脈	superior cerebellar artery
SCC	小細胞がん	small cell carcinoma
SCC	扁平上皮がん　squamous cell carcinoma　　腺がん：AC	
SCD	鎌状赤血球症	sickle cell disease
SCD	脊髄小脳変性症	spinocerebellar degeneration
SCID	重症複合免疫不全	severe combined immunodeficiency
SCJ	扁平円柱上皮境界	squamocolumnar junction
SCK	血清クレアチンキナーゼ	serum creatine kinase
SCL	鎖骨下	subclavian
SCLC	小細胞肺がん　small cell lung cancer　肺がんは小細胞肺がんと非小細胞肺がん（腺がん、扁平上皮癌、大細胞がん）の2つ分類。小細胞肺がんは急速に成長し、早い時期からリンパ節や他の臓器に転移し、進行がんの状態で発見される	
SCLE	亜急性皮膚（型）エリテマトーデス	subacute cutaneous lupus erythematosus
SCM	胸鎖乳突筋	sternocleidomastoid muscle
SCN	視交叉上核	suprachiasmatic nucleus
SCN	鎖骨上リンパ節	supra clavicular lymph node

SCR	血清クレアチニン　serum creatinine
SCT	文章完成法　sentence completion test
SCV	感覚神経伝導速度　sensory nerve conduction velocity　末梢神経障害が疑われる場合に行う検査。手指の神経を電気的に刺激して、同一神経の離れた2点間で神経電位を記録し、その間の伝導速度を求める。加齢や皮膚温の影響を受けやすい
SD	強皮症　scleroderma
SD	老人性認知症　senile dementia　加齢により脳の働きが衰え、物忘れがそれが重度になった状態。加齢に伴い前頭葉の萎縮が進行し、前頭葉の血流や代謝が低下し前頭葉機能に障害が発生する
SD	変形性脊椎症　spondylosis deformans　加齢により生じる椎体の変形が強くなった状態。椎間板が変性するとその異常な動きを止めるように骨棘が形成される（椎体の老化現象）。
SD	標準偏差　standard deviation
SD	突発性難聴　sudden deafness　原因不明で、突然発症する通常一側性の難聴。発作は1回であり、難聴の悪化や改善はみられない。めまいや耳鳴りを伴うことがある
SD	突然死　sudden death　予期していない突然の病死（急死）。発症から死亡までの時間が24時間以内とされており、急性心筋梗塞や狭心症、不整脈、心不全など心臓病が全体の60％を占め、ほかに脳血管障害、消化器疾患、腎臓疾患などが原因となる
SDAT	アルツハイマー型老年性認知症　senile dementia of Alzheimer type　アルツハイマー型認知症のうち、65歳以上の高齢者にみられる認知症
SDB	真皮浅層熱傷　superficial dermal burn　熱傷の障害深度のうち、真皮の表層部（有棘層・基底層）に留まる損傷　表皮熱傷（Ⅰ度）、真皮浅層熱傷（Ⅱ度）、真皮深層熱傷（Ⅱ度）、皮下熱傷（Ⅲ度）
SDE	硬膜下水腫　subdural effusion

SDH	**硬膜下血腫** subdural hematoma　硬膜とクモ膜の間に生じる血腫。頭部外傷の受傷後、ただちに発生するものを急性硬膜下血腫、頭部外傷後1～3か月後に発生するものを慢性硬膜下血腫と呼ぶ。急性では意識障害や瞳孔不同、除脳硬直、切迫脳ヘルニアが、慢性では頭痛や意識障害、片麻痺や失語症などがみられる
SDHD	**心臓突然死** sudden death heart disease　心臓疾患が原因となる予期していない突然の病死(急死)
SDMD	**老人性円板状黄斑変性症** senile disciform macular degeneration　加齢黄斑変性のこと。加齢によって網膜の黄斑部に異常をきたし、黄斑の網膜の細胞が減少したり、脆弱な血管(脈絡膜新生血管)から出血や滲出がみられる。視力低下や失明の原因
SDR	**単純型糖尿病網膜症** simple diabetic retinopathy　糖尿病網膜症のうち初期の段階で、毛細血管瘤や点状・斑状出血、硬性白斑(血漿成分が滲み出してつくる)などが現れる
SDS	**うつ病自己評価尺度** Self-Rating Depression scale　うつの症状の頻度(「気分が沈んで憂うつだ」「朝方が気分がいちばんよい」など20項目の質問)を、4段階で回答させ、点数化し、評価する
SE	**石けん浣腸** saline enema
SE	**標準誤差** standard error
SE	**てんかん重積状態** status epilepticus　「発作がある程度長く続くか、または短い発作でも反復し、その間の意識の回復がないもの」と定義されている
Sed	**尿沈渣** sedimentation　尿検査の1つで、尿中の有形成分を顕微鏡で観察する形態学的検査法
SED	**脊椎骨端異形成(症)** spondyloepiphyseal dysplasia　Ⅱ型コラーゲンの変異が原因で、脊椎と管状骨骨端に異形成を生じる疾患。体幹短縮型の低身長(こびと症)。樽状胸郭や胸椎後弯と腰椎前弯、足の変形、膝の変形(O脚やX脚)、側弯がみられる
SEF	**ブドウ球菌性腸毒素F** staphylococcal enterotoxin-F

SEMI	心内膜下心筋梗塞	subendocardial myocardial infarction
SEP	体性感覚誘発電位	somatosensory evoked potential　上肢または下肢の感覚神経に電気刺激を与えることによって誘発される電位。脳幹部付近の病変や多発硬化症、脳幹から大脳にかけての腫瘍・梗塞・出血など血管性病変などの異常を発見できる
SF	猩紅熱	scarlet fever　A群溶血性レンサ球菌による感染症で、咽頭炎に伴って全身の皮膚に紅斑が生じる。
SF	発作頻度	seizure frequency
SF	S状結腸内視鏡検査	sigmoidofiberscope
SF	滑液	synovial fluid
SFD infant	不当軽量児	small for dates infant　胎内発育遅延の状態の胎児。在胎週数での予測体重より体重が少ない。母体側の原因として重症妊娠高血圧症候群が、胎児側の原因として染色体異常などが考えられる。SGAと同意
SFH	統合失調症家族歴	schizophrenia family history
SFR	分腎機能比	split function ratio
SFR	完全寛解した脳卒中	stroke with full recovery
SG	皮膚移植	skin graft　外傷や熱傷、手術によって皮膚の欠損が大きかったり、上皮化が不可能な部分に、自分の身体の他の部分から皮膚を採取して植皮(移植)する
SG	比重	specific gravity
S-G、SGC	スワン・ガンツカテーテル	Swan-Ganz catheter　心拍出量の測定に用いる肺動脈カテーテル。そのほか中心静脈圧や肺動脈圧、肺動脈楔入圧、右房圧、右室圧などが得られる。心機能や心不全を評価するための指針となる
SGA	短胃動脈	short gastric artery
SGA	不当軽量児	small for gestational age　胎内発育遅延の状態の胎児。在胎週数での予測体重より体重が少ない。母体側の原因として重症妊娠高血圧症候群が、胎児側の原因として染色体異常などが考えられる。SFD infantと同意

SGA	主観的包括的評価	subjective global assessment　患者の病歴と問診・身体所見を組合わせて行う栄養状態のスクリーニング法。創傷の治癒遅延や感染症などのリスクのある患者を予測できる　　客観的包括的評価：**OGA**
SGB	星状神経節ブロック	stellate ganglion block　頸部にある星状神経節を局所麻酔薬でブロックして交感神経の緊張を緩める方法。帯状疱疹や本態性高血圧、アレルギー疾患、自己免疫疾患、甲状腺疾患が対象。ペインクリニックで最も用いられる
SGE	二次性全般化発作	secondary generalized epilepsy
SGO	外科、産婦人科	surgery gynecology and obstetrics
Sgt	妊娠	Schwangerschaft（独）　受精卵が子宮粘膜内に着床した状態
SGV	小顆粒小胞	small granule vesicle
SH	血清肝炎	serum hepatitis
SH	ステロイドホルモン	steroid hormone
SHE	脳室上衣下出血	subependymal hemorrhage
SHH	低レニン血症性低アルドステロン症	syndrome of hyporeninemic hypoaldosteronism
SHN	突発性出血性壊死	spontaneous hemorrhagic necrosis
SHP	シェーンライン・ヘノッホ紫斑病	Schönlein-Henoch purpura　全身の毛細血管や小動静脈がが障害される血管炎で、5～15歳の小児に起こる。炎症血管から血液が皮膚へ漏れ出し、下肢に紫斑（深紅や点状の出血斑）がみられる。血管性紫斑病またはアレルギー性紫斑病とも呼れる
SHS	仰臥位低血圧症候群	supine hypotensive syndrome
SHVS	睡眠時低換気症候群	sleep hypoventilation syndrome　睡眠中に$PaCO_2$の異常な増加と、高度の低酸素血症を起こす病態。高度の肥満により睡眠中だけでなく日常生活でも呼吸が障害される肥満低換気症候群も含まれる
SI	1回心拍出係数	stroke index　心臓が1回の拍動で送り出す血液量を、体表面積当たりに換算した数値
SIADH	抗利尿ホルモン分泌異常症候群	syndrome of inappropriate secretion of ADH

SICU	外科集中治療室　surgical intensive care unit
SIDS	乳幼児突然死症候群　sudden infant death syndrome　それまで元気だった乳児が、事故や窒息ではなく眠っている間に突然死亡してしまう疾患。生後2～6か月の乳児に多い
sig	S状結腸鏡検査　sigmoidoscopy　大腸がんの好発部位は直腸とS状結腸である。肛門から内視鏡を挿入し、S状結腸までを観察する検査
SIMV	同期式間欠的強制換気法　synchronized intermittent mandatory ventilation　1分間に決められた回数の呼吸を確保するために、患者の自発呼吸に合わせて間欠的に強制換気を行う方法
SIRS	全身炎症性反応症候群　systemic inflammatory response syndrome　重症感染症（敗血症）や外傷、熱傷、劇症膵炎、出血性ショックなどの侵襲に対する全身性の炎症反応。多臓器不全を引き起こす。体温の変動（38度以上、または36度以下）、脈拍数増加（90回/分以上）、呼吸数増加（20回/分以上）がみられ、血液検査所見では、12,000/μL以上または4,000/μL以下あるいは未熟顆粒球が10%以上
SISI test	短時間増強感覚指数テスト　short increment sensitivity index test
SIT	スタンフォード知能テスト　Stanford Intelligence Test
SK	老人性角化症　senile keratosis
SK	ストレプトキナーゼ　streptokinase　血栓溶解薬。溶血性レンサ球菌が分泌する蛋白質で、フィブリンを分解する
SKI	皮膚転移　skin metastasis
SL	乳糖　saccharum lactis　ラクトースのこと
SL	感覚レベル　sensation level
SL	光覚　sensus luminous
SL	舌下　Sublingual
SLB	短下肢装具　short leg brace　下腿部から足底までの構造で、足関節の動きをコントロールすることを目的にした装具。足関節の固定、動揺、拘縮などの治療に使用

SLC	短下肢ギプス包帯	short leg cast　足関節周辺の骨折の際に、患部を固定・保護するために用いるギプス。膝下から足部にかけて使用される
SLE	全身性エリテマトーデス	systemic lupus erythematosus　多臓器障害性の全身性炎症性の自己免疫疾患。慢性に経過する膠原病の1つ。自己の細胞の核に対して自己抗体が産生されるために生じる疾患。発熱や蝶形紅斑、多関節炎、レイノー現象、漿膜炎、正色素性貧血、血小板減少、ループス腎炎など多彩な症状が現れる
SLK	上輪部角結膜炎	superior limbic keratoconjunctivitis
slow VT	徐脈性心室性頻拍	slow ventricular tachycardia
SLR	下肢伸展挙上テスト	straight leg raising test　仰臥位にして、一方の手で患者の踵を支え、膝関節伸展位のまま下肢をゆっくり挙上させる。このとき屈曲角度が35〜70°の範囲での大腿部後面に痛み発生すれば、椎間板ヘルニアの可能性がある
SLTA	標準失語症検査	standard language test of aphasia　26項目の下位検査での構成で、「聴く(4項目)」「話す(10項目)」「読む(4項目)」「書く(7項目)」「計算(1項目)」について、それぞれ6段階評価を行う
SLWC	短下肢歩行用ギプス包帯	short leg walking cast
SM	ストレプトマイシン	streptomycin　アミノグリコシド系抗生物質の1つ。結核の治療に使用された最初の抗生物質。感染性心内膜炎、ペスト、野兎病、肺結核及びその他の結核症、結核性抗酸菌症、ワイル病などに適応される
sm	粘膜下	submucosal
SM	収縮期雑音	systolic murmur　心室が収縮しているときに聴かれる雑音で、第1心音と第2心音の間に聴取される。僧帽弁閉鎖不全、大動脈狭窄症、心室中隔欠損などで発生する
SMA	脊髄性筋萎縮	spinal muscular atrophy
SMA	上腸間膜動脈	superior mesenteric artery
SMAS	上腸間膜動脈症候群	superior mesenteric artery syndrome　十二指腸が上腸間膜動脈によって圧迫・閉塞され、通過障害

	を起こす疾患。嘔吐や腹部膨満、腹痛など腸閉塞症状がみられる
SMBG	血糖自己測定（患者による） self monitoring of blood glucose 糖尿病患者自身が自分で行う血糖測定。日常生活と血糖値の相関関係を理解することができ、血糖の適正なコントロールや効果的な自己注射療法につながるなど、さまざまなメリットがある
SMC	自己乳房管理 self mamma control 乳腺を発達させ、母乳を出すための乳房基底部のマッサージとケアを行うこと
SMC	平滑筋細胞 smooth muscle cell 単核の長紡錘状の細胞で、筋線維には横紋はみられない。消化管や尿管、卵管、血管、膀胱、子宮などをつくる内臓筋の細胞
SMD	腸骨前上棘・果部間距離 spina malleolar distance
SMDS	成人突然死症候群 sudden manhood death syndrome
SME、SMEI	乳児重症ミオクローヌスてんかん severe myoclonic epilepsy in infancy
SMI	無症候性心筋虚血 silent myocardial ischemia 狭心症にみられる症状（胸痛のほかに下顎や下腕の痛みなど）がない心筋虚血。自覚症状がなく健康と思われている人にも2〜3％の頻度でみられる
SMON	スモン、亜急性脊髄視神経症 subacute myelo-optico neuropathy 整腸剤として服用していたキノホルム剤が原因で発症した薬害。下肢のしびれ感や脱力、歩行障害、両下肢完全麻痺、視力障害などが生じる
SMR	睡眠代謝率 somnolent metabolic rate 睡眠をとっている状態のエネルギー代謝率。基礎代謝率と同等とされている
SMR	標準化死亡比 standard mortality ratio 人口構成の違いを除去して死亡率を比較するための指標。死亡率は年齢によって大きな違いがあるため、異なった年齢構成をもつ地域別の死亡率を、そのまま比較できない。標準的な年齢構成に合わせて、地域別の年齢階級別の死亡率を算出して比較する
SMR	粘膜下鼻中隔切除（術） submucosal resection of nasal septum

SMT	粘膜下腫瘍	submucosal tumor　胃の粘膜層よりも深い粘膜下層、筋層、漿膜下層などに発生した病変。胃の内腔に突出し隆起を形成したり、表面にくぼみや潰瘍ができることもある
SMV	自殺企図	selbstmordversuch（独）　自殺を企てること
SMV	上腸間膜静脈	superior mesenteric vein
SN	洞結節	sinus node　心筋細胞が電気刺激を受けて収縮（脱分極）するきっかけとなる電気刺激を規則正しい間隔で発生させる。洞房結節ともいう。上大動脈が右心房に流入するあたりに位置する
SN	自発眼振	spontaneous nystagmus　自発的に眼球振盪（眼振）が発症する場合。眼球の不随意的な往復運動が起こる
SND	線条体黒質変性症	striato-nigral degeneration
SNE	亜急性壊死性脳脊髄症	subacute necrotizing encephalomyelopathy
SNRT	洞回復時間	sinus node recovery time
SNS	交感神経系	sympathetic nervous system　自律神経系の1つで、心拍数の増加や血圧上昇、瞳孔散大、気管支の拡張など、身体を活動や緊張、攻撃などの方向に向かわせる神経。副交感神経と拮抗し合う　　副交感神経系：**PSN**
SO	上斜筋	superior oblique muscle　眼球に付く6本の外眼筋の1つ。眼球を下転、外転、内旋させる
s/o	疑い	suspicion of
SO₂	酸素飽和濃度	oxygen saturation　血液中のヘモグロビンが酸素と結合している割合
SOAP	問題志向型記録（主観的、客観的、評価、計画）の記述方法	subjective, objective, assessment, plan　「ソープ」と呼ぶ
SOB	息切れ	shortness of breath
Sol	溶液	solutio
SOL	占拠性病変	space occupying lesion
SOMI	ソーミーブレス（胸骨、後頭骨、下顎骨固定術）	sternal occiput mandibular immobilization　頸椎の運動を制限し、頭の重量が頸椎にかかる負担を軽減させる目的で使用する装具。顎受けや後頭骨支えの位置や高さを調節できる

SON	視索上核	supraoptic nucleus
S-O-R	刺激生体反応	stimulus-organism-reaction
Sos	必要時	si opus sit
SoU	日光蕁麻疹	solar urticaria　日光の刺激により、皮膚の赤み、腫れ、かゆみを伴う。紫外線の多い時期に発症頻度が高くなる
Sp	老人斑	senile plaque
SP	血清蛋白	serum protein
SP, sP	両眼同時認知	simultaneous perception
Sp	種、分析種	Species
SP	脊椎 (の)	spinal
Sp	脊髄クモ膜下麻酔	spinal anesthesia　脊髄は脊柱のなかで硬膜とクモ膜で包まれ、脊髄とクモ膜の間にあるクモ膜下腔に局所麻酔薬を注入する麻酔法
SP	坐骨棘線	spine line
sp	痰	sputum
SP	標準 (模擬) 患者	standardized patient, simulated patient
SP	サブスタンスP	substance P　神経伝達物質の1つで、11個のアミノ酸からなるポリペプチド。喘息や炎症、疼痛、頭痛、運動障害、嚥下障害、嘔吐などにかかわる
S-P shunt	硬膜下腹腔短絡術	subdural peritoneal shunt
SPA	恥骨上膀胱穿刺術	suprapubic aspiration
SpAb	自然流産	spontaneous abortion　妊娠22週以前に妊娠が終わることで、妊娠12週未満の早い時期での流産が全体の約80％を占める。多くは胎児の染色体などの異常が原因
s-PBC	症候性原発性胆汁性肝硬変	symptomatic primary biliary cirrhosis
SPE	敗血症性肺水腫	septic pulmonary edema
SPECT	単一光子放射型コンピュータ断層撮影	single photon emission CT　ごく微量の放射性物質 (RI：ラジオアイソトープ) を含む薬を体内に投与し、放出されるガンマ線の分布によって病気を診断する検査

SPHG	吻合部ポリープ状肥厚性胃炎	stomal polypoid hypertrophic gastritis
SPIDDM	低進行性インスリン依存性糖尿病	slowly progressive insulin depended diabetes mellitus
SPK	膵腎同時移植術 simultaneous pancreas-kidney taransplantation　糖尿病末期腎不全患者に対して行われる移植術。ドナー (臓器提供者) の全膵を十二指腸とともに摘出し、レシピエントの右腸骨窩に移植し、腎臓は左側に移植する	
SPK	点状表層角膜症	superficial punctate keratopathy
SPL	音圧レベル	sound pressure level
SPL	局所所見	status praesens localis
SPMA	脊髄性進行性筋萎縮症　spinal progressive muscular atrophy　脊髄の運動神経細胞の変性による筋萎縮と進行性の筋力低下を起こす疾患。脊髄性筋萎縮症と同義	
SPMSQ	短縮携帯型精神状態質問票	Short Portable Mental Status Questionnaire
SPO	刺激後ペプシン分泌量	stimulated pepsin output
SpO_2	経皮動脈血酸素飽和度　saturation of percutaneous oxygen　パルスオキシメーターによって測定された動脈血酸素飽和度　動脈血酸素飽和度：SaO_2	
Sppc	慢性化膿性副鼻腔炎　sinusitis paranasalias purulenta chronica　副鼻腔炎の1つウイルスや肺炎球菌、インフルエンザ菌などによって、粘膜が腫れて粘液の分泌亢進が起こり、副鼻腔内が慢性の炎症状態になる (蓄膿症)	
SPSE	単純部分発作　simple partial seizure　てんかん発作の1つ。発作中に意識を失うことはなく、倒れることもない。顔や手足の痙攣、感覚障害、吐き気、恐怖感や不安感などの症状がみられる　　複雑部分発作：CPS	
SPS	社会的遂行能面接基準	social performance schedule
SPV	選択的近位迷走神経切断術	selective proximal vagotomy
SQ	社会成熟指数	social maturity quotient
sq	扁平上皮がん	squamous cell carcinoma

SR	飽和回復法	saturation recovery
SR	統合失調症反応	schizophrenic reaction
SR	伴性劣性遺伝	sex-linked recessive inheritance
SR	S状結腸切除術	sigmoidectomy
SR	洞調律	sinus rhythm 洞結節によってつくられた、規則正しく、周期的に繰り返される心臓の収縮のリズム（調律）のこと
SR	話声域	speech range
SR	自発呼吸	spontaneous respiration 自身の力によって胸郭を拡大させ、外気を取り入れガス交換を行うこと
SR	あぶみ骨筋反射	stapedius reflex 90〜100dB以上の大きな音が入ってくると、内耳の障害を防ぐために、中耳内にあるアブミ骨筋が反射的に収縮すること。顔面神経麻痺の部位診断に有用
SR	伸展反射	stretch reflex 急激に筋肉を引き伸ばした（張力を与える）とき、その筋肉自身が収縮する防衛反応のこと。伸張反射ともいう
SR	上直筋	superior rectus muscle 眼球に付く6本の外眼筋の1つ。眼球を上転、内転、内旋させる
SR	抜糸	sutures removed
SR	病歴要約	system review
SRA	上直腸動脈	superior rectal artery
SRC	強皮症腎クリーゼ	scleroderma renal crisis 皮膚や内臓諸臓器が硬化する原因不明の自己免疫疾患である全身性強皮症に伴い生じる腎機能障害。血清レニン活性上昇と著しい高血圧がみられる
SRCA	特異的赤血球吸着試験	specific red cell adherence test
SRRD	睡眠関連呼吸障害	sleep related respiratory disturbance 睡眠障害国際分類（第2版、ICSD-2）の2つめのカテゴリー。①中枢性睡眠時無呼吸症候群、②閉塞性睡眠時無呼吸症候群、③睡眠関連低換気・低酸素血症候群、④身体疾患による睡眠関連低換気・低酸素血症、⑤その他の睡眠関連呼吸障害、5つのグループからなる

SRS	統合失調症残存状態	schizophrenic residual state
SRS-A	アナフィラキシー遅発反応物質	slow-reacting substance of anaphylaxis
SRT	語音聴取閾値	speech reception threshold
SRV	単右心室	single right ventricle
SS	妊娠　Schwangerschaft　子宮内での受精卵の着床から出産（もしくは流産）までの経過。妊娠週数は、最終月経の開始日を妊娠0週0日として数え、280日目（妊娠40週0日）を分娩予定日とする	
SS	強膜棘突起	scleral spur
ss	半分、半分の	semis
S-s	蝶形骨洞炎、蝶骨洞炎	sinusitis sphenoidalis
SS	シェーグレン症候群　Sjögren syndrome　自己免疫疾患の1つ。涙腺と唾液腺の分泌低下により、慢性唾液腺炎と乾燥性角結膜炎がみられる。関節リウマチや全身性エリテマトーデスなどの膠原病に合併することもある。中年女性に多くみられる	
SS	無菌溶液	sterile solution
SS	外傷初期診療手順の1つ　secondary survey　解剖学的評価により損傷を検索する	
ss	漿膜下層	subserosal layer
SSc	全身性強皮症　systemic sclerosis　皮膚や内臓諸器が硬化する原因不明の自己免疫疾患。レイノー症状や皮膚硬化、肺線維症、腎クリーゼ、逆流性食道炎などがみられる	
SSE	石けん水浣腸	soap solution enema
SSE	亜急性海綿状脳症	subacute spongiform encephalopathy
SSI	手術部位感染　surgical site infection　①皮膚表層、②切開部深層、③臓器・体腔で、手術操作を直接加えた部位に発生する感染症で、術後30日以内に発症。創外感染（手術部位以外の感染）または遠隔臓器感染症には、呼吸器感染や尿路感染、カテーテル感染など手術補助療法によって発症する感染症がある	
SSL	表皮脂質	skin surface lipid

SSLE	亜急性硬化性白質脳炎	subacute sclerosing leukoencephalitis
SSM	表在性黒色腫	superficial spreading melanoma
SSP	痙性脊髄麻痺	spinal spastic paralysis　脊髄の障害によって上下肢の片側または両側に痙性をきたす。筋硬直や急激な筋収縮、深部腱反射亢進、筋肉の痙攣、ハサミ状脚(無意識な足の交差)などの症状がみられる。筋肉の硬直が両腕両足にまで及び、四肢が麻痺する
SSPE	亜急性硬化性全脳炎	subacute sclerosing panencephalitis　麻疹ウイルスによって徐々に進行する中枢神経系へのウイルス感染症(脳炎)。麻疹に感染してから数年の無症状の期間を経て、軽度の知的障害やミオクローヌス、歩行障害など神経症状が出現する。90％以上が14歳以下で発症
SSPL	最大出力音圧レベル	saturation sound pressure level
SSRI	選択的セロトニン再取り込み阻害薬	selective serotonin reuptake inhibitor　抗うつ作用に関係し、セロトニン取り込み阻害作用だけをもっている薬物。三環系抗うつ薬の副作用の原因となっている抗コリン作用、抗α₁作用、抗ヒスタミン作用はない。
SSS	洞不全症候群	sick sinus syndrome　洞機能低下による徐脈、一過性の心停止による症状。虚血性心疾患や心筋症、心サルコイドーシスなどの心臓疾患、甲状腺機能低下や電解質異常などの心臓以外の疾患、β遮断薬やジギタリスなどの薬剤が原因により洞機能が低下
SSS	上矢状静脈洞	superior sagittal sinus
SSSS	ブドウ球菌性熱傷様皮膚症候群	staphylococcal scalded skin syndrome
SST	社会技能訓練	social skills training
ST	言語療法士	speech therapist　理学療法士：**PT**、作業療法士：**OT**
ST	内斜視	esotropia
ST	シェッツ眼圧測定計	Schiötz tonometry
ST	硬化療法	sclerotherapy

ST	洞性頻拍　sinus tachycardia　運動や緊張、興奮などの生理的な心身のストレス、発熱や痛み、脱水、感染など病的なストレスが原因で、洞結節の信号発生が頻回になるために生じる
ST	皮膚試験　skin test
ST	言語療法　speech therapy
ST	支持的精神療法　supportive psychotherapy　普段の治療のベースであり、治療に不可欠な良好な患者と医師の関係を築くうえで不可欠な治療法。治療者が患者の悩みや不安をよく聞き、それを理解して支持する。統合失調症やうつ病などの治療で行われる精神療法
STA	浅側頭動脈　superficial temporal artery
Staph	ブドウ球菌　Staphylococcus　直径約1μmの球形で、集合してブドウの房状に配列。ヒトでは皮膚や鼻咽頭、腸管に常在する
stat	至急、ただちに　statim
STD	性感染症　sexually transmitted disease　性的接触を介して感染する。性器クラミジア感染症、淋菌感染症、性器ヘルペスウイルス感染症、尖圭コンジローマ、梅毒、腟トリコモナス症など
STEMI	ST上昇型心筋梗塞　ST-elevation acute myo- cardial infarction
S-TEN	ブドウ球菌性中毒性表皮壊死性融解症　staphylococcal toxic epidermal necrolysis
Stereo	定位脳手術　stereotaxic neurosurgery
stereo	立体撮影　X-ray stereography
STG	分層植皮術　split-thickness graft
STH	子宮単純全摘術　simple total hysterectomy
STH	成長ホルモン　somatotropic hormone　下垂体前葉の成長ホルモン分泌細胞から分泌されるペプチドホルモン。成長促進や生体内の代謝の調節に関与する。GHと同意
STI	収縮時間　systolic time interval　心不全の指標である左室収縮時間。減少させる因子は、静脈還流量増加や大動脈弁膜症の存在、駆出速度増加などによって収縮時間は減少し、静

	脈還流量減少や心筋収縮力低下、左脚ブロックによって増大する
STM	短期記憶　short-term memory　　　長期記憶：**LTM**
STNI	亜全リンパ節照射　subtotal nodal irradiation
STNR	対称性緊張性頸反射　symmetrical tonic neck reflex
Strept	連鎖球菌　streptococcus
STS	梅毒血清反応　serologic tests for syphilis　梅毒の病原体であるトリポネーマ・パリダムの抗体を検出して梅毒感染を証明する検査
STSG	中間層皮膚移植、分層植皮術　split-thickness skin graft
STT	連続トロンビン時間　serial thrombin time
STV	短期変動性　short term variability
SU	スルホニル尿素薬　sulfonyl urea　膵島のランゲルハンス島のB（β）細胞を刺激してインスリン分泌を高め、血糖を下げる。もともと抗菌薬のサルファ剤から派生した薬物
SUA	単一臍帯動脈　single umbilical cord artery
subcu, subcut	皮下の　subcutaneous
Subdura	硬膜下血腫　subdural hematoma
sub-Q	皮下　subcutaneous
SUD	単回使用医療材料、ディスポ器材　single use device　1回の使用の後、破棄することを意図して製造された器材（シングルユース器材）。
SUD	内因性急死　sudden unexpected death
SUI	腹圧性尿失禁　stress urinary incontinence　尿道括約筋が弱くなったことが原因で、重いものを持ったり、くしゃみや咳、勢いよく立ち上がるなど、急に腹圧がかかると尿がもれてしまう状態　　切迫性尿失禁：**UI**
SUN	血清尿素窒素　serum urea nitrogen
SUP	上（へ）　superior
Supp	坐薬　suppositorium
sut	縫合（単数）　sutura
sutt	縫合（複数）　suturae

SUZI	囲卵腔内精子注入法　subzonal insemination　顕微鏡下で人工的に卵子と精子を受精させる。卵子と透明帯の間にある囲卵腔に、ガラス管を刺し入れて、数匹の精子を注入
SV	選択的胃迷走神経切離術　selective vagotomy
SV	シーベルト　Sievert　放射線の線量当量。放射線被曝が人体に与える健康への影響を評価する数値
SV	単心室　single ventricle　先天性心疾患の1つ。心室が1つしかなく、形状によって単右心室、単左心室、分類不能の単心室に分類される
SV	静脈洞　sinus venosus
SV	脾静脈　splenic vein　　脾動脈：**SA**
SV	1回拍出量　stroke volume　心臓が1回の収縮によって動脈へ拍出する血液量
SV	鎖骨下静脈　subclavian vein
SVA	選択的臓器動脈造影　selective visceral angiography
SVBG	伏在静脈バイパス移植　saphenous vein bypass graft
SVC	上大静脈　superior vena cava　　下大静脈：**IVC**
SVCG	上大静脈造影　superior vena cavagraphy
SVCS	上大静脈症候群　superior vena cava syndrome　上大静脈の閉塞や外部からの圧迫により、静脈血の還流が障害され、顔面や上肢の浮腫、頸静脈のド長、呼吸困難などの症状が出現する。肺がんや縦隔リンパ腫、静脈内の血栓などが原因となる
SVD	静脈洞欠損症　sinus venous defect
SVD	自然経腟分娩　spontaneous vaginal delivery
SVI	遅発性ウイルス感染症候群　slow virus infection
SVI	1回拍出係数　stroke volume index　心臓が1回の収縮によって動脈へ拍出する血液量を体表面積あたりに換算した数値
SVPC	上室性期外収縮　supraventricular premature contraction
SVR	体血管抵抗　systemic vascular resistance　血管内で起こる血流への抵抗。血圧は心拍出量と末梢血管抵抗に比例する（血圧＝心拍出量×末梢血管抵抗）

SVT	上室性頻拍 supraventricular tachycardia 洞結節、心房および房室接合部（房室結節＋ヒス束）で発生する頻拍のこと。ヒス束より上の上室が原因の頻拍で、ヒス束以下は順序正しく伝導して心室が興奮する	
SW	ソーシャルワーカー social worker	
SW	1回仕事量 stroke work	
SWG	標準注射針ゲージ standard wire gauge	
SWI	1回仕事係数 stroke work index	
SWR	血清ワッセルマン反応 serum Wasserman reaction 梅毒の病原体であるトリポネーマ・パリダムの抗体を検出して梅毒感染を証明する検査の1つ。補体結合反応により患者の血清から抗体検出する血清学的検査法	
SWS	徐波睡眠 slow wave sleep ノンレム睡眠のうち、出現する脳波の周波数がθ波（4〜7HZ）、δ波（0.5〜3.5HZ）が中心となる睡眠	
Sx	症状 symptoms	
SZ	統合失調症 schizophrenia 神経伝達物質であるドパミンやセロトニンなどの障害により、意欲や情報処理、認知機能などが障害される。思考障害や感情障害、自閉症などの精神症状が出現	

T

T	体温 temperature	
T	側頭部の temporal 前頭部の：**F**、後頭部の：**O**	
T	分娩予定日 Termin	
T	トムゼン現象 Thomsen-phenomenon	
T	胸椎 thoracic spine	
T	胸部、胸郭 thorax	
T	Tリンパ球、胸腺由来リンパ球 Thymus derived lymphocyte	
T	移行帯 transformation zone	
T	横行結腸 transverse colon 上行結腸：**A**、下行結腸：**D**、S状結腸：**S**	

T3	トリヨードサイロニン	triiodothyronine　甲状腺ホルモンの1つ。ホルモン1分子中にヨードが3個ある。体内の蛋白質や脂質などの代謝を促進
T4	サイロキシン	thyroxine　甲状腺ホルモンの1つ。ホルモン1分子中にヨードが4個ある。体内の蛋白質や脂質などの代謝を促進
TA	側頭動脈炎	temporal arteritis
TA	切迫流産	threatened abortion
TA	前脛骨筋	tibialis anterior muscle
T & A	扁桃摘出(術)とアデノイド切除(術)	tonsillectomy and adenoidectomy
TA	毒素、抗毒素	toxin-antitoxin
TA	交流分析	transactional analysis　精神科医のエリック・バーンにより開発された統合的な心理療法。基本理論として、構造分析、やり取り分析、ゲーム分析、脚本分析の4つがある
TA	移植抗原	transplantation antigen
TA	三尖弁閉鎖症	tricuspid atresia　右心房と右心室の間にある三尖弁が先天的に閉鎖している疾患
TA	総動脈幹症	truncus arteriosus
T antigen	腫瘍抗原	tumor antigen
TA	腸チフス	typhus abdominalis　チフス菌による2類感染症
TAA	胸部大動脈瘤	thoracic aortic aneurysm　大動脈が局所的に拡張した疾患。原因としては、動脈硬化が最も多い
TAA	腫瘍関連抗原	tumor associated antigen
TAAA	胸腹部大動脈瘤	thoracis abdominal aortic aneurysm　胸部から腹部にわたる大動脈瘤
Tab	錠剤、タブレット	tablet
TAB	治療的流産	therapeutic abortion
TAC	移殖臓器穿刺吸引細胞診	transplant aspiration cytology
TACE	肝動脈化学塞栓術	trancecatheter arterial chemoembolization　カテーテルを経由して、肝動脈に抗がん剤と塞栓を行う治療
tachy	頻脈	tachycardia　　　徐脈：**brady** (bradycardia)

TAD	一過性棘融解性皮膚症　transient acantholytic dermatosis
TAE	経カテーテル肝動脈塞栓術　transcatheter arterial embolization　肝臓内にカテーテルを挿入し、肝臓がんを栄養する動脈にカテーテルを誘導して、油性造影剤と抗がん剤を混ぜた薬を注入する。その後、動脈を詰める物質（塞栓物質）を注入し、腫瘍を死滅させる
TAF	腫瘍血管新生因子　tumor angiogenic factor
TA-GVHD	輸血関連移殖片対宿主病　transfusion associated graft versus host disease
TAH	完全人工心臓　total artificial heart
TAI	肝動脈動注化学療法　transhepatic arterial infusion　抗がん剤を生理食塩液に溶かし、肝臓内に挿入されたカテーテルよりゆっくりと注入する方法
TAL	アキレス腱延長　tendon Achilles lengthening
TAM	一過性骨髄異常増殖症　transient abnormal myelopoiesis
TAN	総アンモニア窒素　total ammonia nitrogen
TAO	胸部大動脈遮断　thoracic aortic occlusion
TAO	閉塞性血栓性血管炎　thromboangiitis obliterans　四肢末端の小動脈に生じた血管炎から血栓性閉塞を起こす。原因は不明。バージャー病（ビュルガー病）とも呼ばれる
TAP	三尖弁弁輪形成術　tricuspid annuloplasty　三尖弁（僧帽弁）の付着部（弁輪）が拡大することで逆流が生じている閉鎖不全症に対して、弁輪を小さく（縮縫）し、逆流を防ぐ。
TAPVC	総肺静脈還流異常症　total anomalous pulmonary venous connection　左心房に還流するはずの肺静脈がすべて右心房またはその他の体静脈系（上大静脈や下大静脈、門脈など）に還流する疾患
TAR	血小板減少橈骨欠損症候群（常染色体劣性遺伝）　thrombocytopenia-absent radius syndrome
TAR	人工足関節置換術　total ankle replacement　関節リウマチや変形性足関節症などによって変形した関節を、人工足関節に入れ替える手術
TASA	腫瘍関連表面抗原　tumor associated surface antigen

TAT	絵画統覚検査	thematic apperception test　漠然とした絵を読み解く作業をとおして、被験者の心理を探り出す検査
TAT	毒素、抗毒素	toxin-antitoxin
Tb	生物学的半減期	biological half time　投与された薬物の血中濃度がある時点の濃度から半分に減少するまでの時間
TB	沐浴	tub bathing
TB	結核菌	tubercle bacillus
TB	結核	tuberculosis　結核菌によって発生するわが国の主要な感染症の1つ。空気感染を起こし、結核菌が肺の内部で増えて、咳、痰、呼吸困難などの症状を呈する
TBA	総胆汁酸	total bile acid
TBG	甲状腺ホルモン結合グロブリン	thyroxine binding globulin
TBI	放射線全身照射	total body irradiation
T-Bil	総ビリルビン	total bilirubin　古くなった赤血球が破壊されるときに生成される黄色い色素。非抱合型(間接)ビリルビンと抱合型(直接)ビリルビンがあり、あわせて総ビリルビンと呼ぶ
TBL	気管支洗浄	tracheobronchial lavage
TBLB	経気管支肺生検	transbronchial lung biopsy　肺がんの生検の1つ。X線透視下で、気管支内視鏡を肺の病巣にまで進め、管の先端にある極小の鉗子で直接病巣の組織片を採取し、診断を行う検査
TBLU	満期産生存児	term birth living infant
TBM	尿細管基底膜	tubular basement membrane
TBP	サイロキシン結合蛋白	thyroxine binding protein
TBSA	総体表面積	total body surface area
TBT	トロンボテスト	thrombo test　血液凝固能検査の1つ。血液凝固因子のうち、第Ⅶ因子、第Ⅸ因子、第Ⅹ因子の量を反映する。TTと同意
TBT	気管気管支内洗浄	tracheobronchial toilet
TBV	全血液量	total blood volume　体重の約8%
TBW	体内総水分量	total body water　体重の約60%(肥満者では約50%、痩身者では70%)

TC	細胞障害性Tリンパ球	cytotoxic T lymphocyte
TC	テトラサイクリン　Tetracycline　抗生物質の1つ。微生物の蛋白質の合成を阻害。	
TC	総コレステロール　total cholesterol　血清中のエステル型（脂肪酸と結合した状態、約70%）・非エステル型（脂肪酸と結合していない状態、約30%）コレステロールを合わせたもの。基準値は128〜219mg/dL	
TC	真結合線　true conjugate	
TCA	三環系抗うつ薬　tricyclic antidepressant　抗うつ薬の1つ。ノルアドレナリンおよびセロトニンの神経終末への取り込みを抑制。その結果、伝達物質量が増加し、機能低下が改善される	
TCC	移行上皮がん　transitional cell carcinoma　尿管や膀胱の粘膜にみられる上皮組織にみられるがん。一般に腺がんと扁平上皮がんの中間構造のがん腫で、乳頭状がんの形をとることが多い	
TCD	経頭蓋超音波ドップラー　transcranial Doppler　頭蓋骨内の脳の血管や血流を調べる検査に使用。また、脳梗塞を引き起こす微小栓子の診断やクリッピング術、脳血管バイパス術などの血流速度や微小血栓のモニタリング、開頭術後の脳血管モニタリングなどに使用される	
TCIA	一過性脳虚血（乏血）発作　transient cerebral ischemic attack　一時的に脳に血流が流れなくなり、片側の手足や顔の麻痺、しびれや感じ方が鈍くなるなどの感覚障害、言語障害、同名性半盲などの神経脱落症状が現れる発作	
TCP	経皮的ペーシング　transcutaneous pacing　胸部に貼った電極パッドから電気刺激を送り、心拍をつくり出す（心筋の脱分極を誘発させる）。症候性徐脈に対して有効	
TcPCO$_2$	経皮的二酸化炭素分圧　transcutaneous carbon dioxide tension　皮下の細動脈の血流を増加させるために40〜43℃に加温し、拡散してきた二酸化炭素を電極によって測定	
TCR	T細胞受容体　T-cell receptor	

TCs	テトラサイクリン系抗生物質	tetracyclines　抗菌薬の1つ。抗菌スペクトル広いが、菌交代現象を起こしやすい(耐性菌の増殖)。ビブラマイシン(DOXY)、ミノサイクリン(MINO)。マイコプラズマ、リケッチア、クラミジアに有効
TCT	トロンビン凝固時間	thrombin clotting time　フィブリノーゲンは凝固第Ⅱ因子(トロンビン)により活性化し、フィブリンとなり、止血が完了する。患者の血漿にトロンビンを加え、フィブリンが析出するまでの時間を測定する検査法
TD	遅発性ジスキネジア	tardive dyskinesia　抗精神病薬を長期間使用し、投与量の減少や急激な休薬によって生じる口舌の不随意運動
TD	疼痛性チック	tic douloureux　顔面の皮膚感覚と咀嚼筋を支配する三叉神経の機能不全による痛み(三叉神経痛)
TDA	血中薬物濃度測定	therapeutic drug assay
TDD	胸管ドレナージ	thoracic duct drainage
TDDS	経皮薬物送達システム	transdermal drug delivery system
TDL	胸管リンパ球	thoracic duct lymphocyte
TDM	治療薬物濃度モニタリング	therapeutic drug monitoring　個々の患者について、薬物の血中濃度を測定して、その薬物の投与計画(投与量や投与間隔)を立てること。
TdP	膝蓋跳動	Tanzen der patella　膝関節内に余分な滲出液が貯留しているかを判断する検査。
TDP	トルサード・ド・ポアンツ	Torsades de Pointes　QRS波の極性が上下に捻れるように変わる特殊な心室頻拍(多形性心室頻拍)。致死的な不整脈の1つ
Tds	1日3回	ter die sumendus
TEA	血栓内膜摘除術	thromboendarterectomy
TEACCH	自閉症ならびに関連コミュニケーション障害の治療と教育	treatment and education of autistic and related communication handicapped children
TEC	総血中好酸球数	total (blood) eosinophil count
TEC	経管吸引カテーテル	transluminal extraction catheter

TEE	経食道心エコー法	transesophageal echocardiography　直径約１cmの超音波内視鏡を口から食道に入れ、食道から心臓を観察する検査。食道は心臓のすぐ後ろにあり、心臓や大血管の鮮明な画像が得られる
TEF	気管食道瘻	tracheoesophageal fistula　気管壁と食道壁の間に瘻孔が形成され、食道と気管が通じているものをいう。肺炎を引き起こす原因の１つ
Teff	有効半減期	effective half life
TEM	経肛門的内視鏡下マイクロサージャリー	transanal endoscopic microsurgery　肛門から手術用直腸鏡を直腸内腔に挿入し、内視鏡下で病変を切除し、欠損部を縫合閉鎖する。直腸腺腫や早期直腸がん、直腸カルチノイドなどが適応疾患
temp	温度、体温	temperature
TEN	中毒性表皮壊死症	toxic epidermal necrolysis　最も重症な薬疹。全身の皮膚が赤くなり、擦るだけで皮膚が剥離する。全身の紅斑、水疱、びらんがみられる
TENS	経皮的末梢電気的神経刺激	transcutaneous electrical nerve stimulation　痛みの局所や周囲、または支配する脊髄神経起始部などに電極を置き、低周波を通電し、知覚神経に対して刺激を加える治療法
TEP	気管食道穿刺	tracheoesophageal puncture
T-E shunt	気管食道短絡	tracheo-esophageal shunt
TEST	卵管内胚移殖	tubal embryo-stage transplantation
TET	トレッドミル運動負荷試験	treadmill exercise test　運動負荷試験の１つ。動くベルトの上を歩き、心臓に負荷をかけることで心臓の機能などを調べる
tetra	四肢麻痺	tetraplegia
TEV	内反尖足	talipes equinovarus　つま先が内側を屈曲し（内反）、足首が伸びて曲がらないこと（尖足）。先天性のことが多いが、脳性麻痺や弛緩性麻痺、脳卒中が原因で生じることもある
T/F	ファロー四徴症	tetralogy of Fallot　右心室肥大、大動脈右方転位、心室中隔欠損、肺動脈狭窄症の４つをいう

TF	経管栄養 tube feeding 経口摂取が不可能、不十分な場合に、体外からチューブを胃や十二指腸に挿入し、流動物を挿入する栄養法	
TF	尿細管腔液 tubular fluid	
TFI	無腫瘍期 tumor free interval	
TFR	合計特殊出生率 total fertility rate 1人の女性がその年齢別出生率で一生の間に生むとしたときの子どもの数	
TFS	精巣性女性化症候群 testicular feminization syndrome 性染色体は46XYであり、精巣を有しいるが、外観は女性である病態。X染色体連鎖劣性遺伝	
TG	腱移植 tendon graft	
TG	胃全摘術 total gastrectomy	
TG	中性脂肪(トリグリセリド) triglyceride 脂肪酸がグリセロールとエステル結合したもの。基準値:30〜149mg/dL	
TGA	一過性全健忘症 transient global amnesia 一時的に記憶のみが障害される。発作は突然に生じ、発作中は新たな記憶の形成が全くできない	
TGA	大血管転位 transposition of great arteries 心臓にある左右の心房と心室は正常につながっているが、右心室から大動脈が、左心室から肺動脈が起始しているという、先天的大血管の位置関係が反対(転位)になっている疾患	
TGC	胃結腸幹 truncus gastrocolicus	
TGF	治療増強因子 therapeutic gain factor	
TGF	腫瘍成長因子 tumor growth factor	
TGV	胸腔内ガス容量 thoracic gas volume	
TGV	大血管転位(症) transposition of great vessel TGAと同義	
Th	ヘルパーTリンパ球 helper T lymphocyte (cell)	
TH	視床(内側)出血 thalamic hemorrhage	
Th	胸部の、胸椎の、胸髄の thoracic	
TH	甲状腺ホルモン thyroid hormone 副甲状腺ホルモン:PTH	
TH	子宮全摘術 total hysterectomy	

THA	終末肝動脈枝	terminal hepatic arteriole
THA	(人工)股関節全置換術	total hip arthroplasty　変形性股関節症や関節リウマチ、大腿骨頭壊死、骨折などによって変形した関節を人工股関節に置き換える手術
THARIES	股関節表面全置換術	total hip articular replacement by internal eccentric shells　大腿骨頭の一部を残し、人工股関節に置き換える手術。50歳以下の患者に適応
THP	トータルヘルスプロモーションプラン	Total Health Promotion Plan　厚生労働省が働く人の「心とからだの健康づくり」をスローガンに進めている健康保持増進措置のこと
Thy	胸腺細胞	thymocyte
THYSA	T細胞特異抗原	thymus specific antigen
TI	反復時間	inversion time
TI	治療指数	therapeutic index
TI	三尖弁閉鎖不全症	tricuspid insufficiency
TI	皮下トンネル感染	tunnel infection
TIA	一過性脳虚血発作	transient (cerebral) ischemic attack　一時的に脳に血流が流れなくなり、片側の手足や顔の麻痺、しびれや感じ方が鈍くなるなどの感覚障害、言語障害、同名性半盲などの神経脱落症状が現れる発作
TIBC	総鉄結合能	total iron binding capacity　血清中のすべてのトランスフェリンと結合できる鉄の総量
TICO	急性冠動脈閉塞の血栓溶解	thrombolysis in acute coronary occlusion
tid(s)	1日3回(服用)	ter in die (sumendum)　1日2回：**b.d**、1日4回：**qid**
TIG	破傷風免疫グロブリン	tetanus immune globulin (human)　破傷風菌から産生される神経毒素と結びつくことで解毒作用を示す(中和抗体)
TIL	腫瘍浸潤リンパ球	tumor infiltrating lymphocytes
TIN	尿細管間質性腎炎	tubulo-interstitial nephritis　尿細管とその周囲にある間質組織の炎症を主体とする腎病変の総称。腎盂腎炎や薬剤のアレルギー反応が原因

TINU ▶▶▶

TINU	間質性腎炎ぶどう膜炎症候群	tubulo-interstitial nephritis and uveitis (syndrome)
TIO	経回腸結腸静脈 (食道動脈瘤) 塞栓術	trans-ileocolic obliteration (of esophageal varices)
TIPPV	気管切開下陽圧換気 tracheostomy intermittent positive pressure ventilation 輪状軟骨の下の気管を切開し、気管内にカニューレを入れて換気を行う方法 (侵襲的換気療法)	
TIPS	経頸静脈肝内門脈大循環短絡術 transjugular intrahepatic portosystemic shunt 経皮的に肝内にカテーテルを挿入し、肝静脈と肝内門脈の間にバイパスを作成し、亢進した門脈圧を低下させる	
Tis	上皮内がん	tumor in situ
TIT	総虚血時間	total ischemic timetake
TIU	甲状腺ヨウ素摂取率	tyroid iodine uptake ratio
TIUV	子宮内総容積	total intrauterine volume
TIVA	完全静脈麻酔	total intravenous anesthesia
TJ	上腕三頭筋腱反射	triceps jerk
TK	キラーT細胞	killer T cell
TKA	(人工) 膝関節全置換術 total knee arthroplasty 変形性膝関節症や関節リウマチなどによって変形した関節を人工膝関節に置き換える	
TLA	経腰大動脈造影法	translumbar aortography
TLC	全肺気量 total lung capacity 肺全体の容量で、肺活量に残気量を加えた空気量	
TLC	全リンパ球数	total lymphocyte count
TLE	側頭葉てんかん	temporal lobe epilepsy
TLE	線維柱帯切除術 trabeculectomy 線維柱帯の一部分を切除し、房水の出口を別途つくる緑内障の出手術 (トラベクレクトミー)	
TLI	全リンパ組織照射 (法) total lymphoid irradiation ホジキンリンパ腫の治療では、身体の外から病巣部に放射線を照射する (外照射)。放射線照射の範囲が、頸部、腋窩、肺門および縦隔リンパ節、脾臓と上腹部および骨盤内リンパ節へ及	

		ぶものをいう
TLO	線維柱帯切開術	trabeculoctomy 目詰まりしている線維柱帯を切開し、シュレム管に房水を流す、緑内障の手術 (トラベクロトミー)
TLR	緊張性迷路反射	tonic labyrinthine reflex
TLV	全肺容量	total lung volume 最大吸息したときに肺内にある気体量
T-lymphocyte	Tリンパ球、胸腺由来リンパ球	thymus derived lymphocyte
TM	足根中足関節	tarsometatarsal joint 中足部と足根部を分ける関節 (リスフラン関節)
Tm	尿細管最大輸送量	maximum capacity of tubular transport
TM	腫瘍マーカー	tumor marker 悪性腫瘍が産生する特異性のある物質を同定、定量することにより、腫瘍の早期診断、治療効果の判定などに用いる
TM	鼓膜	tympanic membrane
TMA	血栓性微小血管障害	thrombotic microangiopathy
TMD	顎機能障害 (顎関節症)	temporomandibular disorder
TMF	僧帽弁口血流速波形	transmitral flow velocity
TmG	尿細管糖再吸収極量	maximum tubular reabsorption mass of glucose
TMJ	顎関節	temporomandibular joint 下顎骨関節突起の下顎頭と、側頭骨の下顎窩との間の関節
TM line	上顎結節線	tuber maxillae line
TmPAH	パラアミノ馬尿酸塩の尿細管排泄極量	tubular excretory mass of para-aminohippurate
TMS	経頭蓋磁気刺激法	transcranial magnetic stimulation 頭の外側から磁気刺激する非侵襲的な治療法。脳卒中の後遺症の治療に使用されている。
TNC	胸腺栄養細胞	thymic nurse cell
TND	満期正常分娩	term normal delivery
TNF	腫瘍壊死因子	tumor necrosis factor サイトカインの1つ。マクロファージにより産生され、固形がんに作用して出血性壊死に陥らせる

TNG ▶▶▶

TNG	トリニトログリセリン　trinitroglycerin
TNI	全リンパ節照射法　total nodal irradiation
TNM分類	がんの進行度の国際的分類　tumor node metastasis classification　Tは深達度、Nはリンパ節転移、Mは遠隔転移を示す
TNR	緊張性頸反射　tonic neck reflex
TO	閉塞性血栓(性)脈管炎　thromboangiitis obliterans
TO	眼圧　tonus oculi
TO	完全閉塞　total obstruction
TOB	トブラマイシン　tobramycin　アミノグリコシド系抗生物質の1つ。黄色ブドウ球菌や緑膿菌などに有効
Tod	右眼眼圧　tension of oculus dexter　　左眼眼圧：**Tos**
TOF	ファロー四徴症　tetralogy of Fallot
tomo	断層撮影　tomography
TOP	側頭、後頭、頭頂葉連合野　the association areas of the temporal, occipital and parietal lobes of the cerebral hemisphere
Tos	左眼眼圧　tension of oculus sinister　　右眼眼圧：**Tod**
Total G	胃全摘術　total gastrectomy
TP	血栓性静脈炎　thrombophlebitis　静脈注射や留置カテーテルの医療行為などで静脈壁が損傷したり、静脈瘤炎が原因となって、その部位に血栓が生じて、静脈の内腔を塞ぐ。発赤と浮腫や痛みを伴う硬結が生じる
TP	後頸骨筋　tibialis posterior muscle
TP	足白癬　tinea pedis
TP	膵全摘出術　total pancreatectomy
TP	総蛋白　total protein　血清中に存在する蛋白の総量(血清の約8%)
TP	梅毒トレポネーマ・パリダム　Treponema pallidum
t-PA	組織プラスミノゲン活性化因子　tissue plasminogen activator　プラスミノーゲンからプラスミン(血液凝固蛋白質を溶解する酵素)へと活性化(変換)させて、フィブリンを溶解させる
TPC	治療的患者クラブ　therapeutic patient club

TPCF	梅毒トレポネーマ補体結合テスト、TPCFテスト	Treponema pallidum complement fixation
TPD	指尖手掌間距離	tip palmar distance
TPD test	二点識別テスト	two point discrimination test
TPE	治療的血漿交換	therapeutic plasma exchange
TPE	熱帯性肺好酸球増多症	tropical pulmonary eosinophilia
TPE	骨盤内臓器全摘出（尿管腸吻合、人工肛門形成を含む）	total pelvic exenteration
TPHA	梅毒トレポネーマ血球凝集反応	Treponema pallidum hemagglutination assay
TPL	切迫分娩	threatened premature labor
TPM	一時的ペースメーカー	temporary pacemaker
TPN	完全静脈栄養法　total parenteral nutrition　栄養液を中心静脈内に直接投与する方法。中心静脈栄養ともいう		
TPO	トロンボポエチン　thrombopoietin　造血幹細胞が分化・増殖するための造血促進因子の1つ。巨核球と血小板へと分化・増殖させる		
TPP	血小板減少性紫斑病	thrombocytopenic purpura
TPP	循環血漿蛋白	tidal plasma protein
TPP	真性早熟	true precocious puberty
TPR	体温、脈拍、呼吸	Temperature-pulse-respiration
TPR	全末梢血管抵抗　total peripheral vascular resistance　血圧の決定因子の1つ。左心室を出てから右心房に戻るまでの体循環の全抵抗。血圧＝心拍出量×末梢血管抵抗		
TPR、TPVR	全肺血管抵抗　total pulmonary (vascular) resistance　肺循環の全抵抗。肺血管抵抗が高い状態では、肺の小動脈で血液が流れにくい		
TPV	全血漿量	total plasma volume
TR	放射線治療学	therapeutic radiology
TR	治療可能比	therapeutic ratio
tr	牽引	traction
Tr	治療、処置	treatment

TR	三尖弁閉鎖不全 tricuspid regurgitation	右心房と右心室の間にある三尖弁（房室弁）の閉鎖不全。正常では右心房から右心室へ血液を送り出すが、弁が閉まらなくなり血液が逆流する
TR	ツベルクリン反応 tuberculin reaction	結核菌感染の有無を知る検査法の１つ
TRAb	TSH受容体抗体 TSH receptor antibody	
TRALI	輸血関連性肺障害 transfusion related acute lung injury	
TRBF	全腎血流量 total renal blood flow	
TRCV	全赤血球量 total red cell volume	
TRD	牽引性網膜剥離 traction retinal detachment	網膜剥離の１つ。眼内に形成された増殖膜または硝子体が網膜を牽引し、網膜剥離が生じる。糖尿病網膜症、未熟児網膜症などで生じる
Trep	トレポネーマ Treponema	細長いらせん状で、特有のらせん運動を行う細菌群をスピロヘータと総称し、そのなかの１つがトレポネーマ。梅毒の病原体である梅毒トレポネーマが知られている
TRF	甲状腺刺激ホルモン放出因子 thyrotropin releasing factor	
TRFR	尿細管排泄率 tubular rejection fraction rate	
TRH	甲状腺刺激ホルモン放出ホルモン thyrotropin releasing hormone	
TRI	全赤血球鉄 total red cell iron	
TRIC	トラコーマ封入体結膜炎 trachoma-inclusion conjunctivitis	
Tri／F	ファロー三徴症 trilogy of Fallot	
tring	三段脈 trigeminy	
TRM	移植関連死亡 transplantation related mortality	
tRNA	トランスファーRNA、転移リボ核酸 transfer ribonucleic acid	
TRNB	経直腸的針生検 transrectal needle biopsy	
TRP	尿細管無機リン再吸収量 tubular reabsorption of phosphate	
TRPF	全腎血流量 total renal plasma flow	
TRUS	経直腸的超音波断層（法） transrectal ultrasonography	
TS	教授法 teaching strategy	

TS	末端感覚	terminal sensation
TS	胸部外科	thoracic surgery
TS	三尖弁狭窄症	tricuspid stenosis　三尖弁の弁口が非常に狭くなったために右心房から右心室に流れる血流が阻害される状態。リウマチ熱の後遺症が原因
TS	結節性硬化症	tuberous sclerosis
TSA	腫瘍特異抗原	tumor specific antigen　、正常細胞では発現することはないが、遺伝子の変異によって生じた抗原（免疫反応を引き起こさせる物質）のこと
TSB	総血清ビリルビン	total serum bilirubin　ヘモグロビンの代謝産物。間接型（非抱合型）と直接型（抱合型）を合わせたもの
TSB	全脊椎麻酔（法）	total spinal block
TSE	伝染性海綿上脳症	transmissible spongiform encephalopathy
TSH	甲状腺刺激ホルモン	thyroid stimulating hormone　下垂体から分泌されるホルモン。血行を介して甲状腺に運ばれ、甲状腺ホルモン（T3、T4）の分泌を刺激する
TSI	甲状腺刺激免疫グロブリン	thyroid-stimulating immunoglobulin
TSLS	中毒様症候群	toxic shock like syndrome
TSP	熱帯性痙性不全対麻痺	tropical spastic paraparesis　ヒトTリンパ球向性ウイルス1型（HTLV-1）によって起こる痙性脊髄麻痺。歩行障害や排尿障害、感覚障害を発症し、進行して四肢が脱力し、寝たきりになる
TSR	（人工）肩関節全置換術	total shoulder replacement　変形性関節症や関節リウマチ、骨折などによって変形、損傷した肩関節の骨を取り除き、人工関節に置き換える手術。
TSPR	全末梢（血管）抵抗	total systemic peripheral resistance
TSS	毒素性ショック症候群	toxic shock syndrome
TSS	経蝶形骨洞下垂体手術	transsphenoidal surgery
TSSA	腫瘍特異性表面抗原	tumor specific surface antigen
TSST	中毒性ショック症候群毒素	toxic shock syndrome associated toxin

TSTA	腫瘍特異性移植抗原　tumor specific transplantation antigen
TSVR	全末梢（血管）抵抗　total systemic vascular resistance
TT	腱移行術　tendon transfer　外傷や麻痺により筋の機能が失われた際に、損傷されてない筋肉や腱を麻痺筋の動きを代償するように付け替え、運動を再建。上腕から手部にかけて行われる
TT	トロンビン時間　thrombin time　凝固検査の1つ。フィブリノーゲンの量的減少や質的異常をスクリーニングする
TT	トロンボテスト　thrombo test　プロトロンビン時間の改良型の凝固検査。ワルファリンカリウムのモニタリングとして用いられる。5％以下では抗凝固薬の投与量過剰、15％以上では投与量不足となる
TTA	経気管吸引　transtracheal aspiration　気道からカテーテルを用いて機械的に分泌物を除去すること
TTA	腫瘍移植抗原　tumor transplantation antigen
TTE	経胸壁心エコー法　transthoracic echocardiography　探触子を胸壁に当てて、左心室や左心房、大動脈、僧帽弁や大動脈弁の形態と動きを、短時間かつリアルタイムで観察することができる画像診断
TTH	筋緊張性頭痛　tension-type-headache
TTN, TTNB	新生児一過性多呼吸　transient tachypnea of newborn　出生直後にみられる一時的な呼吸障害。肺呼吸の開始とともに肺液は静脈より吸収されるが、吸収が遅延すると肺浮腫を起こし、正常な呼吸が妨げられる
TTP	血栓性血小板減少性紫斑病　thrombotic thrombocytopenic purpura　末梢の細血管が血小板の凝集塊（血栓）によって閉塞され、皮膚の紫斑、溶血性貧血、腎機能障害、発熱、動揺性精神神経症状がみられる疾患
TTR	上腕三頭筋腱反射　triceps tendon reflex
TTS	一過性閾値変動　temporary threshold shift
TTS	経皮吸収治療システム　transdermal therapeutic system　皮膚にシートを貼り付けて薬を吸収させる方法。狭心症治療薬やぜんそく治療薬、アルツハイマー認知症薬などがある。

TTT	チモール混濁試験	thymol turbidity test 混濁度により血清中の蛋白の構成に異常の変動をみる検査。グロブリンの増加で混濁度を増し、アルブミンの減少で混濁度が低下する
TTTS	双胎間輸血症候群	twin-to-twin transfusion syndrome 双胎妊娠のなかでも一卵性（一絨毛膜双胎）にのみ起こる特殊な病態。1つの胎盤を介して、それぞれの血管がつながっており、血液の流れのバランスが崩れたときに発症する
TTX	テトロドトキシン	Tetrodotoxin トラフグの毒
TU	中毒単位	toxic unit
tub	管状腺がん	tubular adenocarcinoma
TUC	経尿道的凝固（術）	transurethral coagulation
TUE	経尿道的電気凝固術	transurethral electro-coagulation
TUF	経尿道的焼灼（術）	transurethral fulguration
TUI	経尿道的切開術	transurethral incision
TUL	経尿道的尿管結石破砕術	transurethral ureterolithotripsy 尿道から内視鏡を挿入し、膀胱内から尿管内にまで内視鏡を進めて、結石をレーザーで破砕する
TULIP	超音波ガイド下経尿道的レーザー前立腺切除（術）	transurethral ultrasound-guided laser-induced prostatectomy 超音波で前立腺の状態を確認しながらレーザー光線で肥大化した前立腺の組織を焼き落とす方法
TUR	経尿道的切除（術）	transurethral resection
TUR-Bt	経尿道的膀胱腫瘍切除術	transurethral resection of the bladder tumor 尿道から内視鏡を膀胱内に挿入し、膀胱内にできた腫瘍を切除する
TUR-P	経尿道的前立腺切除術	transurethral resection of the prostate 尿道から内視鏡を挿入し、肥大した前立腺組織を切除する
TUV	全24時間尿量	total urine volume
TV	腟トリコモナス	Trichomonas vaginalis 性感染症の1つである腟トリコモナス症の病原原虫。健康な女性で数％、婦人科疾患をもつ患者の約20％が感染
TV	幹迷走神経切離（術）	truncal vagotomy

TV	1回換気量	tidal volume 自然呼吸時に、1回の呼吸運動によって肺に出入りする空気の量。健康な成人では安静時の1回換気量は約500mL
TVC	時間肺活量	timed vital capacity 最大吸気位の状態から、最初の数秒間で呼出することができる最大呼気量。肺活量の何％を呼出できるかを示す
TVD	経腟分娩	trans vaginal delivery 胎児が腟を経て、娩出されること
TVD	三枝病変	triple vessel disease
TVH	腟式子宮全摘出(術)	total vaginal hysterectomy 開腹せずに腟のほうから子宮を摘出する手術
TVP	三尖弁逸脱	tricuspid prolapse
TVP	三尖弁形成術	tricuspids valvuloplasty 三尖弁(僧帽弁)閉鎖不全症に対して、人工腱索再建や矩形切除・縫合により弁を修復する手術
TVR	全血管抵抗	total vascular resistance
TVR	三尖弁置換術	tricuspid valve replacement 三尖弁(僧帽弁)閉鎖不全症に対して、弁形成術が奏功しない場合、人工弁に置き換える手術
tx	牽引	traction
TX	移植	transplantation
Tx	治療	treatment
TXT	ドセタキセル	docetaxel

U

U	単位	unit
U	尿素	urea
UA	臍動脈	umbilical artery 臍静脈：UV
UA	尿酸	uric acid 食事や核酸の分解で生じたプリン体の最終代謝産物。通常は尿とともに排泄される
UA	検尿	urine analysis , urinalysis

UAB	アンダーアームブレース（脊柱側弯症用装具）	under arm brace
UAC	臍動脈カテーテル	umbilical artery catheter
UAP	不安定狭心症　unstable angina pectoris　狭心症の病状による分類。狭心症発作の回数や強さが一定せず、軽い運動や安静時にも出現する　　安定性狭心症：**SA**	
UB	非抱合ビリルビン	unconjugated bilirubin
UB	尿潜血　uric blood　赤血球中のヘモグロビンが尿中に存在する状態	
UB	膀胱　urinary bladder　尿をためる平滑筋性の袋	
UBF	子宮血流	uterine blood flow
UBI	紫外線血液照射法　ultraviolet blood irradiation　採取した血液に紫外線A波とC波を照射し、体内に戻す治療	
UBM	超音波生体顕微鏡　ultrasound biomicroscopy　超音波を用いて隅角の形状を測定する装置。閉塞隅角緑内障の診断に効果を発揮する	
UC	潰瘍性大腸炎　ulcerative colitis　クローン病などとともに炎症性腸疾患と呼ばれる。腸粘膜に炎症や潰瘍を起こす原因不明の疾患	
uc	分類不能腫瘍	unclassified
UC	子宮収縮	uterine contraction
UCC	緊急治療センター	urgent care center
UCF	不適例	unsatisfactory colposcopic findings
UCG	超音波心エコー法	ultrasonic cardiogram
UCG	尿道膀胱造影法　urethrocystography　前立腺肥大症の検査として行われる。外尿道口から造影剤を注入し、撮影する。	
UCHD	一般小児病	usual childhood disease
UCR	無条件反射	unconditioned reflex
UCS	無条件刺激（ある反射を起こす自然刺激）	unconditioned stimulus
UCT	心断層エコー図	ultrasonic cardiotomogram
UCTD	不全型（分類困難な）膠原病	undifferentiated connective tissue disease

U-D	十二指腸潰瘍　ulcus duodeni　十二指腸の入り口である球部の壁が傷つく疾患。ヘリコバクター・ピロリが発症や再発に深く関与している	
ud	未分化がん　undifferentiated carcinoma	
UDS	尿流動態検査　urodynamic study　下部尿路の排尿機能を調べる検査。蓄尿から排尿終了までの間の膀胱内圧、腹圧（直腸内圧で測定）、排尿筋圧、外尿道括約筋活動、尿流などを測定し、排尿障害の部位や程度を総合的に診断する	
UDT	停留睾丸　undescended testicle	
UES	上部食道括約部　upper esophageal sphincter	
UFA	遊離脂肪酸　unesterified fatty acid	
UFM	尿流測定　uroflowmetry　尿流計を用いて1回の排尿開始から終了までの尿量を測定し、単位時間あたりの尿量を測定すること	
UFR	限外濾過率　ultrafiltration rate	
Ug	軟膏　unguentum	
UG	尿道造影法　urethrography　尿道や前立腺疾患の診断のために、尿道内に造影剤を注入し、尿道内を撮影する	
UGAA	急性淋菌性前部尿道炎　urethritis gonorrhoica anterior acuta	
UGI（S）	上部消化管（撮影）　upper gastrointestinal（series）	
UGPA	急性淋菌性後部尿道炎　urethritis gonorrhoica posterior acuta	
UH	臍ヘルニア　umbilical hernia　いわゆる「でべそ」。生後2週から1か月ころの新生児から乳児の臍の突出。自然治癒する	
UHD	不安定ヘモグロビン症　unstable hemoglobin disease	
UHL	片側性肺門リンパ節腫大　unilateral hilar lymphonodi enlargement	
UHR	人工骨頭置換術　universal hip replacement	
UI	切迫性尿失禁　urgent incontinence　排尿抑圧系の神経障害により、排尿筋が亢進し膀胱が収縮することにより、わずかな尿量で頻尿になったり、尿意をがまんすることができず、尿漏れを起こす場合をいう　　腹圧性尿失禁：**SUI**	

UIBC	不飽和鉄結合能	unsaturated iron-binding capacity 健常人では、トランスフェリンという蛋白質の約1/3が鉄と結合し、残り2/3は未結合。未結合のトランスフェリンと結合できる鉄量をことをUIBCという
UIC	無抑制収縮	uninhibited contraction
UIP	通常型間質性肺炎	usual interstitial pneumonia
UK	ウロキナーゼ	urokinase 尿由来の血栓溶解薬。ヒトの尿中に存在し、抽出・精製される。現在では血液や細胞外マトリックスにも存在していることが確認された
UKK	下顎がん	Unterkieferkrebs
ULBW	極端な低出生体重	ultra low birth weight
ULN	正常値の最高	upper limits of normal
uls	潰瘍瘢痕	ulcer scar
uMDD	単極性うつ病	unipolar major depressive disorder
UMN	上位運動ニューロン	upper motor neuron
UN	尺骨神経	ulnar nerve
UN	尿素窒素	urea nitrogen 血液のなかの尿素に含まれる窒素成分のことで、蛋白質が利用された後にできる残り（蛋白質終末代謝産物）。腎機能や全身臓器機能の指標となる
Ung	軟膏	unguentum
UO	尿量	urinary output
UP	門脈臍部	umbilical portion
UP	尿蛋白	urinal protein 尿中に排泄されている蛋白質。腎機能測定に用いられる
U/P	尿/血漿濃度比	urine/plasma (ratio)
UPC	原発不明がん	unknown primary carcinoma
UPI	子宮胎盤機能不全	uteroplacental insufficiency 胎盤の機能が低下してしまう状態。妊娠高血圧症候群や糖尿病が原因となり、胎盤の血管が詰まりやすくなる
UPJ	尿管腎盂結合部	uretero-pelvic junction
UPPP	口蓋垂軟口蓋咽頭形成術	uvulopalatopharyngoplasty 口蓋垂や口蓋扁桃、軟口蓋の一部を切除して、気道を拡張する手術

UPT	原発不明腫瘍	unknown primary tumor
UQ	尿量	urine quantity
Ur	尿 urine 体液の恒常性を維持を目的に、不要な物質や過剰な物質を体外に除去するために腎臓でつくられ、排泄されるもの	
URF	子宮弛緩因子	uterine relaxing factor
URI	上気道感染症 upper respiratory infection 大気中から侵入した微生物(ヒト呼吸器コロナウイルスが多い)が上気道で急性に感染が起こったものをいう。急性上気道炎(いわゆる"かぜ症候群")、急性咽頭炎・扁桃炎、急性喉頭炎、急性喉頭蓋炎が含まれる	
Uro	泌尿器科、泌尿器科学	urology
URT	上気道	upper respiratory tract
US	超音波検査 ultrasonography 超音波を当て、体内の組織にぶつかってはね返ってきたエコー(こだま)を画像に映し出す検査。エコー検査とも呼ぶ	
US	超音波	ultrasound
US	尿糖 urinal sugar 血液中の血糖が尿中に漏れ出してきたもの。糖尿病のスクリーニング検査として用いられる	
USB	不安定膀胱 unstable bladder 加齢や前立腺肥大症による蓄尿障害(頻尿や切迫性尿失禁など)の場合、もしくは原因不明の蓄尿障害の場合をさす	
USI	緊張性尿失禁、ストレス性尿失禁 urinary stress incontinence 腹圧性尿失禁ともいう。咳やくしゃみをしたり、腹圧が高まるような動作をしたときに少量の尿が漏れる状態	
USL	超音波砕石術	ultrasonic lithotripsy
USN	超音波ネブライザー ultrasonic nebulizer 吸入療法に使用する医療機器の1つ。超音波の振動を液体に与え、霧状にして、吸気ガスとして使用する	
UST	超音波断層法 ultrasonographic tomography 超音波を用いて臓器の断層面をモニターに映し出す方法	
USWT	通常体重	usual weight
Ut	胸部上部食道	upper thoracic esophagus

UT	尿路　urinary tract	
UTI	尿路感染症　urinary tract infection, urolithiasis　腎臓や尿管、膀胱、尿道などの尿路の感染症。逆行性の感染が最も多く、急性の場合は尿道の短い女性に多くみられる	
UTJ	子宮卵管境界　utero-tubal junction	
UTM	尿路奇形　urinary tract malformation	
UTS	尿路結石　urinary tract stone　腎臓から尿道までの尿路に結石が生じる疾患。突然に生じる激しい痛み（疝痛発作）と血尿が典型的な症候	
UU	尿ウロビリノーゲン　urine urobilinogen	
UV	胃潰瘍　ulcus ventriculi　ヘリコバクター・ピロリという細菌に感染すると胃粘膜が弱り、胃壁が自分の胃酸によって傷つくことなどによって潰瘍ができる	
UV	紫外線　ultraviolet light	
UV	臍静脈　umbilical vein　　　臍動脈：UA	
UV	尿量　urine volume	
UVA	長波長紫外線　ultraviolet A	
UVB	中波長紫外線　ultraviolet B	
UVC	短波長紫外線　ultraviolet C	
UVC	臍静脈カテーテル　umbilical vein catheter	
UVJ	尿管膀胱接合部　uretero-vesico junction	

V

V	静脈　vein　　　動脈：A	
v	静脈血　venous　　　動脈血：a	
V-A	静脈動脈バイパス（法）　venoarterial bypass	
VA	心室瘤　ventricular aneurysma　心室壁が菲薄化して瘤状に突出した部分。心筋梗塞の合併症としてみられる	
VA	椎骨動脈　vertebral artery	
VA	視力　visual acuity　物の形態や存在を見分ける能力。中心視力（中心窩でみたときの視力）と周辺視力（中心窩以外の網膜でみたときの視力）がある	

VAB	動脈静脈バイパス　venous-arterial bypass
VaD	血管性認知症　vascular dementia　脳血管障害に起因する認知症。脳梗塞や脳出血、クモ膜下出血、脳循環不全などが原因となる
VAD	補助人工心臓　ventricular assist device
VAG	椎骨動脈造影（法）　vertebral angiography
VAHS	ウイルス関連血球貪食症候群　virus associated hemophagocytic syndrome
VAIN	腟上皮内がん　vaginal intraepithelial neoplasia
VALI	人工呼吸器関連肺損傷　ventilator associated lung injury　人工呼吸器に関連して生じる肺の損傷。過度の圧上昇や、吸気量の上昇により肺胞が過膨張による肺傷害、虚脱性肺傷害、酸素毒性、炎症性肺傷害などがある
VAP	異型狭心症　variant angina pectoris　発作時にST上昇を起こす攣縮性の狭心症
VAP	人工呼吸器関連性肺炎　ventilator associated pneumonia　人工呼吸器管理中に発生する院内感染の1つ。入院時や気管挿管時に肺炎がなく、気管挿管による人工呼吸器管理開始後48〜72時間以降に発症する肺炎
VA-PICA	椎骨後下小脳動脈分岐部動脈瘤　vertebral artery posterior inferior cerebellar artery aneurysm
Va/Q	換気血流比　ventilation perfusion quotient
VAS	補助人工心臓　ventricular assist system　心不全になった心臓の代わりに、血液循環を行うためのポンプ機能を補う治療用装置
VAS	脳室心房シャント　ventricular-atrial shunt
VAS	視覚アナログ尺度　visual analog scale
V-A shunt	脳室心房短絡術　ventriculo-atrial shunt　特発性正常圧水頭症の治療に行われる手術法の1つ。頸部の静脈から心臓に管を入れて髄液を血管系（静脈）に戻す手術
VAST	胎児振動音刺激試験　vibro-acoustic stimulation test
VAT	P波同期型ペーシング　ventricle atrium trigger

VAT	心室興奮伝達時間	ventricular activation time 心室筋の興奮(脱分極)が、心筋内を心内膜から心外膜まで通過するのに要する時間
VATS	胸腔鏡下手術	video-assisted thoracic surgery ビデオ補助胸腔鏡手術ともいい、胸部に2cm程度の切開を複数作成して行う内視鏡外科手術。
VAZ	奇静脈	vena azygos 脊柱の右側を沿って上行し、第3～5胸椎の高さで上大静脈と合流する静脈系血管。肋間静脈や肋下静脈、食道静脈、後気管支静脈の静脈血を集め、上大静脈に合流した後に心臓に戻す
VB	静脈血	venous blood
VB	ビタミンB	vitamin-B
VBA	椎骨脳底動脈	vertebrobasilar artery
VBAC	帝王切開後の経腟分娩	varginal birth after cesarean section
VBI	椎骨脳底動脈循環不全	vertebrobasilar insufficiency 一過性脳虚血発作(TIA)の一種で、椎骨脳底動脈系の循環不全により血流量の一過性に減少し、脳幹、小脳、後頭葉の機能障害が起こる
VBP	静脈血圧	venous blood pressure　　動脈圧：**ABP**
VC	大静脈	vena cava
VC	肺活量	vital capacity 最大限の吸息から最大限の呼息を行ったときに排出される空気の量。肺の全肺気量から残気量を引いた量と一致する
VC	ビタミンC	vitamin-C
VC	声帯	vocal cord
VCD	右結腸静脈	vena colica dextra
Vcf	心筋(左心室)円周短縮速度	velocity of circumferential fiber shortening
VCG	ベクトル心電図	vectorcardiogram 心電図誘導法の1つ。心臓の収縮周期の間に生じる電位変化の大きさと方向を表示する
VCM	中結腸静脈	vena colica media
VCM	バンコマイシン	vancomycine

VCR	血管収縮率　vasoconstriction rate
VCS	上大静脈　vena cava superior
VCUG	排尿時膀胱尿道造影（法）　voiding cysto urethrography　膀胱尿管逆流現象を明らかにする検査方法
VD	血管拡張薬　vasodilator
VD	性病　venereal disease　梅毒や淋病、軟性下疳、鼠径リンパ肉芽腫などの性感染症
VD	経腟分娩　vaginal delivery
V. d.	右眼視力　visus dexter　　左眼視力：**V.s.**
VD	死腔換気量　volume of dead space gas　呼吸の際にガス交換に利用されていない空気の量。口腔や咽頭、喉頭、気管、気管支に存在し、1回呼吸量500mLのうち、約150mLになる
VDA	視覚識別正確度　visual discriminatory acuity
VDD	心室抑制心房同期型ペーシング　ventricle double double (pacing)
vdE	（毎）食前　vor dem Essen　　（毎）食後：**ndE**
VDG	淋病　venereal disease gonorrhoea　淋菌による性感染症の1つ
VDH	心臓弁膜症　valvular disease of heart　心臓にある僧帽弁、大動脈弁、三尖弁、肺動脈弁の機能障害。複数の弁膜に機能障害がある場合を連合弁膜症という
VDM	血管拡張物質　vasodepressor material
VDRL	（アメリカ）性病研究所梅毒検査法、ガラス板法　Venereal Disease Research Laboratory test
VDS	梅毒　venereal disease syphilis　梅毒とレポネーマによる感染症で、性感染症の1つ
vds	就寝前　vor dem schlafen
VDT/I	心房同期型心室ペーシング　ventricle-double-trigger/inhibit
VE	分時換気量　minute volume of ventilation
VE	吸引分娩　vacuum extraction　胎児が子宮口から出られない場合、金属やシリコン製カップを児頭に装着して、電動ポンプによって陰圧をかけて娩出させる方法
VE	腟内診　vaginal examination

VEDP	心室拡張終期圧	ventricular end-diastolic pressure
VEDV	心室拡張終期容積	ventricular end-diastolic volume
VEP	視覚誘発電位	visually evoked potential　点滅する光や白黒反転する市松模様をみて、光刺激によって誘発される電位変化をみる眼科検査。白内障の術前に行われる
VF	換気不全	ventilatory failure
Vf	心室細動	ventricular fibrillation　心室の各部分に無秩序な電気的興奮が生じている状態で、重症な不整脈の1つ
VF	心室粗動	ventricular flutter
VF	視野	visual field
VF	声音振盪	vocal fremitus　発声によって生じる声の響きが、肺を通って体表面まで伝わる胸壁の振動のこと。肺炎や肺結核では亢進し、痰や胸水の貯留や無気肺、気胸では減弱・消失する
VG	脳室撮影	ventriculography　脳圧亢進や中脳水道や第四脳室の閉塞を診断するために、脳室内に造影剤を直接注入し、脳室の造影を行う検査法
VGED	右胃大静脈	vena gastroepiploica dextra
VH	腟式子宮摘出術	vaginal hysterectomy
VH	ウイルス性肝炎	viral hepatitis
VHD	心臓弁膜症	valvular heart diseas
VHDL	超高比重リポ蛋白	very high-density lipoprotein
VHF	ウイルス性出血熱	viral hemorrhagic fever
VI	呼気量	inspired volume
VI	腟内洗浄	vagina irrigation
VI	静脈弁不全	venous incompetence
VIA	ウイルス不活性薬	virus inactivating agent
VIG	水痘免疫グロブリン	varicella immune globulin
VIN	外陰上(表)皮内腫瘍	vulvar intraepithelial neoplasia
VIP	血管作働性腸管ポリペプチド	vasoactive intestinal polypeptide
VISA	バンコマイシン低感受性黄色ブドウ球菌	vancomycin insensitive resistant staphylococcus aureus

Vit	**ビタミン** vitamin 栄養素として摂取する必要のある有機化合物の総称。脂溶性ビタミン（ビタミンA、D、E、K）と水溶性ビタミン（ビタミンB₁、B₂、B₆、B₁₂、C、ナイアシン）に大別される
Vit	**硝子体切除術** vitrectomy 硝子体とは、水晶体より後方の眼球内を満たす透明なゲル状の組織。糖尿病黄斑症や増殖性糖尿病網膜症、網膜剥離などの治療の際に硝子体を除去する
VKM	**全乳** vall kuh Milch
VLAP	**直視下レーザー前立腺切除術** visual laser ablation of the prostate, visual laser assisted prostatectomy
VLBW	**極低出生体重児** very low birth weight(infant) 出生時の体重が1,500g未満を極低出生体重児、1,000g未満を超低出生体重児と分類する
VLCD	**超低カロリー食** very low caloric diet
VLDL	**超低比重リポ蛋白** very low density lipoprotein 肝臓で合成された中性脂肪やコレステロールを全身の細胞に運搬する
VLG	**性病性リンパ肉芽腫** venereal lymphogranuloma
VLM	**内臓幼虫移行症** visceral larva migrans
VMA	**バニリルマンデル酸** vanillylmandelic acid カテコールアミン（ドーパミン、アドレナリン、ノルアドレナリンなど）の最終代謝産物。腫瘍マーカーとして、褐色細胞腫や神経芽細胞腫では高値を示す
Vmax	**最大呼気流量** maximal expiratory flow 息を全力で吐き出したときの最も速い流量のことをいう
Vmax	**最大短縮速度** maximum velocity of shortening
VMR	**血管運動性鼻炎** vasomotor rhinitis
VMS	**視覚記憶スパン** visual memory span
VN	**前庭神経炎** vestibular neuronitis
VNS	**迷走神経刺激法** vagus nerve stimulation 頸部の迷走神経に刺激を与え、てんかん発作の回数を抑えたり、発作の程度を軽減する治療法
VO	**口頭指示** verbal order
VO₂	**酸素消費量** oxygen consumption

VOD	肝中心静脈閉塞症　veno-occlusive disease　移植後早期に肝腫大や右季肋部痛、体重増加、胸水・腹水の増加、黄疸の悪化がみられる疾患。重症の場合は多臓器不全となる
Vol	容積　volume
VOR	前庭眼反射　vestibulo-ocular reflex
VP	バソプレシン　vasopressin　抗利尿ホルモン（ADH）。下垂体後葉から分泌されるポリペプチドホルモン。腎臓の集合管の主細胞に作用し、抗利尿作用を示す。
VP	門脈　vena portae
VP	静脈圧　venous pressure
VP	脳室圧　ventricular pressure
VP	腸炎ビブリオ　Vibrio parahaemolyticus
VPC	心室性期外収縮　ventricular premature contraction
V-P shunt	脳室腹腔短絡術　ventriculo-peritoneal shunt
VR	血管抵抗　vascular resistance
VR	換気予備率　ventilation reserve
VR	声帯共鳴　vocal resonance
VRD	ウイルス性呼吸器疾患　viral respiratory disease
VRE	バンコマイシン耐性腸球菌　vancomycin resistant Enterococcus
VRI	ウイルス性呼吸器疾患　viral respiratory infection
VRSA	バンコマイシン耐性黄色ブドウ球菌　vancomycin resistant Staphylococcus aureus
VS	腟内容塗布　vaginal smear
VS	心室中隔　ventricular septum
V. s.	左眼視力　visus sinister　　左眼視力：**V.d.**
VS	バイタルサイン　vital signs　人間が生きている状態を示す徴候。体温、脈拍、呼吸、血圧などを測定することで、患者の病状を把握することができる
VSA	冠攣縮性狭心症　vasospastic angina　冠動脈のスパスム（攣縮、痙攣）によって冠動脈に狭窄が生じ、発作を起こす

VSD	心室中隔欠損症 ventricular septal defect　先天性心疾患の1つ。心室中隔の一部が欠損し、右心室と左心室の間に血液が流れている	
VSP	心室中隔穿孔 ventricular septal perforation	
VSR	心室中隔破裂 ventricular septal rupture	
VSS	視覚性的刺激 visual sexual stimulation	
VSV	水疱性口炎ウイルス vesicular stomatitis virus　家畜伝染病に指定されている。ヒトを含めた多くの哺乳動物に感染（人畜共通感染症）	
VT	1回換気量 tidal volume　1回の呼吸運動によって肺に出入りする空気の量	
VT	心室頻拍 ventricular tachycardia　心室の異常興奮による頻脈	
VTEC	ベロ毒素産生性大腸菌 verotoxin producing Escherichia coli　腸管出血性大腸菌のこと。ベロ毒素は粘膜上皮細胞を傷害し、感染後、腹痛や下痢、発熱を発症、血便となる	
VTH	腟式子宮全摘出術 vaginal total hysterectomy　開腹せずに腟のほうから子宮を摘出する手術	
VUJ	膀胱尿管結合部 vesico-ureter junction	
VUR	膀胱尿管逆流現象 vesico-ureteral reflux　膀胱内にたまった尿が、膀胱尿管移行部の逆流防止機構の異常により、尿管や腎盂へ逆流すること	
vv	尋常性疣贅 verruca vulgaris　ヒトパピローマウイルスによる感染。手指に生じる疣（いぼ：乳頭腫）	
Vv	排尿量 voided volume	
VVI	心室抑制型心臓ペーシング ventricle ventricle inhibit	
VW	血管壁 vessel wall	
VW	フォン・ウィルブランド病 von Willebrand's disease　血小板の機能異常をきたす遺伝的欠損症	
VWF	白蝋病 vibration white finger　持続的に振動が加わることで生じる血管性運動神経障害。チェーンソーや削岩機（ドリル）などの振動工具を使用する人にみられる。振動病ともいう	

VZV	**水痘帯状疱疹ウイルス** varicella-zoster virus　ヘルペスウイルスの1つ。主に飛沫感染で気道、粘膜から侵入、感染する。小児では発疹が初発症状で、全身性で瘙痒を伴い、紅斑・丘疹を経て水疱となり痂皮化する。成人になってから初めて感染したり、免疫不全患者が感染すると重症化することがある

W

W	**白色上皮** white epithelium
WAIS	**ウェクスラー成人知能検査** Wechsler adult intelligence scale　16〜89歳までの成人の知能（IQ）を測定する検査法。動作性IQと言語性IQ、その両者を合わせた総合IQが算出される
WaR（WR）	**ワッセルマン反応** Wassermann reaction　梅毒の血清診断法の1つ。患者の血清と抗原性をもつ物質と反応させ、溶血の有無を調べる。溶血がなければ陽性
WB	**全血** whole blood　すべての血液成分が含まれている血液
WBC	**白血球（数）** white blood cell（count）　血液成分の1つで、好中球、好酸球、好塩基球、リンパ球、単球に分類される。成人：3,500〜9,000μL、小児（6〜14歳）：6,000〜10,000μL、幼児（5歳以下）：6,000〜11,000μLが基準値　赤血球：**RBC**
WBF	**新鮮保存血** whole-blood fresh　赤血球の破壊を防ぐためにグルコースなどと抗凝固剤を加えて低温で貯蔵した血液を保存血という。採血後4〜21日以内に輸血に使用される。採血後3日以内のものは新鮮保存血（新鮮血）と呼ばれる
WC	**車いす** wheel chair
WD	**発育良好** well-developed
WD	**湿潤療法** wet dressing
WD	**創傷** wound

WDHAS	**WDHA症候群（水様性下痢、低K血症、無酸症を主な症状とする病気）** watery diarrhea, hypokalemia, and achlorhydria syndrome　ヴァーナー・モリソン症候群、膵コレラとも呼ばれる。成人では膵ランゲルハンス島腫瘍や褐色細胞腫、小児では神経芽腫群腫瘍が産生するVIP（血管作動性腸管ペプチド；vasoactive intestinal peptide）の作用による
WDLL	**高分化型小球性悪性リンパ腫** well-differentiated lymphocytic lymphoma
WDS	**離脱症候群** withdrawal syndrome　連用していた薬物やアルコールを中断したり、減量した際に生じる身体・精神状態。離脱症状、退薬症状、禁断症状ともいう
WF	**ワルファリン** warfarin　抗凝固薬の1つ。商品名はワーファリン、ワーリンなど
WG	**ウェゲナー肉芽腫症** Wegener's granulomatosis　上気道や下気道の肉芽腫性壊死、全身（主に肺）の動静脈の壊死性血管炎、糸球体腎炎がみられる壊死性血管
W/H	**腹囲/殿囲比** waist/hip
WHD	**ウェルドニッヒ・ホフマン病（乳児脊髄性筋萎縮症）** Werdnig-Hoffmann disease
WHO	**世界保健機関** World Health Organization　1948年4月7日に設立された国連の専門機関で、現在194か国が加盟。「すべての人々が可能な最高の健康水準に到達すること」を目的とする
WHVP	**閉塞肝静脈圧** wedged hepatic venous pressure
WISC	**ウェクスラー児童知能検査** Wechsler Intelligence Scale for Children　5～16歳までの児童の知能（IQ）を測定する検査法
WK	**ウェルニッケ・コルサコフ症候群** Wernicke-Korsakoff syndrome　ビタミンB₁の不足によって起こるウェルニッケ脳症と、その後遺症であるコルサコフ症候群のこと
WK	**週** week
WMS	**ウィルソン・ミキティ症候群** Wilson-Mikity syndrome　在胎32週未満で低出生体重児（1500g未満）にみられる慢性肺疾患。出生前の感染が原因とみられる

WN	栄養状態良好	well-nourished
WNL	正常範囲	within normal limits
WO	指示書	written order
W/O	〜なしで	without
WOC	創傷・オストミー・失禁	wound, ostomy, and continence
WOCN	創傷・オストミー・失禁ケアの専門の看護師	wound, ostomy, and continence nurse 日本においては皮膚・排泄ケア認定看護師
WPPSI	ウェクスラー小児知能検査	Wechsler preschool and primary Scale of intelligence 3〜7歳までの児童の知能(IQ)を測定する検査法
WPW	ウォルフ・パーキンソン・ホワイト症候群	Wolff-Parkinson-White syndrome 心房と心室の間にある房室接合部以外の伝導路(副伝導路)が先天的にある障害。頻脈性の不整脈が起こりやすく、動悸や息切れ、脱力感がある
WRC	洗浄赤血球剤	washed red cells 血液から白血球や血漿の大部分を除去した後、生理食塩液で洗浄した赤血球層に、生理食塩液を加えた濃赤色の液剤
WRD	作業関連疾患	work related disease
WS	ワレンベルグ症候群	Wallenberg syndrome 脳幹障害のうちの1つで、延髄の外側の梗塞によって生じる。延髄に血液を送る血管が詰まり、延髄などの働きが失われる状態
Wt	体重	weight 身長:Ht
WT	ウィルムス腫瘍	Wilms tumor 小児の腎腫瘍の1つで、その約90％を占める。後腎芽細胞に由来する

X

Xan	キサンチン	xanthine
Xanth	黄色腫症	xanthomatosis 血漿中のリポ蛋白を取り込んだ泡沫細胞が皮膚や腱に浸潤して起こる。結節や発疹(丘疹)、扁平型、腱の肥厚などがある

XGP	**黄色肉芽腫性腎盂腎炎**　xanthogranulomatous pyelonephritis　腎の慢性炎症性疾患。長期間の尿路閉塞と繰り返す感染症が原因と考えられ、腎全体または一部に腫大がみられる
XIP	**ギプス固定のままのX線写真**　X-ray in plaster（examination）
XLI	**伴性遺伝性魚鱗癬**　X-linked ichthyosis　伴性劣性で男児にのみ発症する比較的軽症の魚鱗癬。腕や大腿部などに細かい鱗屑がみられる
XOP	**ギプスを外した状態でのX線写真**　X-ray out of plaster
XP	**外斜位**　exophoria
XP	**色素性乾皮症**　xeroderma pigmentosum　紫外線により生じるDNA損傷の修復に欠損のある常染色体劣性遺伝性疾患。日光露光部に皮膚がんが生じる
X-P	**X線写真**　X-ray photograph
XSCID	**X連鎖重症複合免疫不全症**　X-linked severe combined immunodeficiency　重症複合免疫不全症の1つで、男児のみに発症する。生まれつき免疫系が機能しないため、感染症を発症する
XT	**外斜視**　exotropia　内斜視：**ET**
XU	**排泄性尿路造影**　excretory urography　静脈注射した造影剤が腎臓から排泄される様子をX線撮影し、腎盂・尿管・膀胱の状態をみる。尿路結石、腎盂・尿管がん、膀胱がんの診断や血尿のスクリーニング検査に用いる
XYY syndrome	**クラインフェルター症候群**　Klinefelter syndrome　男性における原発性性腺機能低下症の1つ。複数のX染色体と単数のY染色体で構成されている性染色体（XXY・XXXY・XXXXY）の異常

Y

YAG	**ヤグ**　yttrium aluminum garnet（laser）　固体レーザー。レーザー光を発生させる複数の媒体元素や化合物（イットリューム、アルミニウム、ガーネット）の頭文字から命名

YAM	若年成人平均値 young adult mean	
Y-G test	矢田部・ギルフォード性格検査 Yatabe-Guilford test 質問紙形式の性格検査の1つ。抑うつ性(D尺度)や回帰的傾向(C尺度)、劣等感(I尺度)などの12項目を各10問ずつ、「はい」「どちらでもない」「いいえ」で回答する	
Yr	年 year	
YS	網膜黄斑 yellow spot of retina	
YST	卵黄嚢腫 yolk sac tumor	

Z

ZDS	亜鉛欠乏症候群 zinc deficiency syndrome 亜鉛の欠乏症。先天性の場合は、腸管からの吸収障害が原因。後天性の場合は、食事や経静脈高カロリー輸液による。手・足・指や開口部(口、目、肛門など)の周辺に紅斑やびらん、落屑などの症状がみられる
ZEEP	呼気終末陰圧 zero end-expiratory pressure breathing
ZES	ゾリンジャー・エリソン症候群 Zollinger-Ellison syndrome 膵臓ランゲルハンス島でのガストリン産生腫瘍により胃酸分泌が過剰になり、難治性再発性の消化性潰瘍が引き起こされる
ZIFT	接合子卵管内移植 zygote intrafallopian transfer ジフト法とも呼ばれる。体外で受精させた受精卵を卵管内に戻す方法
ZIG	帯状疱疹免疫グロブリン zoster immune globulin
ZIG-v	静注用帯状疱疹免疫グロブリン zoster immune globulin (venous)
ZIP	帯状疱疹免疫血清 zoster immune plasma
ZK	子宮頸がん Zervixkrebs 子宮頸部(扁平・円柱上皮境界部に好発)に発生するがんで、40歳代に多い
ZK	舌がん Zungenkrebs 舌の側縁から口腔底にかけて多く発生するがん。多くは扁平上皮がん。
ZKS	中枢性協調障害 zentrale koordinations störung 乳児期早期にみられる運動障害。脳性麻痺になる危険因子とされている

Z line ▶▶▶

Z line	食道噴門接合部　zigzag line
Zn	服用　zu nehmen
Zp	坐剤　Zäpfchen
ZS	亜鉛華軟膏　Zinksalbe
ZTT	硫酸亜鉛混濁試験　zinc sulfate turbidity test　血清中の蛋白であるγ-グロブリンを簡易に測定する方法。肝機能検査の1つとして、慢性化や肝硬変化の指標に用いられる
zwdE	食間に　zwischen den Essen　（毎）食前：**vdE**、（毎）食後：**ndE**

第 2 章

カタカナ語

ア

アイエム	筋肉注射（i.m.：intramuscular injection）
アイエーディーエル	手段的日常生活動作（IADL：instrumental activities of daily living）
アイシー	インフォームド・コンセント（IC：informed consent）。十分な説明を受け、理解したうえでの同意すること
アイシーエイチ	頭内出血（ICH：intracranial hemorrhage）
アイシーピー	頭蓋内圧（ICP：intracranial pressure）
アイシーユー	集中治療室（ICU：intensive care unit）
アイシング	患部を水や氷で冷やすこと（icing）
アイテル	膿（Eiter：独）
アイデンティティ	自己同一性（identity）
アイブイ	静脈内注射（i.v.：intravenous）
アイブイエイチ	中心静脈栄養（高カロリー輸液）（IVH：intravenous hyperelimentation）
アイブイチューブ	点滴の管（IV tube）
アイブイドリップ	静脈持続点滴注入法（intravenous drip）
アインラーフ	腸注造影検査（Einlauf：独）
アウゲ	眼、眼球、視覚、眼科（Auge：独）
アウス	搔破術（Auskratzung：独）
アウトカム	成果、到達目標（outcome）
アウトブレイク	感染症の流行、集団発生（outbreak）
アウトリーチ	医療福祉分野での地域への奉仕活動（outreach）。手を伸ばすこと
アオルタ	大動脈（aorta）

▶▶▶ アスピレーション

アカウンタビリティ	説明責任 (accountability)
アカシジア	静座不能状態 (acathisia)。錐体外路障害の症状の1つ
アカラシア	食道の蠕動運動での収縮リズムが乱れたり、噴門部での開閉障害が起こる疾患 (achalasia)
アクア	水、水溶液、溶液 (aqua)
アクセレーション	一過性頻脈 (acceleration)。子宮の収縮により胎児の心拍数が増加
アクシデントレポート	事故報告書 (accident report)
アクティブバース	産婦主体の分娩 (active birth)。医療の介入を最小限にとどめ、自然な力での出産法
アゴナール	あえぎ呼吸、下顎呼吸 (agonal)。末期状態や意識障害時など呼吸困難時にみられる
アゴニスト	作用薬 (agonist)
アサーション	よりよい人間関係構築のための自己表現の方法 (assertion)。コミュニケーション技法の1つ
アサーティブネス	アサーションが実現されていること (assertiveness)
アシストーレ	心停止 (asystole)
アシドーシス	血液の酸と塩基の平衡が乱れて正常よりも酸性方向に傾いた状態 (acidosis)。(⇔alkalosis：アルカローシス)
アストマ	喘息 (asthma)。独の発音に由来。英語の発音ではアズマ
アスピレーション	吸引、穿刺 (aspiration)

アセスメント ▶▶▶

アセスメント	主観的・客観的情報を収集し、理論的に分析、推論、判断して何が問題なのかを明確にする (assessment)
アセチルコリン	神経伝達物質 (acetylcholine：Ach)。心筋や骨格筋、内臓筋の収縮作用を促す
アタック	発作や発病のこと。心臓発作・てんかん発作など (attack)
アッペ	虫垂炎 (appendicitis)
アディクション	中毒 (addiction)
アディクト	薬物依存症の患者 (addict)
アディポ	脂肪過多 (adipositas)
アテトーシス	無定位運動症 (athetosis)
アーテリー	動脈 (artery)
アテレク	無気肺 (atelectasis)。肺の一部が虚脱 (空気が入らない) 状態になる
アテローム	粥腫 (atheroma)。脂質やカルシウムなどのさまざまな線維性結合組織や細胞の死骸などによる塊
アドヒアランス	患者が積極的に治療方針の決定に参加し、積極的に治療を行おうとする能動的な態度のこと (adherence)
アトピー	アトピー (atopy)。IgE抗体をつくりやすい素因のこと。アトピー素因、アトピー体質、アトピー性皮膚炎など
アドボケイト	患者の権利の代弁、擁護する者 (advocate)。アドボカシー (弁護、擁護)
アドミッション	入院 (admission)

▶▶▶ アリスミア

アナフィラキシー	即時型過敏症 (anaphylaxis)。アナフィラキシー・ショック
アナムネ	アナムネーゼ (Anamnese：独で既往歴) の略。初診時、入院時に氏名、年齢から職業、現病歴、家族歴などの情報を収集すること
アニソコ	瞳孔不同 (アニソコリア anisocoria)。左右の瞳孔の大きさが違う。
アネミー	貧血 (anemia)
アノレキシア	神経性無食欲症。拒食症 (anorexia)。食行動に関する精神疾患の1つ
アビュース	虐待 (abuse)
アプガースコア	出生直後の新生児の状態を評価指数 (Apgar score)。皮膚色、心拍数、反射、筋緊張、呼吸を評価する
アブサンス	欠神発作 (absence)
アブセス	膿瘍 (abscess)
アフタ	小潰瘍 (aphtha)。アフタ性口内炎 (aphtous stomatitis) の略
アプニア	無呼吸 (apnea)。アプネアともいう
アボーション	流産 (abortion)
アポトーシス	生命維持のために起こるプログラムされた細胞死のこと (apoptosis)
アミラーゼ	膵液や唾液に含まれる消化酵素 (amylase)。デンプンやグリコーゲンを分解する
アミトロ	筋萎縮性側索硬化症 (ALS：amyotrophic lateral sclerosis)
アリスミア	不整脈 (arrythmia)。アリスミー

アルカローシス	血液の酸と塩基の平衡が乱れて正常よりもアルカリ性方向に傾いた状態（alkalosis）（⇔acidosis：アシドーシス）
アルコホリック	アルコール中毒患者（alcoholic）
アルコールハビット	飲酒癖
アルサー	潰瘍（ulcer）
アルス	二次救命処置（ALS：advanced life support）
アルツ	アルツハイマー病（Alzheimer's）
アルドステロン	副腎皮質から分泌されるステロイドホルモン（aldosterone）。膠質コルチコイドと糖質コルチコイドの2種類がある
アレキシア	失読症（alexia）
アレスト	心停止（arrest）
アンギオ	血管造影法（angiography）
アンギナ	口峡炎、扁桃炎（angina）
アンジャイナ	狭心症（angina pectoris）
アンチエイジング	抗加齢、老化予防（antiaging）
アンビュー	バッグバルブバッグ、人工呼吸に用いる器具。ドイツのAmbu社製が知られることからアンビューバッグと呼ばれる
アンプタ	四肢の切断（amputation）
アンプル	注射用薬剤の容器（ampule）。ガラス瓶状のものをアンプル（A）という

イ

イエローフィーバー	黄熱病（yellow fever）

▶▶▶ インターフェロン

イーシージー	心電図（ECG：Electrocardiogram）
イニシエーション	正常細胞が発がん物質などにより、がん細胞に変化する初期段階（initiation）
イブニングケア	就寝前に行う洗顔、口腔ケア、着替えなどのケア（evening care）
イルリガートル	灌注器（irrigator）。点滴、浣腸、洗腸、腟洗浄などに用いる医療器具
イリゲーション	洗腸排便法、腸洗浄（irrigation）
イレウス	腸閉塞（ileus）
インアウト	水分出納（intake and output）
インキュベーション	培養、潜伏期（incubation）。潜伏期間〔incubation stage（period）〕
インキュベーター	保育器、培養器（incubator）
インコンチネンス	尿失禁（incontinence）
インシデントレポート	ヒヤリ・ハット報告書（incident report）。事故には至らなかったが、臨床現場において、ヒヤリとしたり、ハッとした経験や出来事の報告書
インスリン	ランゲルハンス島（膵島）から分泌されるホルモン（insulin）
インセン	陰部洗浄
インソムニア	不眠症、熟眠障害（insomnia）
インターバル	間隔（interval）。（月経の）周期
インターフェロン	ウイルス感染の際に、白血球やリンパ球などでつくられる蛋白質（IFN：Interferon）。医薬品としては、抗ウイルス薬、抗がん剤として用いられている

インターベンション ▶▶▶

インターベンション	介入 (intervention)。看護介入 (nursing intervention)
インディケーター	指示薬 (indicator)
インバギ	腸重積 (invagination)
イン・ビトロ	試験管内で (の) (in vitro)
イン・ビボ	生体内で (の) (in vivo)
インフェクション	感染 (infection)
インフォームドコンセント	患者に対して十分な説明が行われ、患者が十分理解した上で、医療者と方針において合意すること (informed consent)
インフュージョン	注入、点滴、輸液 (infusion)

ウ

ウィージング	喘鳴 (wheezing)
ウィーニング	離脱 (weaning)。人工呼吸から段階的に自発呼吸に戻すこと (人工呼吸器を段階的に外すこと)
ウイルスキャリア	ウイルスを保菌している人 (virus carrier)
ウィールチェアー	車いす (wheelchair)
ウォックナース	皮膚・排泄ケア認定看護師 (WOCN：wound ostmy and continence nurse)。創傷、オストミー、失禁のケアを専門とする認定看護師
ウロ	泌尿器科 (urology)。ウロロジー
ウロキナーゼ	尿中に存在する蛋白質分解酵素 (urokinase)。血栓溶解の治療に用いられる

ウロストミー	urostomy。膀胱や尿道に障害がある患者の腹部につくられた尿路系のストーマ（回腸導管、尿管皮膚瘻）
ウンデ	創（Wunde：独）

エ

エー	動脈（A：artery）
エアウェイ	気道（airway）。舌根沈下した患者の舌根を挙上し、気道を確保するための器具
エイズ	後天性免疫不全症候群（AIDS：acquired immune deficiency syndrome）。HIV感染による免疫不全症
エイチエルエー	ヒト白血球型抗原（HLA：human leukocyte antigen）。組織適合性抗原の1つで免疫を担当。移植手術の際、患者と提供者（ドナー）とのHLAが一致しない場合は拒絶反応を示す
エーイーディー	自動体外式除細動器（AED：automated external defibrillator）
エーエルエス	二次救命処置（ALS：advanced life support）
エオジノ	好酸球（eosinocyte）
エーカーゲー	心電図。（EKG：Electokardiogrammの独）
エクスダート	滲出液（Exudate：独）
エクスレイ	X線、レントゲン（X-ray）
エクトピー	転位（ectopy）。子宮外妊娠（ectopypregnancy）
エコ	生態。生態系（eco）。エコロジー（ecology）
エコー	超音波検査（echo）

エスエス	妊娠 (Schwangerschaft)
エスシー	皮下注射 (SC：subcut-aneous)
エスティー	胃管 (stomach tube)、ST
エスビーチューブ	ゼングスターケン・ブレークモアチューブ (S-B：Sengstaken-Blakemore tube)
エッケ	端 (Ecke：独)
エッセン	食事 (Essen：独)
エッチエー	A型肝炎 (HA：hepatitis A)
エッチシー	C型肝炎 (HC：hepatitis C)
エッチビー	B型肝炎 (HB：hepatitis B)
エデマ	水腫、浮腫、むくみ (edema)
エヌセーズ	非ステロイド性抗炎症薬 (NSAIDs：non-steroidal anti-inflammatory drugs)
エヌピーオー	禁飲食 (NPO：non per os)
エネマ	浣腸 (enema)
エピ、エピレプシー	てんかん (epilepsy)
エピドラ、エピ	硬膜外麻酔 (epidural anesthesia)
エピソード	発作、症状の発現 (episode)
エビデンス	証拠。根拠 (evidence)
エビデンス・ベイスト・メディスン	根拠に基づく医療 (EBM：evidence-based medicine)
エフエフピー	新鮮凍結血漿 (FFP：fresh frozen plasma)
エマージェンシー	緊急事態、非常事態 (emergency)
エム	MRSA。保菌者を指すこともある
エムティ	マーゲンチューブ (MT：Magenschlauch／stomach tube)、胃管
エーライン	動脈ライン (arterial line)

▶▶▶ オト

エル	腰椎、腰椎の (lumbar spine)
エルステ	最初の、いちばん目の (Erste：独)
エルブレ	嘔吐 (Erbrechen：独)
エンセファロパシー	脳症 (encephalopathy)
エンゼルセット	死後処置セット
エンゼルメイク	死化粧。エンゼルケア（死後の処置）
エンテロトキシン	腸管毒 (enterotoxin)
エント、エントラッセン	退院 (Entlassen：独)。「ENT」と記載される
エンドスコピー	内視鏡検査 (endoscopy)
エンパワーメント	empowerment。対象者本人が本来もっている力に着目し、その力を十分に発揮できるようにすること
エンベロープ	envelop。ウイルスの外殻
エンボリ	塞栓術 (embolization)。脳動脈瘤や肝臓がんに対して、カテーテル操作によって動脈にコイルやエタノールなどを詰める治療法

オ

オカルト（ブラッド）	潜血 (occult blood)
オステオ	骨粗鬆症 (osteoporosis)、オステオポローシス
オストメイト	ストーマ（人工肛門、人工膀胱）を造設した人 (ostomate)
オージオメトリー	聴力検査、聴力測定 (audiometry)
オースキュルテーション	聴診 (auscultation)
オーソプニア	起坐呼吸 (orthopnea)
オト	耳鼻咽喉科 (otorhinolaryngology)

オートクレーブ ▶▶▶

オートクレーブ	高圧蒸気滅菌器 (autoclave)
オートノミー	自律性 (autonomy)
オートプシー	解剖、病理解剖、剖検、検屍 (autopsy)
オーバードーズ	薬物の過剰摂取 (overdose)
オバリウム	卵巣 (ovarium)
オブザベーション	観察 (observation)
オプトメーター	眼計測計 (optometer)
オープン	開放性の (open)。オープンフラクチャー：開放骨折
オーベー	異常なし、所見なし (ohne Befund：独)
オペ	手術。オペレーション (operation) の略
オベシティ	肥満症、脂肪過多 (obesity)
オーベン	研修医を指導する医師 (oben)
オーラルケア	口腔ケア (oral care)
オルターナティブ	代替、代案 (alternative)
オルターナティブメディスン	代替医療 (alternative medicine)
オルト	整形外科 (orthopaedics)
オンコール	呼べばすぐ来ること、待機していること (on call)。

カ

カイザー	帝王切開 (語源は、Kaiserschnitt：独)
カイロプラクティック	脊椎指圧療法 (chiropractic)。椎骨の構造的、機能的なゆがみを調整

カウザルギー	末梢神経の損傷が原因で発症する、受傷後に皮膚の発熱や発汗を伴う激痛(灼熱痛)(causalgia) (Kausalgie：独)
カウンターショック	電気的除細動器(countershock)。重症不整脈を治療する機器
ガーグル	含嗽、うがい(gargle)。膿盆：ガーグルベイスン(gargle basin)
ガス	放屁、おなら(gas)
ガストロ	消化管造影剤(ガストログラフィン：gastrographin)による造影検査。ガストロボタン(ボタン型胃瘻チューブ)。
ガーゼタンポナーデ	ガーゼによる止血(gauze tamponade)
カタラクト	白内障(cataract)
カタル	カタル性炎症とは粘膜の滲出性炎症のこと(catarrh)
ガット	腹。腸(gut)
カットダウン	静脈切開(cut down)。血管確保のために行う
カテ	カテーテル(catheter)、カテーテル法(catheterization)
カーディオバージョン	電気的除細動器(cardioversion)。カウンターショックの別名
ガード	胃食道逆流症(逆流性食道炎)(GERD；gastro-esophageal reflux disease)
カニューレーション	カニューレ挿入(cannulation)
カニューレ、カヌラ	酸素吸入器具。鼻腔に装着するタイプのもの(canula)。カニューレーション：カニューレ挿入(cannulation)

カフ	血圧計に付属されている圧迫帯 (cuff)
カヘキシー	悪液質 (cachexia)
カマ	酸化マグネシウム (下剤)。「化」と「マ」から「カマ」と呼ぶ
ガム	歯肉。歯茎 (gums)
カリエス	結核菌により脊柱や骨盤などの骨が壊死・融解する (caries、Karies：独)
カルチ	がん、悪性腫瘍 (carcinoma)。「Ca」と記載
カルテ	診療録 (karte：独)
ガレ	胆汁 (Galle：独)、ガーレ
ガングリオン	結節腫 (ganglion)。関節近くにある膜や嚢胞にゼリー状の液体がたまる腫瘍
ガンツ	スワン・ガンツカテーテル
カンファレンス	打ち合わせ、会議 (conference)

キ

ギネ	婦人科 (gynecology)
キープ	維持 (keep)。点滴の指示量を24時間かけて注入すること。点滴ルートを確保する意味もある
キャスト	ギプス (cast)
ギャッチベッド	患者を坐位・半坐位に保つように背部と膝部が持ち上がるベッド (Gatch bed)。アメリカ人医師 W.D. Gatch に由来
キャリア	保菌者 (carrier)
キャンサー	がん (cancer)
キュア	治療 (cure)

キューオーエル	生活・生命の質（QOL：quality of life）
キューレット	搔爬器、有窓鋭匙（Curette Kurette：独）
キルシュナー	牽引用の鋼線（Kirschner）
キンク	管のつぶれ、ねじれ（kinking）
キント	子ども、小児科（Kind：独）

ク

クスマウル呼吸	異常呼吸の1つ。深く大きな呼吸が連続し、規則正しく続く状態（Kussmaul's respiration）
クオリティ・オブ・ライフ	生活の質、生命の質（quality of life：QOL）
クベース	保育器（incubator）
クライアント	心理療法やカウンセリングでは、患者（patient）とはいわず、来談者（client）と呼ぶ
グラニューロ	顆粒球（granulocyte）
クランケ	患者（Kranke：独）
クランプ	鉗子（clamp）。鉗子でドレーン類をはさんで流出を一時的に止めること
クリアランス	浄化値、清掃率（clearance）。血液中の老廃物を尿中に排出する腎臓の働き
グリカン	グリセリン浣腸。「GE；glycerine enema」と記載される
クリーゼ	急性発症、発作、症状が急激に悪化すること（crisis）
クリックサイン	クリック徴候（click sign）。新生児の股関節脱臼の検査で聞かれる音

クリティカルケア ▶▶▶

クリティカルケア	重篤な状況にある患者に対して、集中的な観察とケアを行う看護のこと
クリティカル・シンキング	批判的思考。客観的思考（critical thinking）
クリティカル・パス	入院指導から検査、治療、退院指導などの一連の手順を標準化し、時系列にまとめた管理表（critical path）。クリニカル・パスともいう
クリニカルラダー	看護実践能力開発プログラム（clinical ladder）
クーリング	冷却（cooling）
クール	治療単位（course）
クレブス	がん（Krebs：独）
クレンメ	点滴の滴下速度を調節する器具（Klemmer：独）
クロスマッチ	血液型適合試験（cross matching）。輸血の血液と患者の血液の適合を調べること
クローズドシステム	細菌感染防止のために輸液ラインが閉鎖式回路となっているもの
クロット	凝塊（clot）
クロニック	慢性の（chronic）
クローン	クローン（clone）。遺伝的に同一である個体や細胞を指す。複製生物
クローン病	炎症性腸疾患の1つ（CD：crohn's disease）

ケ

ケアマネ	介護支援専門員（care manager）、ケアマネジャー
ケアリング	患者の身体面、情緒面に対する気遣いを示す目的でとる看護師の行動や態度（caring）

▶▶▶ コンサルテーション

ゲノム	遺伝子(遺伝情報)の全体を指す言葉(genome)
ケモ	化学療法(chemotherapy)。主に抗がん薬のことをいう
ケモラジ	化学療法＋放射線療法(chemo + radiation)
ケーワイヤー	牽引用の鋼線。Kirschner wireの略語

コ

コアグラ	凝固、凝血、凝血塊(coagulation)
ゴウト	痛風(gout)
コット	新生児用のキャリーベッド(ベビーコット)
コッヘル	鉤つき鉗子
コート	便(Kot：独)。「kot」と記載
コードブルー	緊急で蘇生が必要な患者の発生(code blue)
コーピング	対処。対処能力(coping)。ストレスコーピング：ストレス対処
コーマ	昏睡状態(coma)
コメディカル	医師と一緒に治療にかかわる医療従事者(co-medical)
コラボレーション	連携。協働(collaboration)
ゴールストーン	胆石(gall stone)
コロストミー	結腸に造設されたストーマ(colostomy)
コロナリーケアユニット	冠疾患集中治療室(coronary care unit：CCU)
コロン	大腸(colon)
コンサバ	保存的療法、非手術療法(conservative therapy)
コンサルテーション	他の専門家への相談(consultation)

291

コンジェスチョン ▶▶▶

コンジェスチョン	うっ血 (Congestion)
コンスタント	絶えず続く。一定の (constant)。constant pain：絶え間ない痛み
コンセント・フォーム	同意書 (consent form)。手術前に得る患者・家族の承諾書
コンタミ	汚染、混入 (contamination)
コンプライアンス	患者が医療者から勧められた指示や指導に従うこと。指示に従わないことは「ノン・コンプライアンス」(conpliance)
コンプレイント	患者の訴え (complaint)

サ

ザー、サー	クモ膜下出血 (subarachnoid hemorrhage)。サバラ、「SAH」と記載
サイケデリック	サイケデリックな、幻覚発動薬 (psychedelic)
サイコソマティック	心身の (psychosomatic)
サイド・イフェクト	副作用 (side effect)
サイナス	正常調律 (sinus rhythm)。静脈洞 (sinus)
サイレント	無症候性の (silent)
サイレントストーン	無症候性結石 (silent stone)
サクション	吸引 (suction)。サクションチューブは、吸引に使用する細い管 (suction tube)
サチュレーション	動脈血酸素飽和度 (arterial oxygen saturation)
サッキング	吸い上げること。吸啜 (sucking)
サニタリー	衛生的な (sanitary)
サブアラ	クモ膜下出血 (subarachnoidal hemorrhage)

サブドラ	硬膜下血腫（subdural hemorrhage）。頭を打って硬膜下に出血したもの
サーフロー	静脈留置針
サーベイランス	疾病監視（surveillance）。HIV surveillance
サポ	坐剤。「sup」と記載される（suppository）
サマリー	患者の治療や病歴、経過などをまとめたもの（summary）
ザール	手術室（Operationssaal：独）。「ザール・イン」と使用する
サルコイド	肉芽腫を形成する炎症性疾患（sarcoid）

シ

ジーイー	グリセリン浣腸（GE：glycerine enema）
シェーマ	図表（schema）
ジギ	①ジギタリス（digitalis）。②（直腸）指診
ジギタール	直腸診（digital examination）
システミック	全身性の（systemic）
シーセクション	帝王切開（csection）
シゾ	統合失調症（schizophrenia または Schizophrenie：独）
シーネ	靭帯損傷や骨折した際に患部の安静を保つために固定する板状の副え木
シバリング	悪寒戦慄（shivering）
シーピーアール	心肺蘇生法（CPR：cardio-pulmonary resuscitation）
シーピーエー	心肺機能停止（CPA：cardiopulmonary arrest）

シービイ ▶▶▶

シーブイ	中心静脈（ライン）（CV：central venous〔line〕）、中心静脈栄養（intravenous hyperalimentation）（＝IVH）
シャーカステン	X線写真などを見るためのディスプレイ（Schaukasten：独）。シャウカステン
ジャクソンリース	挿管しているときに使う用手的人工換気用の送気バッグ
シャント	短絡術（shunt）。血管の短絡路をつくる
シュード	偽膜（pseudomembrane）
シリンジ	注射器（syringe）。ガラス製の注射器のことで、使い捨ての注射器はディスポと呼ぶことが多い
ジーン	遺伝子（gene）
ジーンセラピー	遺伝子治療（gene therapy）
シンチレーション	閃光（scintillation）

ス

スイサイド	自殺、自殺未遂（suicide）
スカル	頭蓋（skull）
スカルボーン	頭蓋骨（skull bone）
スカルペル	外科用のメス（scalpel）
スキャンニング	画像走査（scanning）
スクリーニング	選別法（screening）
スクレロ	硬化療法（endoscopic injection sclerotherapy）。静脈瘤の治療法の1つ
スタイレット	気管内チューブを挿入するとき、チューブの中に入れて誘導する細い針金状の器具（stylet）

スティグマ	特定の事象や属性をもった個人や集団に対する間違った認識、根拠のない認識 (stigma)
ステージ	段階 (stage)
ステート	聴診器 (stethoscope)。ステソスコープ
ステルベン	死亡 (Sterben：独)
ストーマ	人工肛門 (stoma)
ストマック	胃 (stomach)。独ではマーゲン (Magen)
ストレッサー	ストレスの原因となる刺激 (stressor)
ストローク	脳梗塞 (stroke)
ストーン	結石 (stone)
スパイナル	脊髄 (spinal)
スパスム	発作、痙攣 (spasm)
スパームバンク	精子銀行 (sperm bank)。精子を冷凍保存
スプータ	痰、喀痰 (sputum)。「sp」と記載
スプリーン	脾臓 (spleen)
スプレイン	捻挫 (sprain)
スペシメン	検体 (specimen)
ズポ	坐剤 (suppository)。サポと同義語
スポンターン	自発呼吸 (spontaneous breathing)
スミア	塗抹 (smear)
スモークフリー	禁煙 (smoke-free)。タバコの煙のない環境のこと

セ

セカンドオピニオン	別の医師の意見 (second opinion)
セカンドハンド・スモーキング	間接喫煙 (second-hand smoking)

ゼク、ゼクチオン	病理解剖 (Sektion：独)
セクレート (セクリーション)	分泌物 (secrete、secretion)
セデーション	眠剤や鎮静剤を投与し意識水準を下げる行為 (sedation)。不穏や疼痛コントロールなどのために行われる
ゼネラル	全身麻酔 (general anesthesia)
ゼプシス	敗血症 (sepsis)
セーラム	生理食塩液 (serum)

ソ

ソセアタ	ソセゴン (sosegon)、アタラックスP (Atarax-P)の両薬剤の合成語。鎮静、術前前投薬
ソセチュウ	ペンタジン (=ソセゴン) 中毒
ソディウム	ナトリウム (sodium)
ソルトフリー	塩分抜き (salt-free)
ゾンデ	ゴム製の管の総称または金属製の細い棒 (Sonde：独)

タ

ダイアビーティス	糖尿病 (diabetes)。DM (diabetes mellitus)
タイム・フリー	時間不定 (time-free)。手術や検査の開始時間が不定の場合、手術室から呼び出しがあることをオンコールという
ダクト	導管、管 (duct)

ターゲス	血糖値日内変動のことで、1日の血糖値の推移を測定（tages）。各食前、各食後2時間、就寝前に血糖値を測定する
ターゲット	標的（target）
タップ	穿刺（tap）
ダブルチェック	投薬、処置などを医師、看護師など2人で確認すること（double check）
ダブルルーメン	内腔が二重になったカテーテル（double lumen）
ターミナル	終末期（terminal）。末期がん患者などに使われる
ターミナルケア	終末期医療（terminal care）
ターミネーション	産科的早産（termination）
タンポナーデ	タンポン法（tamponade）。心タンポナーデ（cardiac tamponade）

チ

チアノーゼ	血液中の酸素濃度が低下した際に、皮膚や粘膜が青紫色になること（Zyanose：独、cyanosis：英）。口唇周囲や爪などにみられる
チック	随意筋の不随意運動（tic）
チーフ・コンプレイント	主訴（chief complaint）。患者が最も訴える症状。カルテなどには「C.C.」と記載
チャイルドアビューズ	幼児虐待（child abuse）
チュートリアル	個人指導（tutorial）。チューターによる少人数指導
チューマー	腫瘍（tumor）
チョークス	窒息（chokes）

ツ

ツァンゲ	鉗子分娩 (zange entbindung)
ツッカー	ブドウ糖液 (Zucker：独)。5、20、50％濃度があり、5％なら「5プロツッカー」と呼ぶ。％はドイツ語でプロツェント (Prozent) という
ツモール	腫瘍 (tumor)

テ

ディアベ	糖尿病 (DM：diabetes mellitus)
ティーアイエー	一過性脳虚血発作 (TIA：transient ischemic attack)
ディーエヌアール	蘇生せず (DNR：do not resuscitate)。心肺蘇生を行わないこと
ディーエム	糖尿病 (DM：diabetes mellitus)
ディーオーエー	来院時死亡 (DOA：dead on arrival)。来院時すでに死亡
ディーシー	直流除細動 (DC：direct current shock)。カウンターショックの別名
ディスオリエンテーション	見当識障害 (disorientation)
ディスチャージ	退院 (discharge)。ディスチャージプラン：退院計画
ディスポ	使い捨て。ディスポーザブル (disposable) の略
ディスレクシア	失読症 (dyslexia)。読み書きに障害がある。学習障害の1つ

ディック	播種性血管内凝固症候群（DIC：disseminated intravascular coagulation）
ディプレション	うつ病（depression）
ディペンダンス	依存（dependence）
ディメンツ	認知症（症状）（Demenz：独）。デメンツとも呼ぶ
デクビ	褥瘡（Dekubitus：独）。デクビタス
デクビ	側臥位による正面像のこと（X線写真撮影）
テーベー	結核（tuberculosis）。略語のTBのドイツ語読み
デリバリー	分娩（delivery）。分娩室（デリバリールーム）
デルマ	皮膚科（dermatology）
テレメディシン	遠隔医療（telemedicine）
テンション	緊張（tension）
デンタルカリエス	う食。虫歯（dental caries）
デンチャー	義歯（denture）

ト

ドナー	臓器を提供する人、部位（donor）
トーヌス	緊張（tonus）
トラウマ	（精神的）外傷（trauma）
トラケア	気管（trachea）
ドラッグハビット	薬物乱用
トランキライザー	精神安定剤（tranquilizer）
トランス、トランスファー	移す（患者をベッドから車いす、ストレッチャーからベッドへと移すこと）、転院（transfer）

トリガー ▶▶▶

トリガー	引きがね (trigger)。トリガーゾーン (引きがね帯：trigger zone)
トリガーレベル	人工呼吸器の吸気を引き起こす水準 (trigger level)
ドレッシング	創を覆うこと。その際使用されるハイドロコロイドなどの保護材をドレッシング材という (dressing)
ドレナージ	排液法 (drainage)。排液管を「ドレーン」という
トレマー	振戦 (tremor)
トロッカー	胸腔ドレナージ用のチューブ (trocar)
トロンボ	血小板 (thrombo)

ナ

ナウゼア	吐き気、悪心 (nausea)
ナチュラル・コース	終末期の患者に対し、急変時に延命処置を行わないこと (natural course)。自然に心臓が止まるのを待つ
ナート	縫合 (Naht：独)。創部の縫合、縫合すること
ナルベ	瘢痕 (Narbe：独)。手術や外傷の傷痕
ナンダ	北米看護診断研究会 (NANDA：North American Nursing Diagnosis Association)

ニ

ニッシェ	陰影欠損 (Nische)
ニトロ	ニトログリセリン (nitroglycerin)

ニボー	鏡面像（空気と液体の境界）(Niveau)
ニューモニア	肺炎 (pneumonia)

ネ

ネーザル	鼻 (nasal)。
ネーザル・チューブ	鼻管 (nasal tube)。鼻からの酸素吸入用の管
ネーベン	研修医 (neben)
ネブライザー	吸入器 (nebulizer)。吸入
ネラトン	ネラトンカテーテル。導尿に用いるカテーテル

ノ

ノイエ	新人 (Neue：独)
ノイトロ	好中球 (neutrocyte)
ノーシーピーアール	No CPR。心肺蘇生を行わない
ノクターナルペイン	夜間痛 (nocturnal pain)
ノーマライゼーション	健常者と障害者や高齢者（社会的弱者）が、区別されずにともに社会生活を送ることが本来のあるべき姿だとする考え方 (normalization)
ノルアドレナリン	昇圧薬 (noradrenalin)。ノルアドとも呼ぶ
ノンサージカル	非外科的 (nonsurgical)
ノンスペシフィック	非特異的、非特異性の (nonspecific)
ノンファット・ミルク	脱脂乳 (nonfat milk)
ノンプロティーン	非蛋白性の (nonprotein)

ハ

バイアル	注射剤に用いられる容器 (vial)。ふたの中央部がゴム製で、注射針を直接挿入し、薬液を取り出す
バイオアッセイ	生物検定法 (bioassay、biological assay)
バイオケミカル・サイクル	生化学的周期 (biochemical cycle)
バイオプシー	病理生検 (biopsy)。生体組織の一部を採取して検査すること
バイタル	バイタルサイン (vital signs)。生命の徴候 (心拍、呼吸、血圧、体温、意識レベル)
ハイティー	高血圧 (HT：hypertension)
ハイドロ	水の、水素の (hydro-)
ハイパー	高カロリー輸液 (hyper alimentation)。または高い (高血圧)、過剰 (hyper-)
ハイポ	不足している、低い (低下する)、過少 (hypo-)
バイラス	ウイルス (virus)
パウチ	ストーマから出る排泄物を入れる袋 (pouch)
ハウト	皮膚 (Haut：独)
バージョン	電気的除細動器 (cardioversion)。カウンターショックの別名
バースコントロール	受胎調節 (birth control)
パターナリズム	父権主義 (paternalism)。患者の最善の利益の決定の権利と責任は医師側にあり、医師は専門的判断を行い、患者はすべて医師に委ねればよい、という考え方

バッキング	人工呼吸器装着中、気管挿管などの刺激や人工呼吸器との呼吸リズムが合わずに咳込む状態（bucking）
パッシブスモーキング	受動喫煙（passive smoking）
パッチテスト	アレルギー性接触皮膚炎の検査法（patch test）。貼付試験
ハートアタック	心臓発作（heart attack）
ハートインフュージョン	心滲出液（heart infusion）
ハートマーマー	心雑音（heart murmur）
ハートレート	心拍数（HR：heart rate）
パーフォレーション	消化管穿孔（perforation）
ハーベー	ヘモグロビン（Hb：hemoglobin）。Hbのドイツ語読み
パラノイア	偏執症、妄想症（paranoia）
パリアティブケア	緩和ケア（palliative care）
バリアフリー	障壁を取り除いた生活空間（barrier-free）
バリアンス	クリティカルパスからの逸脱、例外（variance）
バリックス	下肢静脈瘤（varix）
パルス	脈（pulse）。プルス（Pulse）はドイツ語読み
パルスオキシメータ	経皮的動脈血酸素飽和度（SpO_2）と脈拍数を測定する
ハルン	尿（Harn：独）。「Hr」と記載される
バルン	膀胱留置カテーテル、バルンカテーテル（baloon cathter）
パレーゼ	麻痺している（palalyze）
バーン	熱傷（burn）
バーンアウト	燃え尽き症候群（burnout）

パンチャー	穿刺（puncture）。プンク
パンデミック	感染症の全国的・世界的な大流行のこと（pandemic）
パンペリ	汎発性腹膜炎（panperitonitis）。腹膜炎の1つで緊急手術が必要となる

ヒ

ビーエス	血糖（blood sugar または BZ）
ビーエムアイ	体格指数（BMI：body mass index）
ピオ	緑膿菌（pseudomonas aeruginosa）。緑膿菌を産生する緑色素であるピオシアニンによる
ピーオーエス	問題志向型システム（POS：problem-oriented system）。患者の問題に焦点を当てた、解決に向けての一連の流れのこと
ピギ	点滴または点滴バックのこと
ヒストリー	現病歴・既往歴（hisotry）
ビーティー	脳腫瘍（BT：brain tumor）
ピーティー	患者（Pt.：patient）
ピック	末梢静脈（尺側皮静脈など）から挿入し、中心静脈に先端を留置するカテーテルのこと（PICC：Peripherally Inserted Central Catheter）
ピック病	初老期の若年性認知症（Pick's disease）
ヒトゲノム	人間のもつすべての遺伝子情報（human genome）。ヒトゲノムには約2万〜3万個の遺伝子があると推定されている
ビーナス	静脈の（venous）

▶▶▶ プラズマ

ヒヤリハット	「ヒヤリ」としたり「ハッと」したりする出来事
ピル	丸薬、錠剤 (pill)。経口避妊薬の俗称

フ

ファイティング	人工呼吸器（強制換気など）と患者の呼吸が合わない状態 (fighting)
ファイバースコープ	内視鏡 (fiberscope)
ファントム	幻覚、幻想 (phantom)
ブイライン	静脈 (venous) からとるライン（点滴や輸血のための管）
フェイススケール	痛みの強さを評価するスケール (face scale)。人間の表情で示したもの
フォビア	恐怖症 (phobia)
ブジー	食道や尿道、涙管など管腔器官に挿入し、内径を拡張するため器具 (bougie：仏)
プシコ	精神病 (psychiatry)。プシ、ピー (P) と呼ぶこともある
フットバス	足浴 (foot bath)
ブラ	肺嚢胞 (bulla)
プライマリ	初期の、最初の (primary)。プライマリケア (primary care) とは初期診療のこと
フラクチャー	骨折 (fracture)
プラシーボ	偽薬 (placebo)。薬としての効果はないが暗示効果を期待して与薬する薬剤のこと。プラセボとも呼ぶ
プラズマ	血漿 (plasma)

プラセンタ	胎盤 (placenta)
フラッシュ	点滴ルートの側管から注射器で生理食塩液を注入し、ルート内の薬液を血管内に注入すること (flash)
フラッシュバック	心的外傷後ストレス症候群 (PTSD) や薬物中毒患者が、あることをきっかけに過去の外傷体験を思い出したり、突然、薬物使用時の精神体験 (幻覚など) が再現されること (flashback)
フラット	心電図の波形が平らになること (flat)。心停止を意味する
ブラディ	徐脈 (bradycardia)
フリー・エア	腹腔内遊離ガス (free air)。消化管穿孔の際に腹腔内に生じる
プリミ	初産婦 (primipara)
ブルート	血液 (Blut：独、blood：英語)。ドイツ語読み
フルコース	心肺停止の際、気管挿管して人工呼吸器を装着する。延命行為をすべて行うこと
プルス	脈拍 (Pulse：独)。パルス (pulse) は英語読み
フレ	フレンチ (Fr)。カテーテルのサイズ
ブレインウェーブ	脳波 (brain wave)
ブレインデス	脳死 (brain death)
ブレード	喉頭鏡の先端部分。気管挿管の際に使用する
プレート	血小板 (platelet)
プレメディ	検査や手術の際の前投薬 (premedication)。プレメディケーション

▶▶▶ ペーシェント

プロセスレコード	対人関係(看護者と患者の間の相互作用)の場面の経過(言動)を記録する方法(process record)。ヒルデガード・ペプロウによって提唱された看護記録形式の1つ
プロパー	本来の〜、元々の〜(proper)を意味する。製薬会社の営業担当のこと。現在では、MR(medical representative：医薬情報担当者)と呼ばれる
プローブ	消息子(probe)。食道や直腸、尿道などの管腔器官に挿入し、診断・治療に用いる細い管状の器具。ブジー、ゾンデとも呼ばれる
プロム	前期破水(premature rapture of membrane)
ブロンコ	気管支内視鏡、気管支ファイバースコープ(bronchofiberscopy)
プンク	穿刺(Punktion：独)

へ

ペアレンティング	親役割(parenting)
ペアン	鉤なし鉗子。鉤(こう)とは鉗子の先端部にあるカギ状の部分のこと
ペインキラー	鎮痛剤(pain killer)
ペインコントロール	疼痛管理(pain control)。がん患者などに対して、モルヒネなどで痛みを抑える治療
ペグ	経皮内視鏡的胃瘻造設術(PEG)
ベジ	植物状態(vegetable state)、ベジタブル
ペーシェント	患者(patient)

ペースメーカー	心臓に電気的刺激を与えて、拍動を促す医療機器 (pacemaker)
ベースン	洗面器 (basin、wash basin)。ガーグルベースン
ベッドレスト	床上安静 (bed rest)
ヘパタイティス	肝炎 (hepatitis)
ヘパロック、ヘパリンロック	血管内のカテーテル先端部にできる血栓を防ぐための血液凝固防止の方法 (heparin lock)。ヘパリン加生理食塩液をカテーテル内に充填する
ヘマト	ヘマトクリット (hematocrit)
ヘモ	痔核 (hemorrhoid)
ヘモダイアリシス	血液透析 (hemodialysis)
ヘモリシス	溶血 (hemolysis)。赤血球が死滅、崩壊すること
ヘルスプロモーション	健康増進 (health promotion)。WHO (世界保健機関) がオタワ憲章で提唱した健康戦略 (1986年)
ヘルツ	心臓 (Hertz：独)
ベンチレーター	人工呼吸器 (ventilator)、レスピレーター

ホ

ホスピス	末期がん患者など臨死期にある患者のケアを行う専門施設 (hospice)、またはその理念
ホスピタリズム	病院病、施設病 (hospitalism)。長期間の入院生活で起こる情緒的な障害や身体的な発育の遅れ

▶▶▶ マタニティブルー（ズ）

ホット	在宅酸素療法（HOT：home oxygen therepy）
ボディメカニクス	運動機能における神経系・筋骨格系の力学的相互関係（body mechanics）
ボーラス	短時間のうちに薬物を投与すること（bolus injection）。ボーラス投与、ボーラス注入とも呼ばれる。PCAポンプ法で用いられる。
ポリオ	急性灰白髄炎（poliomyelitis）。ポリオウイルスによる感染症。小児麻痺
ポリープ	消化管の内腔の粘膜（上皮細胞）の一部が隆起したもの（polyp）。
ポリペクトミー（ポリペク）	胃や大腸にできたポリープを内視鏡的に切除すること（polypectomy）
ホルター	長時間にわたり心電図を記録する機器（Holter electrocardiogram）。ホルター心電図計
ポルト	門脈（portal vein）

マ

マイオーシス	縮瞳（myosis）
マーゲン	胃（Magen：独）。マーゲン・チューブ（独と英語が混ざった造語）
マーサ	メチシリン耐性黄色ブドウ球菌（MRSA：methicillin resistant staphylococcus aureus）
マスキング	遮蔽（masking）
マタニティブルー（ズ）	出産直後から数日後までの一時的な気分の変調。疲労感、不眠、涙もろさなど、症状は人により異なる〔maternity blue（s）〕

マッキントッシュ	喉頭鏡のブレードの名称
マップ	輸血用保存赤血球（MAP：mannitol adenine phosphate solution）
マニー	躁状態（manic）
マーマー	心雑音（heart murmur）
マリグナント	悪性の（malignant）
マルク	骨髄、骨髄検査（Mark：独）
マンシェット	血圧計の圧迫帯（manschette）
マンマ	乳房、乳がん（Mamma：独）
マンモ	乳房X線撮影法（mammography）、マンモグラフィ

ミ

ミエローマ	骨髄腫（myeloma）
ミエロパチー	脊髄病（myelopathy）
ミオパチー	筋障害（myopathy）
ミオーマ（ミオーム）	子宮筋腫（myoma uteri）
ミニトラック	気管または気管支の内部に貯留した分泌液の吸引除去を目的として、首部前面から気管に挿入する細いチューブのこと
ミルキング	ドレーン内にたまった排液などをローラーなどを用いて流し出すこと（milking）

ム

ムルチ	経産婦（multipara）

ムンテラ	患者や家族に対して診断・治療について説明すること（Mund Therapie：独）
ムーンフェイス	満月様顔貌（moon-face）。ステロイドの長期間、大量使用による副作用の1つで、脂肪の沈着で満月のような顔貌になる
ムンプス	流行性耳下腺炎（mumps）。おたふくかぜ

メ

メタ	転移（metastasis）。腫瘍が転移していること、メタスターシス
メディケーション	与薬、投薬、薬物療法（medication）
メラノーシス	黒色症（melanosis）
メランコリー	抑うつ症（melancholia）
メレナ	下血（melana）
メンタルパワー	知力（mental power）

モ

モーション	動き。便通（motion）
モチベーション	動機（motivation）。患者が治療や闘病に対して前向きな姿勢をもっているかどうかということ
モニター	患者監視装置（monitor）。心電図モニターに代表されるME機器のこと
モヒ	モルヒネの略称。塩モヒ（モルヒネ塩酸塩）

ユ

ユリーマア	尿毒症 (uremia)
ユーリン	尿 (urine)

ラ

ライガー	悪寒 (rigor)
ライフサイエンス	生命科学 (life science)
ライフサポート	生命維持 (life support)
ライン	管 (line)。点滴の管のこと。ルート
ラウンド	病棟・病室内の巡回、回診 (round)
ラクセーション	脱臼 (luxation)
ラジ	放射線治療 (radiation)、ラジエーション、ラド
ラテ	側臥位 (lateral)
ラディアール	橈骨動脈 (radial artery)
ラテックスアレルギー	天然ゴム製品 (医療用手袋やカテーテルなど) に接触して生じるアレルギー反応 (LA：latex allergy)
ラパ	開腹術 (laparotomy)
ラパコレ	腹腔鏡下胆嚢摘出術 (laparoscopic cholecystectomy)
ラプチャー	破裂 (rupture)。血管が裂けて出血すること
ラボ	検査室、研究室 (laboratory)
ラポール	親密な信頼関係 (rapport：仏)。心理療法での面接者とクライエントの関係のなかで意思の疎通をはかるための土台

ラング	肺 (lung)

リ

リエゾンナース	精神看護の専門看護師 (liaison nurse)。リエゾンとは「橋渡し」「連携」という意味がある
リオペ	再手術 (reoperation)
リカバリー ルーム	回復室 (recovery room)
リキッド	液体 (liquid)
リキャップ	使用済の注射針に再びキャップをすること (recap)。針刺し事故防止のために、原則として禁止となっている
リーク	漏れ (leak)。輸液の薬液漏れ、人工呼吸器のエアリークなど
リコール	髄液 (liquor)
リスクマネージメント	危機管理 (risk management)
リストカット	手首を切る自傷行為 (wrist cut)
リーディング	測定値 (reading)
リッペ	肋骨 (Rippe:独)
リハ	リハビリテーション (rehabilitation)
リビングウィル	延命治療を希望しないなど、生前に意思を表示すること (living will)
リプロダクティブヘルス/ライツ	性と生殖に関する健康・権利 (reproductive health and rights)。1994年、エジプトでの国際人口開発会議 (ICPD) にて提唱された概念
リラクセーション	精神や神経、筋肉などの緊張やストレスを取り除くこと (relaxation)

リラプス	再発（relapse）
リンクナース	専門チーム（感染制御チームや褥瘡対策チームなど）や委員会と各病棟の看護師をつなぐ役割を持つ看護師のこと（link nurse）

ル

ルート	管（route）。点滴の管のこと。ライン
ルーチン	日常業務、日課（routine）
ルンゲ	肺（Lunge：独）
ルンバール	腰椎穿刺（lumbar puncture）。腰椎麻酔（lumbar anesthesia）の意味もある

レ

レアギン	感作抗体（reagin）
レイバールーム	陣痛室（labor room）
レーゲル	月経、生理（Regel：独）
レーベル	肝臓（Leber：独）
レジデント	研修医（resident）、レジ
レシピエント	ドナーから臓器の提供を受ける人（recipient）
レジメン	薬物の容量や用法などの処方計画（regimen）
レスキュー	救助（rescue）。レスキュー・チューブ（rescue tube）
レストレス	不穏状態（restless）
レスピ	呼吸器（respirator）。レスピレーター

レスパイトケア	障害者(しょうがいしゃ)や高齢者(こうれいしゃ)などを在宅でケアしている家族のための支援サービス。一時的にケアを代わり、リフレッシュしてもらうこと (respite care)
レセプト	診療報酬明細書(しんりょうほうしゅうめいさいしょ) (Rezept：独)
レセプター	受容体(じゅようたい)、受容器(じゅようき) (receptor)
レディネス	学習する際に、一定の心身の条件が準備されていること (readiness)
レート	心拍数(しんぱくすう) (heart rate)

ロ

ロイケ	白血病(はっけつびょう) (leukamie)。ロイケミー、ロイコ
ローカル	局部的(きょくぶてき)、局所的(きょくしょてき)、局所麻酔(きょくしょますい) (local)
ローテ	赤血球(せっけっきゅう) (Rotes Blutkorperchen：独)

ワ

ワイセ	白血球(はっけっきゅう) (Weisen Blutkorperchen：独)
ワッサー	蒸留水(じょうりゅうすい) (Destillertes Wasser：独)
ワン・ショット	1回注入の静脈注射(じょうみゃくちゅうしゃ) (one shot)。点滴(てんてき)と区別する際に呼ぶ

第3章

逆引きさくいん

記号

Ⅲ度熱傷（第3度） ……………… 67
γ-アミノ酪酸 …………………… 93

数字

1秒量 …………………………… 89
2時間毎 ………………………… 201
2相性喘息反応 ………………… 67
2点同時刺激 …………………… 73
(75)経ロブドウ糖負荷試験 …… 160

アルファベット

A

A型肝炎 ………………………… 99
A型肝炎抗原 …………………… 99
A群溶血性連鎖球菌 …………… 93

B

BCNU、シクロホスファミド、ナツラン、プレドニゾロン併用療法 …… 36
B型肝炎 ………………………… 100
B型肝炎e抗原 ………………… 100
B型肝炎ウイルス ……………… 101
B型肝炎コア抗原 ……………… 100
B型肝炎表面抗原 ……………… 100
B群溶血性連鎖球菌 …………… 94
B細胞慢性リンパ性白血病 …… 36

C

CO拡散能 ……………………… 70
CPL（硬性、進行性、リンパ管型がん組織）分類 ………………… 60
C型肝炎 ………………………… 101
C型肝炎ウイルス ……………… 101
C反応性蛋白 …………………… 62
Cペプチド反応 ………………… 61

D

D群溶血性連鎖球菌 …………… 95

F

FAB分類 ………………………… 86

H

HDLコレステロール …………… 102
HTLV-1 ………………………… 99

I

IDカード ……………………… 111

K

抗体依存性細胞媒介性細胞傷害作用 …………………………… 15

M

モーズレイ性格検査 …………… 143

P

PB型 …………………………… 170
P波同期型ペーシング ………… 262

R

Rh因子 ………………………… 209

S

ST上昇型心筋梗塞 …………… 236
S状結腸 ………………………… 218
S状結腸鏡検査 ………………… 227
S状結腸切除術 ………………… 233
S状結腸内視鏡検査 …………… 225
S波 ……………………………… 218

T

TSH受容体抗体 ……………… 252
T細胞受容体 …………………… 243

| T細胞特異抗原 | 247 |
| Tリンパ球 | 239, 249 |

W
| WDHA症候群 | 270 |

X
| X線写真 | 272 |
| X連鎖重症複合免疫不全症 | 272 |

Z
| A型肝炎ウイルス | 100 |

かな

あ
アイゼンメンジャー症候群	80
亜鉛華軟膏	274
亜鉛欠乏症候群	273
足白癬	250
亜急性壊死性脳脊髄症	230
亜急性海綿状脳症	234
亜急性硬化性全脳炎	235
亜急性硬化性白質脳炎	235
亜急性甲状腺炎	220
亜急性細菌性心内膜炎	221
亜急性心筋梗塞	211
亜急性ステント血栓症	220
亜急性皮膚(型)エリテマトーデス	222
アキレス腱延長	241
アキレス腱反射	22, 31, 32
アキレス腱反射時間	30
悪性関節リウマチ	144
悪性血管内皮腫	139
悪性高熱症	139
悪性黒子型黒色腫	128
悪性黒色腫	141
悪性持続性頭位眩暈症	143
悪性腫瘍随伴性高カルシウム血症	133
悪性線維性組織球腫	138
悪性組織球症	139
悪性の	132
悪性貧血	166
悪性末梢性神経腫瘍	143
悪性リンパ腫	140
アクチノマイシンD	12, 36, 80
握力	97
朝のこわばり	145
足関節・上腕血圧指数	27
アシクロビル	15
アトロピン昏睡療法	14
アスパラギン酸アミノトランスフェラーゼ	31
アスピリン誘発喘息	20
アセスメント	8, 26, 94, 148, 151, 159
アセスメントとプラン	26
アセチルコリン	13, 52, 153, 187, 194
亜全リンパ節照射	237
アダムス・ストークス症候群	17
圧	165
圧支持換気法	194
圧調節換気	174
圧・容積関係	200
圧・容積指標	199
圧・容積反応	200
アデノイド切除・扁桃摘出術	32
アデノカルチノーマ	15
アデノシン三リン酸	16, 32
アテローム硬化性心血管疾患	15
後の	165
アトピー性皮膚炎	15
アドリアマイシン、キロサイド、6-メルカプトプリン、プレドニン併用療法	14

アドリアマイシン、クロロマイセチン、フルオロウラシル併用療法	13	アルドステロン産生腫瘍	27
アドリアマイシン、シクロホスファミド、メドロキシプロゲステロン併用療法	14	αフェトプロテイン	18
		アルブミン	23
		アルブミン／グロブリン比	19
アドリアマイシン、ビンクリスチン、イホスファミド、プレドニゾロン併用療法	33	アルブライト遺伝性骨形成異常症	20
		アレルギー性湿疹状接触皮膚炎	17
		アレルギー性接触性皮膚炎	13
アドリアマイシン、ビンクリスチン、プレドニゾロン併用療法	17	アレルギー性肉芽腫性血管炎	18
		アレルギー性鼻炎	28
アドリマイシン、シクロホスファミド、タモキシフェン併用療法	14	アレルギー性副鼻腔真菌症	18
		アンジオテンシン変換酵素	13, 202
アドリアマイシン、シクロホスファミド、メトトレキセート併用療法	14	アンジオテンシン変換酵素阻害薬	13
		慢性C型肝炎	52
アドリアマイシン、ビンクリスチン、プレドニゾロン併用療法	68	安静時エネルギー消費量	207
		安静時狭心症	202
アドレナリン	15, 148, 171, 243, 266	安静	209
		アンダーアームブレース	257
アナフィラキシー性紫斑病	26	アンチトロンビン	31
アナフィラキシー遅発反応物質	234	安定性狭心症	218
アパッシュ重症度評価基準	27	アンプル	25
アプガー・スコア	26, 27		
あぶみ骨筋反射	233		
アポ蛋白	28	**い**	
アメーバ性髄膜脳炎	24	胃液	93
アラニンアミノトランスフェラーゼ	24	胃液検査	93
		家・樹木・人物画法	107
アリューシャン病	15	胃炎	98
アルカリホスファターゼ	23	胃潰瘍	98, 261
アルコール依存症	23	胃角部領域	133
アルコール性肝炎	19	胃がん	94, 140
アルコール性肝障害	23	胃潰瘍	138
アルコール精神病	8	息切れ	230
アルコール性膵炎	22	胃空腸吻合術	96
アルツハイマー型痴呆	32	異型移行形	31
アルツハイマー型認知症	15, 67, 223	異型狭心症	262
アルツハイマー型老年性認知症	223	異型血管	33
アルツハイマー型老年認知症	30	異型上皮	32
アルドステロン	23	異型乳管過形成	16
		胃結腸幹	246

移行上皮がん	243
移行帯	239
胃後壁	188
医師	137
意識障害	124
意識消失	129
胃十二指腸潰瘍	95
胃十二指腸動脈	94
萎縮	32
萎縮性結節性皮膚アミロイドーシス	14
萎縮性鼻炎	29
異常性格性攻撃者	137
尋常性乾癬	194
異常糖負荷試験	19
異常なし	149, 154
異常不随意運動	21
異常不随意運動疾患	21
胃小弯	140
移植	256
移殖関連死亡	252
移植抗原	240
移殖臓器穿刺吸引細胞診	240
胃食道逆流症	95
胃食道接合部	95
移植片対宿主	98
移植片対宿主反応	98
移植片対宿主病	98
胃切除術	144
胃全摘術	246, 250
胃大弯	133
一次救命処置	39
一次循環救命処置	36
一次性求心性線維脱分極	167
一次性変性痴呆	175
一時的ペースメーカー	251
1日最低必要量	137
1日3回	244, 247
1日推奨摂取量	206
1日摂取許容量	16
1日2回	37
1日4回	201
胃チューブ	98, 146
胃腸	96
胃腸炎	95
胃腸管出血	96
胃－腸－膵内分泌系	95
胃腸吻合	96
一卵性双生児	147
1回換気量	256, 268
1回仕事係数	239
1回仕事量	239
1回心拍出係数	226
1回拍出係数	238
1回拍出量	238
一過性閾値変動	254
一過性棘融解性皮膚症	241
一過性全健忘症	246
一過性骨髄異常増殖症	241
一過性脳虚血発作	247
一過性脳虚血 (乏血) 発作	243
一酸化炭素	57
一酸化窒素	153
一般小児病	257
遺伝性球状赤血球症	106
遺伝性痙性対麻痺	107
遺伝性血管運動神経性浮腫	100
遺伝性楕円赤血球症	102
胃透視	137
胃内視鏡	95
胃内視鏡検査	89
胃バイパス手術	94
胃ファイバイスコープ	95
(胃) 噴門部	43
胃壁細胞	97
イホスファミド、シスプラチン併用療法	115
医薬品情報	69

項目	ページ
医用工学	137
医用生体工学	39
医用電子工学	137
胃抑制ペプチド	96
囲卵腔内精子注入法	238
イリノテカン、シスプラチン併用療法	115
医療ソーシャルワーカー	146
胃瘻	95
陰イオンギャップ	18
インスリン依存性糖尿病	111
インスリン非依存性糖尿病	152
インスリン負荷試験	117
インスリン様成長因子	112
陰性	151
陰性症状評価尺度	219
陰性的中率	154
陰性反応的中度	200
インターフェロン	112
インターフェロンβ、ニムスチンと放射線照射の併用療法	109
インターフェロンβ、ラニムスチンと放射線照射の併用療法	114
インターロイキン	113
咽頭結膜熱	172
インドシアニングリーン試験	110
インフォームド・コンセント	109

う

項目	ページ
初産	188
ウイルス感染後疲労症候群	199
ウイルス関連血球貪食症候群	262
ウイルス性肝炎	265
ウイルス性呼吸器疾患	267
ウイルス性呼吸器疾患	216
ウイルス性出血熱	265
ウイルス不活性薬	265
ウィルソン・ミキティ症候群	270
ウィルムス腫瘍	271
ウェクスラー成人知能検査	269
ウェクスラー児童知能検査	270
ウェクスラー小児知能検査	271
ウェゲナー肉芽腫症	270
上（ヘ）	237
ウェルドニッヒ・ホフマン病	270
ウェルニッケ・コルサコフ症候群	270
ウォルフ・パーキンソン・ホワイト症候群	271
右眼	159, 207
右眼眼圧	250
右肝静脈	209
右眼視力	216, 264
右脚ブロック	204
烏口肩峰靱帯	45
牛海綿状脳症（狂牛病）	41
右軸偏位	202
右室圧	217
右室一回仕事量	217
右室一回仕事係数	217
右室拡張期圧	216
右室梗塞	217
右室収縮期圧	217
右室収縮時間	217
右室造影	216
右室肥大	217
右室不全	216
右室流出路	217
右心カテーテル	208
右心形成不全	105
右腎結核症	154
右心耳	202
右心室	216
右心室拡大	216
右心室流出量	217
右心負荷	209
右心不全	209
右心房	202

右心房圧	203
右心房肥大	203
右心補助人工心臓	216
疑い	230
うっ血型心筋症	48, 57
うっ血性右心不全	62
うっ血性心不全	48, 52
うつ病	66
うつ病自己評価尺度	224
植込型除細動器	110
右葉後区域	165
ウロキナーゼ	259
運動、訓練	86
運動指数	139
運動時発作の呼吸困難	175
運動神経伝導速度	136
運動制限	129
運動痛	188
運動ニューロン疾患	142
運動誘発性気管支喘息	79

え

エイコサペンタエン酸	82
エイズ関連症候群	29
エイズ関連認知症	67
栄養サポートチーム	156
栄養障害関連糖尿病	144
栄養状態良好	271
エプスタイン・バー・ウイルス	75
壊死性潰瘍性歯肉炎	156
壊死性気道粘膜炎	156
壊死性血管炎	148
壊死性腸炎	151
壊死性遊走性紅斑	153
エストラジオール	75
エストリオール	75
エストロン	75
壊疽性膿皮症	178
エチレンジアミン四酢酸（エデト酸）	78
エトポシド、アドリアマイシン、シスプラチン併用療法	75
エトポシド、エノシタビン、ビンデシン併用療法	85
エトポシド、シスプラチン併用療法	82
エトポシド、プレドニゾロン、ビンクリスチン、シクロホスファミド、ドキソルビシン併用療法	83
エトポシド、メソトレキセート、ダクチノマイシン、シクロホスファミド、ビンクリスチン併用療法	80
エトポシド、メチルプレドニゾロン、高用シタラビン、シスプラチン併用療法	84
エネルギー代謝率	211
エノシタビン、ダウノマイシン、メチルプレドニン、プレドニゾロン併用療法	71
エピネフリン	75
エミッションCT	77
エリスロポエチン	83
遠位指（趾）節間関節	69
エンカウンターグループ	78
遠隔転移	133
塩基過剰	37
塩基欠乏	37
円周短縮率	91
炎症	114
炎症性腸疾患	109
延髄呼吸化学受容体	144
塩素	54
円柱上皮	44
エンドキサン大量療法	102
円板状エリテマトーデス	70

お

横隔膜	66
横行結腸	239
黄色腫症	271
黄色靱帯骨化症	164
黄色靱帯骨化症	161
黄色肉芽腫性腎盂腎炎	272
黄体形成ホルモン	127
黄体形成ホルモン放出ホルモン	127
黄体形成未破裂卵胞	131
黄体刺激ホルモン	131
黄疸指数	138
横紋筋肉腫	211
大型顆粒リンパ球	126
オキシトシン	164
オキシトシン負荷テスト	159
オキシトシン分娩誘導	161
悪心・嘔吐	156
同じ	71
オリーブ橋小脳萎縮症	162
オルガスムス障害	160
オルニチントランスカルバミラーゼ	164
音圧レベル	232
音階	187
音声振盪	91
温度	245

か

蝸牛内（直流）電位	82
カーンズ・セイヤー症候群	121
外陰上（表）皮内腫瘍	265
外陰部単純ヘルペス	106
絵画統覚検査	242
絵画・欲求不満テスト	178
外眼筋	82
外径	159
外頸動脈	76
外頸－内頸動脈バイパス	76
外耳道	75
外耳道炎	159
外斜位	272
外斜視	272
外傷後健忘	195
外傷初期診療手順の1つ	193
外傷重症度スコア	117
外傷初期診療手順の1つ	234
開心術	160
外旋	83
咳嗽反射	61
外側視床下部	127
外側側副靱帯	124
外側側副靱帯	87
外側半月	128
回腸	108
回腸S状結腸吻合術	117
回腸結腸動脈	110
回腸肛門吻合術	108
外腸骨動脈	79
回腸直腸吻合術	116
解凍濃厚赤血球液	92
回盲部切除術	111
外眼筋運動	82
外反母趾	107
回復室	214
開腹（術）	122
開放点滴	159
外用	17
潰瘍性大腸炎	257
潰瘍瘢痕	259
外来患者	162
外来診療部門	162
外来用薬局	162
解離性胸部大動脈瘤	73
解離性大動脈瘤	66
下咽頭	179
カオリン凝固時間	120

項目	ページ
下顎がん	259
化学的酸素必要量	57
下顎反射	120
化学療法	64
過活動膀胱	157
下眼瞼	128
可逆性虚血性神経脱落症状	210
芽球増加性不応性貧血	203
核医学脳血管撮影	211
角化上皮	120
顎間固定	114
顎関節	249
顎機能障害	249
核磁気共鳴	153
隔日に	201
学習障害	125
学習能力障害	30
拡張型心筋症	67
拡張期血圧	67
拡張期充満	68
拡張期心雑音	70
拡張終(末)期容量	78
拡張終(末)期圧	78
角膜後面沈着物	120
下行結腸	66
下肢伸展挙上テスト	228
下斜筋	115
過剰投与	159
下垂体後葉ホルモン	189
下垂体腺腫	166
下垂体前葉ホルモン	27
下垂体副腎皮質系	169
仮性球麻痺	171
仮性早熟	190
下前腸骨棘	21
画像収集通信解析システム	167
画像診断技術を応用した低侵襲的治	119
家族	86
家族性アミロイドポリニューロパチー	87
家族性血球貪食性組織球症	90
家族性大腸腺腫症	87
家族性複合型高脂血症	87
家族歴	89
下大静脈	118
下腿切断	38
肩関節周囲炎	193
肩関節動の装具	37
下腸間膜静脈	114
下腸間膜静脈	114
下腸間膜動脈	114
下直腸動脈	116
滑液	225
褐色細胞腫	171
活性化凝固時間	14
活性化部分トロンボプラスチン時間	28
活動性慢性肝炎	13
活動療法	31
家庭内暴力	74
カテーテル関連血流感染	61
カテーテル出口部感染	84
カテーテル尿	64
カテーテル敗血症	62
カテコールアミン	44
果糖	91
過粘稠度症候群	108
下肺動脈	168
下肺葉	128
過敏性結腸症候群	111
過敏性腸管症候群	109
ガフキー号数	93
下腹壁動脈	112
下部食道括約筋	126
カプセル	46
カポジ肉腫	121
鎌状赤血球症	222

鎌状赤血球貧血	222	間欠的腹膜透析	115
ガラクトース	93	間欠的陽圧換気法	116
カリウム	120	間欠的陽圧呼吸	116
仮診断	174	間欠的陽陰圧換気	116
カリフォルニア心理検査	60	間欠的陽陰圧呼吸	116
顆粒球コロニー刺激因子	94	肝血流量	100
顆粒球マクロファージコロニー刺激因子	97	肝硬変	124
顆粒細胞腫	94	看護介入分類	152
カルシウム	44	看護計画	154
カルシトニン	64	看護診断	151
カルメット・グラン桿菌	36	看護成果分類	153
加齢性黄斑変性	24, 29	肝細胞がん	101
カロリー	44	ガンシクロビル	94
川崎病	120	間質液	117
がん	44	冠疾患集中治療室	49
眼圧	115, 164, 250	間質性腎炎ぶどう膜炎症候群	248
簡易式外傷指数	22	間質性肺炎	115
肝右葉	209	間質性肺気腫	181
肝右葉切除術	209	間質性肺疾患	113
肝炎関連抗原	99	患者	195
肝外胆管	79	患者管理問題	185
肝外胆道閉鎖症	75	患者血清	192
肝外門脈閉塞症	79	患者調節鎮痛法	172
眼科学	163	患者の状況によって	192
感覚神経伝導速度	223	緩衝塩基	35
感覚性失語	218	感情病および統合失調症用面接基準	219
感覚レベル	227	管状腺がん	255
肝がん細胞	107	環状鉄芽球を伴う不応性貧血	203
換気血流比	262	冠状動脈下行枝	174
肝機能検査	126	肝静脈	107
換気不全	265	冠静脈洞	63
換気予備率	267	眼振	157
換気予備量	41	がん神経周囲浸潤	186
間欠性跛行	109	関心領域	212
間欠的陰圧換気	114	肝膵頭十二指腸切除	105
間欠的陰圧呼吸	114	眼精神身体症	162
間欠的強制換気	111	眼精疲労	31
間欠的強制換気法	114	関節運動の最大域	91

関節可動域	212
関節可動域訓練	212
関節可動域テスト	212
関節内	108
関節軟骨石灰化症	12
間接ビリルビン	109
関節リウマチ	202
関節リウマチ赤血球凝集	203
完全右脚ブロック	61
完全型心内膜床欠損症	57
完全寛解	61
完全寛解した脳卒中	225
感染後糸球体腎炎	181
完全左脚ブロック	54
完全静脈栄養法	251
完全静脈麻酔	248
完全人工心臓	241
乾癬性関節炎	166
感染性心内膜炎	112
感染性膿疱性皮膚炎	60
乾癬病巣範囲重症度指数	169
完全閉塞	250
完全房室ブロック	44, 46, 51
肝臓	99
含嗽剤	93
乾燥体重	74
がん胎児性抗原	50
肝中心静脈閉塞症	267
浣腸	74
環椎歯突起間距離	16
眼底	88, 91
眼底血圧計	159
眼底血圧測定	159
肝転移	103
眼電図	82
冠動脈	44
肝動脈	99
眼動脈圧	157
冠動脈回旋枝	66
肝動脈化学塞栓術	240
冠動脈血流量	47
肝動脈血流量	99
冠動脈硬化症	63
冠動脈硬化性心疾患	45
肝動脈持続動注療法	51
冠動脈疾患	45
冠動脈性心疾患	52
眼動脈造影	157
冠動脈造影法	45
肝動脈動注化学療法	241
冠動脈内血栓溶解療法	111
冠動脈バイパス	44
冠動脈バイパス手術	44
冠動脈バイパス術	44
冠動脈病変	45
冠動脈閉塞	46
肝特異抗原	130
眼内コンタクトレンズ	110
肝内胆管	112
肝内胆汁	47
肝内胆汁うっ滞	113
肝内門脈圧	116
肝内門脈圧亢進	113
眼内レンズ	115
眼軟膏	81
鑑別診断	68
感冒	48
陥没骨折	68
幹迷走神経切離	255
顔面神経麻痺	91
顔面播種状粟粒性狼瘡	128
肝門脈	106
丸薬	182
冠攣縮性狭心症	267
緩和ケア病棟	173

き

キース・ワグナー分類	121

既往歴	179
期外収縮	170
機械的人工換気	147
気管気管支内洗浄	242
気管支	41
気管支拡張症	37
気管支拡張薬	37
気管支がん	36
気管支関連リンパ組織	35
気管支鏡検査	41
気管支洗浄	39, 42, 242
気管支喘息	34
気管支造影	38
気管支動脈	41
気管支動脈造影	35
気管支動脈塞栓術	35
気管支動脈注入	35
気管支動脈閉塞症	35
気管支肺異形成	40
気管支肺胞洗浄	35
気管支ファイバースコープ	38
気管食道穿刺	245
気管食道短絡	245
気管食道瘻	245
気管切開下陽圧換気	248
気管挿管チューブ	85
気管内エアウェイ	85
気胸	187, 198, 200
キサンチン	271
器質性心疾患	160
器質性精神疾患	162
器質性脳疾患	158
気縦隔	184
奇静脈	33, 263
寄生虫密度	174
偽性副甲状腺機能低下症	189
偽性副甲状腺機能低下症	180
基節骨	188
季節性感情障害	219
基礎エネルギー消費量	37
規則的	207
基礎酸分泌量	35
基礎体温	36
基礎胎児心拍数	37
基礎代謝率	39
基礎培地	39
基礎分泌最高酸濃度	34
基礎分泌量	42
基礎ペプシン分泌量	41
気体眼圧計	197
基底細胞がん	36
基底細胞上皮腫	36
気道圧開放換気	28
気道抵抗	204
気道内圧	170
気道内吸気陽圧	115
気道閉塞	34
危篤状態	48
偽妊娠	194
視能訓練士	163
気脳撮影	176
気脳室撮影	199
偽脳腫瘍	171
気脳図	17
機能性心雑音	90
機能的残気量	91
機能的自立度評価法	90
機能的不応期	91
ギプス	96
ギプス固定のままのX線写真	272
ギプスを外した状態でのX線写真	272
逆受身皮膚アナフィラキシー	213
逆浸透	212
逆説睡眠	192
逆転写酵素阻害薬	216
脚ブロック	35
逆流性腎症	211

客観的情報	157	急性硬膜外血腫	17
客観的包括的評価	159	急性硬膜下血腫	30
逆行性上腕動脈造影法	35	急性呼吸器疾患	29
逆行性腎盂造影法	207, 213	急性呼吸窮迫症候群	29
吸引分娩	264	急性呼吸不全	29
臼蓋指数	20	急性骨髄芽球性白血病	24
吸気	114	急性骨髄性白血病	24
吸気時間/呼気時間	112	急性骨髄単球性白血病	24
吸気肺活量	118	急性錯乱状態	14
救急医療システム	81	急性散在性脳脊髄膜炎	16
救急救命士	80	急性糸球体腎炎	19
救急処置室	83	急性十二指腸粘膜病変	16
救急心処理	76	急性出血性結膜炎	20
救急部	77	急性出血性膵炎	20
吸気流速	181	急性出血性腸炎	19
吸収不良症候群	133	急性冠症候群	14
急性胃腸炎	19	急性腎盂腎炎	28, 60
急性胃粘膜病変	19	急性心筋梗塞	24
急性ウイルス性肝炎	33	急性心疾患	20
急性壊死性膵炎	25	急性心停止	222
急性炎症性多発ニューロパチー	22	急性心不全	20, 52, 103
急性横断性脊髄症	32	急性腎不全	29
急性灰白髄炎	188	急性ストレス障害	30
急性顆粒球性白血病	19	急性前骨髄性白血病	27, 28
急性肝炎	19, 51	急性全身性エリテマトーデス	31
急性間欠性ポルフィリン症	22	急性単球性白血病	24
急性間質性腎炎	21	急性転化	36
急性間質性肺炎	22	急性特発性心膜炎	22
急性感染症	21	急性尿細管壊死	32
急性感染性心内膜炎	21	急性尿細管間質性腎炎	32
急性冠動脈梗塞	13	急性熱性呼吸器疾患	18
急性冠動脈不全	13	急性熱性皮膚粘膜リンパ節症候群	136
急性冠動脈閉塞症	14		
急性冠動脈閉塞症の血栓溶解	247	急性肺炎	26
急性肝不全	23	急性肺傷害	23
急性期	26, 40	急性播種性脳脊髄膜炎	15
急性局所性脳浮腫	18	急性播種性表皮壊死	16
急性後極部多発性鱗状網膜色素上皮症	28	急性白血病	23
		急性皮膚エリテマトーデス	14

急性非分類型白血病	33	強制利尿	88
急性非リンパ性白血病	25	胸腺栄養細胞	249
急性リンパ性白血病	23	胸腺細胞	247
急性閉塞性化膿性胆管炎	26	橋中心髄鞘崩壊症	60
急性閉塞性胆管炎	26	強直性脊椎炎	30
急性放射線症候群	29	強直性脊椎骨増殖症	30
急性免疫性多発神経炎	21	胸椎	43, 239
急性網膜壊死	29	胸痛	58
急性溶血性レンサ球菌感染後糸球体腎炎	193	共通性急性リンパ球性白血病	45
急性溶連菌感染後糸球体腎炎	28	共通房室弁口	46
急性リウマチ熱	29	強迫性障害	158
急性淋菌性後部尿道炎	258	強迫性人格障害	158
急性淋菌性前部尿道炎	258	強皮症	223
急性リンパ芽球性白血病	23	強皮症腎クリーゼ	233
急速充満期	208	胸部	239
急速進行性糸球体腎炎	213	胸部下部食道	79, 131
急速破壊型股関節症	206	胸腹部大動脈瘤	240
嗅電図	82	胸部外科	253
吸入気酸素濃度	90	胸部上部食道	117, 260
吸入療法	117	胸部大動脈遮断	241
橋－延髄歩行誘発野	170	胸部大動脈瘤	240
境界型ブドウ糖負荷試験	38	胸部中部食道	114, 146
境界性人格障害	40	胸部の	246
仰臥位低血圧症候群	226	峡膨大部境界	109
胸管ドレナージ	244	胸膜	183
胸管リンパ球	244	強膜棘突起	234
胸腔鏡下交感神経遮断術	85	胸膜転移	183
胸腔鏡下手術	263	巨核球	138
胸腔内圧	117	局所所見	232
胸腔内ガス容量	246	局所心筋血流量	211
凝固時間	54	局所脳血流量	205
胸骨下部左縁	128	局所ヘパリン化	208
胸骨左縁	130	局所麻酔	122
胸骨中線	146	極端な低出生体重	259
胸鎖乳突筋	222	極低出生体重児	266
教授法	252	虚血性急性腎不全	109
狭心症	26	虚血性後部視神経ニューロパチー	182
強制分時換気量	142	虚血性心筋障害	114

虚血性心疾患	113
虚血性大腸炎	110
巨細胞腫	94
巨細胞性間質性肺炎	96
巨細胞性封入体病	55
巨赤芽球性貧血	133
キラーT細胞	248
ギラン・バレー症候群	21, 22, 94
起立性蛋白尿	157
起立性調節障害	159
起立性低血圧症	160
キロサイド大量療法	102
近医	128
近位筋緊張性筋障害	192
近位指節間関節	182
筋萎縮性側索硬化症	24
近位尿細管	173
緊急開胸	84
緊急生命維持装置	80
緊急治療センター	257
筋緊張性筋ジストロフィー	141
筋緊張性ジストロフィー	137, 147
筋緊張性頭痛	135, 254
近視	147
筋ジストロフィー	137
菌状息肉症	138
筋腎代謝性症候群	142
緊張性頸反射	250
緊張性尿失禁	260
緊張性迷路反射	249
緊張部	195
筋電図	80
筋肉	114
筋肉内注射	113
筋皮弁	135

く

空気注腸造影	12
空腸パウチ・ダブルトラクト法	120
空腹時血糖	87
空腹時(朝食前)血糖	87
クームス試験	64
クエッケンシュテット検査	201
駆出時間	85
駆出性収縮期雑音	84
駆出分画率	78
屈曲	90
クモ膜下出血	219
クラインフェルター症候群	272
グラスゴー・コーマ・スケール	94
グラム陰性桿菌	97
グラム陰性球菌	97
グラム陽性桿菌	97
グラム陽性球菌	97
グリセオフルビン	95
グリセリン浣腸	95
クループ性気管支炎	47
グルコース・インスリン・カリウム療法	96
グルコース・インスリン療法	96
車いす	269
クレアチニン・クリアランス	49
クレアチン	61
クレアチンキナーゼ	54
クレアチンホスホキナーゼMB	60
クレアチンリン酸酵素	60
グレイ	99
クロイツフェルト・ヤコブ病	54
グローバル診断法	93
クローン病	49
クローン病活動指数	49
グロブリン	96

け

頸静脈拍動	120
経胸壁心エコー法	254
経回腸結腸静脈(食道動脈瘤)塞栓術	248

経過記録	186
計画	165
経カテーテル肝動脈塞栓術	241
経管栄養	246
経管吸引カテーテル	244
経気管吸引	254
経気管支肺生検	242
経頸静脈肝内門脈大循環短絡術	248
蛍光眼底血管造影	86, 89
経口経静脈胆嚢胆管造影	158
経口血糖降下薬	160
経口摂取不可	149
経口胆管鏡検査	173
経口胆嚢造影	158
経口的	157, 187
経口の膵管鏡検査	188
経口避妊薬	36
経口補水療法	163
経口ポリオワクチン	163
経肛門の内視鏡下マイクロサージャリー	245
経産	143
経産回数	165
形質細胞異常症	172
芸術療法	31
経静脈の冠動脈血栓溶解療法	118
経静脈の胆嚢造影	118
頸静脈怒張	120
経食道心エコー法	245
頸髄の	43
経頭蓋磁気刺激法	249
経頭蓋超音波ドップラー	243
痙性脊髄麻痺	235
経腟自然分娩	155
経腟分娩	264
経腟分娩	256
経腸栄養	81
経蝶形骨洞下垂体手術	253
経直腸の超音波断層	252

経直腸的針生検	252
頸椎	44, 62
頸椎症性脊髄症	64
頸椎椎間板ヘルニア	49
系統的多臓器不全	146
頸動脈海綿静脈洞瘻	48
頸動脈造影法	45
頸動脈波	46
経尿道の凝固	255
経尿道の焼灼	255
経尿道の切開術	255
経尿道の切除（術）	255
経尿道の前立腺切除術	255
経尿道の電気凝固術	255
経尿道の尿管結石破砕術	255
経尿道の膀胱腫瘍切除術	255
経鼻胃管	152
経皮冠動脈血栓溶解療法	196
経皮吸収治療システム	254
経皮経肝胆管ドレナージ	196
経皮経肝胆道鏡下切石術	196
経皮経肝胆道鏡検査	196
経皮経肝胆道造影	196
経皮経肝胆道ドレナージ	196
経皮経肝胆嚢ドレナージ	197
経皮経肝の塞栓術	197
経皮経肝膿瘍ドレナージ	196
経皮経肝門脈造影	197
経皮経肝門脈塞栓術	198
経皮経静脈僧帽弁交連切開術	197
経皮のエタノール注入療法	176
経皮的肝静脈門脈短絡術	182
経皮的冠動脈インターベンション	172
経皮的冠動脈形成術	196
経皮的経食道胃管挿入術	197
経皮的血管形成術	195
経皮的腎結石破砕術	187
経皮的腎切石術	173

経皮的腎動脈形成術	198	血液濾過透析	102
経皮的心肺補助法	173	結核	242
経皮的腎瘻造設術	173, 187	結核菌	242
経皮的二酸化炭素分圧	243	血管	43
経皮的ペーシング	243	血管運動神経性浮腫	25
経皮的マイクロ波凝固療法	184	血管運動性鼻炎	266
経皮的末梢電気の神経刺激	245	血管拡張物質	264
経皮動脈血酸素飽和度	232	血管拡張薬	264
経皮内視鏡的胃瘻造設術	176	血管筋脂肪腫	24
経皮薬物送達システム	244	血管作働性腸管ポリペプチド	265
頸部	66	血管周囲リンパ球浸潤	183
頸部食道	50	血管収縮率	264
頸部脊椎症	62	血管性認知症	262
頸部リンパ節	54	血管造影	18
経腰大動脈造影法	248	血管抵抗	267
痙攣ショック療法	64	血管壁	268
痙攣性疾患	49	月経前症候群	185
ゲージ	93	月経量	134
外科	226	月経歴	139
外科集中治療室	227	血漿	165
劇症肝炎	89	血漿灌流	188
劇症肝不全	89	血漿吸着療法	166
劇症膵炎	20	血漿交換	176, 179, 188
血圧	40	血漿浸透圧	188
血液	34	血漿蛋白分解	189
血液一酸化炭素	36	血漿鉄	180
血液ガス分析	38	血漿鉄交代	182
血液型	42	血漿鉄消失率	181
血液灌流	105	血小板	184
血液凝固因子	20	血小板活性化因子	167
血液神経関門	39	血小板凝集因子	168
血液透析	101	血小板減少性紫斑病	251
血液透析性水疱症	37	血小板減少橈骨欠損症候群	241
血液二酸化炭素	36	血小板由来増殖因子	175
血液尿素窒素	43	血漿プロトロンビン時間	190
血液脳関門	35	血漿量	199
血液培養	36, 39	血漿レニン活性	191
血液量	43	血漿レニン濃度	191
血液濾過	103	結節性皮膚アミロイドーシス	14

血清	41, 218
血清アミロイドA	218
血清肝炎	226
血性胸水	79
血清クレアチニン	223
血清クレアチンキナーゼ	222
血清殺菌濃度	221
血清蛋白	231
(血清値の)精度管理	201
血清尿素窒素	237
血清ワッセルマン反応	239
結節性硬化症	253
結節性紅斑	81
結節性黒色腫	153
結節性多発動脈炎	168
結節性動脈周囲炎	186
結節性皮膚ループスムチン症	150
血栓性血小板減少性紫斑病	254
血栓性静脈炎	250
血栓微小血管障害	249
血栓内膜摘除術	244
血中アルコール濃度	34, 35
血中乳酸蓄積開始点	158
血中薬物濃度測定	244
結腸がん	48
血糖	41
血糖自己測定	229
血流感染	42
結合組織病	64
腱移行術	254
腱移植	246
牽引	251, 256
牽引性網膜剝離	252
原因不明熱	92
原因不明の心筋症	146
限外濾過率	258
検眼鏡	162
研究のための診断基準	206
限局型	125

限局性播種性エリテマトーデス	125
肩甲骨	222
言語療法	236
言語療法士	235
現在症検査	193
吸収不良症候群	133
肩鎖関節	13
検査結果に異常なし	148
検査室	122
原始神経外胚葉性腫瘍	186
現実見当識訓練	212
検出できない	150
ゲンタマイシン	97
見当識検査	164
見当識調査票	160
検尿	256
原発性アメーバ性髄膜脳炎	168
原発性開放隅角緑内障	187
原発性肝がん	179, 183
原発性感情疾患	167
原発性硬化性胆管炎	193
原発性後天性鉄芽球性貧血	169
原発性視神経萎縮	187
原発性心筋症	184
原発性全般てんかん	178
原発性胆汁性肝硬変	170
原発性脳内出血	182
原発性肺がん	121
原発性肺高血圧症	189
原発性非定型肺炎	168
原発性副甲状腺機能亢進症	180
原発性慢性肝炎	172
原発巣不明がん	15
原発不明がん	198, 259
原発不明腫瘍	260
原発閉塞隅角緑内障	167, 172
現病歴	105, 180
肩峰骨頭距離	20
肩峰鎖骨関節	13

肩腕症候群 220

こ

交代性内斜視 14
甲状腺ヨウ素摂取率 248
後鼻漏 186
高圧浣腸 102
高圧機械呼吸 105
高圧酸素療法 100, 160
高位脛骨骨切術 107
好塩基球 35
高温、高体温 107
口蓋咽頭形成 189
口蓋垂軟口蓋咽頭形成術 259
口蓋裂 59
光覚 183, 227
抗核因子 25
抗核抗体 25
光覚なし 153, 154
後下小脳動脈 180
後下膵十二指腸動脈 182
硬化性萎縮性苔癬 130
高活性抗レトロウイルス療法 99
硬化療法 235
抗がん剤の多剤併用療法 52
交感神経系 230
抗凝固薬 12, 254, 270
口腔気管の 164
口腔外科医 163
口腔内所見 158
後頸骨筋 250
合計特殊出生率 246
高血圧 100, 107
高血圧性心血管疾患 101
高血圧性心疾患 103
高血糖性高浸透圧性非ケトン性昏睡
.... 103
抗血友病因子 20
抗血友病A因子 19

抗原 18
膠原病 49
抗好中球細胞質抗体 25
後交通動脈 171, 173
交叉反応物質 62
好酸球 81
好酸球性白血病 79
好酸球増多症候群 103
好酸球肺浸潤症候群 181
好酸球遊走因子 76
抗酸菌 17
後視床穿通動脈 197
好中球 148
膠質浸透圧 58
後十字靱帯 173
後縦靱帯 183
甲状腺刺激ホルモン 253
甲状腺刺激ホルモン放出因子 ... 252
甲状腺刺激ホルモン放出ホルモン
.... 252
甲状腺刺激免疫グロブリン 253
甲状腺ホルモン 246
甲状腺ホルモン結合グロブリン ... 242
高所性脳浮腫 99
高所性肺浮腫 100
抗心筋抗体 24
口唇口蓋裂 54
口唇単純ヘルペス 106
高浸透圧性非ケトン性昏睡 105
抗膵島細胞抗体 110
抗ストレプトキナーゼ 31
抗ストレプトリジンO 31
高性能液体クロマトグラフィー ... 105
抗生物質持続効力 167
後前方向 166
光線力学療法 175
構造模型 220
拘束型心筋症 205
後側壁枝 183

酵素免疫測定法	79
抗体依存性細胞傷害	15
抗体欠損症候群	16
抗体産生細胞	18
交代性外斜視	16
交代性共同性内斜視	12
交代性上斜位	74
後大脳動脈	172
抗体被覆細菌	12
抗体不全症候群	16
好中球アルカリホスファターゼ	149
好中球絶対数	25
後頂	157
抗てんかん薬	17
後天性心疾患	20
後天性嚢胞腎	13
後天性免疫不全症候群	21
後天性溶血性貧血	19
行動異常	37
後頭横位	164
喉頭気管麻酔	131
後頭骨後方	162
後頭骨前方	157
口頭指示	266
後頭仙骨位	163
後頭動脈・後下小脳動脈	158
後頭部の	157
行動療法	42
光毒性治療法	198
高度治療室	101
後嚢下白内障	193
高濃度範囲	102
広背筋皮弁	125
抗破傷風血清	33
広汎性子宮全摘術	216
広汎性発達障害	175
高比重リポ蛋白	102
高頻度ジェット換気	103
高頻度人工換気	103
高頻度振動換気	103
後腹膜リンパ節郭清	213
後腹膜リンパ節郭清術	210
後部硝子体剥離	199
高分解能CT（高分解能コンピュータ断層造影）	106
高分化型小球性悪性リンパ腫	270
興奮性シナプス後電位	83
後壁心筋梗塞	185
後房眼内レンズ	172
後房コンタクトレンズ	172
硬膜外血腫	77, 78
硬膜外血腫（エピドラ）	82
硬膜外麻酔	82
硬膜下血腫	224, 237
硬膜下水腫	223
硬膜下腹腔短絡術	231
肛門管	165
肛門性器間距離	18
抗利尿性物質	16
抗利尿ホルモン	16
抗利尿ホルモン分泌異常症候群	226
高リポ蛋白血症	104
交流分析	240
抗リン脂質抗体症候群	28
抗リンパ球グロブリン	23
抗リンパ球血清	24
抗リンパ球抗体	23
高レニン性本態性高血圧症	106
コーネル健康調査法	55
ゴールドマン視野計	97
語音聴取閾値	234
股関節の屈曲、外転、外旋、伸展テスト	86
股関節の屈曲、内転、内旋、伸展テスト	86
股関節離断	101
股関節表面全置換術	247
呼気	86

呼気気道陽圧	82
呼気終末陰圧	273
呼気終末陰圧呼吸	151
呼気終末炭酸ガス濃度	85
呼気終末陽圧	176
呼気肺活量	85
呼気閉塞指数	65
呼吸	41, 202, 207
呼吸運動	211
呼吸音	41, 214
呼吸器感染症	216
呼吸器合胞体ウイルス	215
呼吸器疾患集中治療室	209
呼吸窮迫症候群	207
呼吸指数	209
呼吸集中治療室	206
呼吸商	213
呼吸数	86, 214
呼吸性補正	205
呼吸代謝	211
呼吸中枢	205
呼吸調節中枢	171
呼吸調節率	205
呼吸不全	208
呼吸療法	215
呼気流量	177
呼気量	265
国際疾病分類	110
国際単位	117
国際標準化機構	117
国際標準比	114
コクサッキーウイルス	58
黒色表皮症	25
黒内障性家族性白痴	18
午後	184
個人歴	179
午前	24
骨壊死	162
骨塩密度	39
骨関節症	157
骨形成不全症	160
骨髄	39
骨髄異形成症候群	71
骨髄移植	39
骨髄炎	164
骨髄化生を伴う骨髄硬化症	141
骨髄性白血病	140
骨髄線維症	138
骨髄増殖性疾患	143
骨髄転移	39, 133
骨髄由来細胞	36
骨折	93
骨転移	163
骨導	36
骨軟化症	161
骨肉腫	163
骨年齢	34
骨盤位	37
骨盤位外回転術	77
骨盤出口横径	38
骨盤動脈造影	167
骨盤内炎症性疾患	181
骨盤内血管造影	167
骨盤内臓器全摘出	251
ゴナドトロピン放出ホルモン	97
ゴナドトロピン放出ホルモン作用薬	97
鼓膜	146, 249
鼓膜切開術	169
固有肝動脈	179
固有筋層	184
固有筋層までのがん	143
固有受容性神経筋促進法	186
コリンエステラーゼ	52
コルチゾンブドウ糖負荷試験	51
コレシストキニン・パンクレオザイミン	48
コロニー刺激因子	63

コンカナバリンA	58
根拠に基づいた医療	75
根拠に基づいた看護	75
混合性中胚葉腫瘍	142
コンジローマ	58
コンタクトレンズ	54
根治手術	203
根治的頸部郭清術	212
コンピュータ断層撮影	64
コンピュータ(補助)診断システム	44

さ

左室収縮末期径	132
災害医療派遣チーム	70
再拡張性肺水腫	207
細気管支	34
細気管支性間質性肺炎	38
細菌性心内膜炎	37
サイクリックAMP	46
最高酸濃度	133
最高酸分泌量	133
最高代謝率(寒冷時)	185
最終月経	128
最終月経	130
細小血管障害性溶血性貧血	139
最小光毒量	143
最小紅斑量	137
最小侵襲手術	140
最小致死量	126, 138
最小発育阻止濃度	140
臍静脈	261
臍静脈カテーテル	261
最小有効量	137
再診	216
再生不良性貧血	28
最大換気量	134, 147
最大吸気圧	140, 182
最大吸気量	109
最大許容線量	133
最大駆出率	177
臍帯血幹細胞移植	47
最大呼気圧	138
最大呼気速度	176
最大呼気流量	138, 176, 266
在胎期間に比して適当な大きさの児	18
最大刺激時酸分泌量	168
最大充満速度	178
最大出力音圧レベル	235
最大短縮速度	266
最大中間呼気流量	141
最大努力性呼気流量	88
最大拍動点	185
最大膀胱許容量	134
在宅経管経腸栄養法	103
在宅酸素療法	105
在宅静脈栄養法	105
在宅人工呼吸療法	105
在宅成分栄経管栄養法	102
臍動脈	256
臍動脈カテーテル	257
サイトメガロウイルス	56
再発性アフタ性口内炎	203
臍ヘルニア	258
臍ヘルニア・巨大舌・巨人症症候群	80
細胞異型度	46
細胞外液	76
細胞傷害試験	64
細胞傷害性Tリンパ球	64
細胞障害性Tリンパ球	243
細胞性免疫	53, 55
細胞性免疫不全症候群	53
細胞接着分子	45
細胞内液	110
細胞変性効果	60
細胞老化に関連した分泌現象	220

細網内皮系	207
サイロキシン	240
サイロキシン結合蛋白	242
左眼	125, 163
左眼眼圧	250
左眼視力	131, 267
左脚	123
左脚前枝ブロック	122
左脚ブロック	123
作業関連疾患	271
作業療法	158, 164
作業療法士	164
鎖骨下	222
鎖骨下静脈	238
鎖骨下動脈	30, 222
坐骨棘線	231
鎖骨上リンパ節	222
鎖骨中線	135
坐剤	274
左軸偏位	122
左室1回仕事量	132
左室1回仕事係数	132
左室拡張末期径	131
左室機能障害	131
左室径	131
左室後壁	132
左室造影	132
左室体積	132
左室低形成症候群	104
左室肥大	132
左室不全	132
左室補助人工心臓	131
左室容量	132
左室流出路	132
左心カテーテル法	127
左心形成不全	105
左心形成不全症候群	104
左腎結核症	154
左(心)室	131

左心室駆出時間	132
左心性単心室	69
左心バイパス	127
左心不全	127
左心房	121
左心房圧	122
左心房肥大	122
左側付属器摘出	131
サッチ足	219
サブスタンスP	231
挫滅症候群	63
坐薬	237
左右短絡	130
左右肺別換気	70
左葉外側区域	121
左葉内側区域	132
サルコイドーシス	220
産科	158
産科集中治療室	161
産科真結合線	65
産科的結合線	158
産科婦人科	158
三環系抗うつ薬	243
残気率	217
残気量	216
三枝病変	256
三尖弁逸脱	256
三尖弁狭窄症	253
三尖弁形成術	256
三尖弁前尖	32
三尖弁置換術	256
三尖弁閉鎖症	240
三尖弁閉鎖不全	252
三尖弁閉鎖不全症	247
三尖弁弁輪形成術	241
酸素	157
漸増抵抗運動	191
酸素解離曲線	159
酸素消費量	158, 266

酸素透過性ハードコンタクトレンズ	208
酸素分圧	187
酸素飽和濃度	230
酵素免疫吸着測定法	79
残存腎機能	214
三段脈	252
残尿測定	216
残尿率	214

し

シーベルト	238
死因	57
視運動性眼振	161
シェーグレン症候群	234
シェーンライン・ヘノッホ紫斑病	226
シェッツ眼圧測定計	235
自家幹細胞移植	33
紫外線	261
紫外線血液照射法	257
耳科学	164
痔核	102
視覚アナログ尺度	262
視覚記憶スパン	266
視覚識別正確度	264
視覚性の刺激	268
視覚誘発電位	265
自家骨髄移植	33
自家末梢血幹細胞移植	33
弛緩骨盤底部	213
時間肺活量	256
弛緩部	177
弛緩膜	138
磁気共鳴	144
磁気共鳴画像診断装置	144
磁気共鳴血管造影法	144
磁気共鳴コンピュータ画像診断法	144
磁気共鳴膵胆管造影	144
色素血管母斑症	190
色素指数	53
色素性乾皮症	272
色素性絨毛結節性滑膜炎	200
色素沈着	177
至急	236
子宮外妊娠	82, 85, 95
子宮鏡下卵管内受精法	104
子宮頸管	75
子宮頸がん	48, 273
子宮頸管乾燥スミア	50
(子宮)頸管粘液(検査)	54
子宮頸管粘液検査	56
子宮頸部細胞診	169
子宮頸部上皮内新生物	53
子宮血流	257
子宮口	141
子宮弛緩因子	260
子宮収縮	257
子宮収縮ストレステスト	64
子宮全摘術	246
糸球体基底膜	94
糸球体腎炎	97
子宮胎盤機能不全	259
糸球体濾過値(率)	95
子宮単純全摘術	236
子宮内圧	118
子宮内総容積	248
子宮内胎児死亡	88, 118
子宮内胎児発育不全	118
子宮内避妊器具	118
子宮内膜	80
子宮内膜がん	80
子宮内膜細胞診	81
子宮内膜症	80
子宮内容除去術	33
子宮内容除去術(子宮頸管拡張および掻爬術)	67

340

子宮卵管境界 261
子宮卵管造影 106
死腔 73
死腔換気量 264
シクロオキシゲナーゼ 58
シクロホスファミド、ドキソルビシン（アドリアマイシン）、ビンクリスチン併用療法 46
シクロホスファミド、アドリアマイシン、シスプラチン併用療法 45
シクロホスファミド、アドリアマイシン、シスプラチン併用療法 46
シクロホスファミド、アドリアマイシン、ビンクリスチン、プロカルバジン、プレドニゾン、ブレオマイシン併用療法 58
シクロホスファミド、アドリアマイシン、フルオロウラシル併用療法 45
シクロホスファミド、オンコビン、プレドニゾロン併用療法 58
シクロホスファミド、オンコビン、プロカルバジン、プレドニゾロン併用療法 58
シクロホスファミド、シスプラチン併用療法 59
シクロホスファミド大量静注療法 118
シクロホスファミド、ドキソルビシン、シスプラチン併用療法 46
シクロホスファミド、ドキソルビシン、ビンクリスチン、プレドニゾロン併用療法 52
シクロホスファミド、ビンクリスチン、アドリアマイシン（ドキソルビシン）、ダカルバジン併用療法 66
シクロホスファミド、ビンクリスチン、プレドニゾロン併用療法 58, 65
シクロホスファミド、ビンクリスチン、メソトレキセート、メルファラン、ドキソルビシン併用療法 57
シクロホスファミド＋ビンクリスチン、プロカルバジン、プレドニゾロン併用療法 56
シクロホスファミド、メソトレキセート、フルオロウラシル併用療法 55
刺激後ペプシン分泌量 232
刺激生体反応 231
自己愛性人格障害 154
視交叉上核 222
自己心拍再開 213
自己乳房管理 229
自己評価不安尺度 220
自己免疫疾患 21
自己免疫性肝炎 21
自己免疫性血小板減少性紫斑病 32
自己免疫性好中球減少症 21
自己免疫性プロゲステロン皮膚炎 22
自己免疫性溶血性疾患 20
自己免疫性溶血性貧血 19, 21
自己免疫補体結合反応 20
視索上核 231
自殺企図 218, 230
指示書 271
脂質異常症 104
支持的精神療法 236
四肢麻痺 245
歯状核赤核淡蒼球ルイ体萎縮症 73
視床下部－下垂体－副腎系 105
視床(内側)出血 246
矢状面 218
視神経 162
指数弁 150
シスプラチン、ダカルバジン、ビンデシン併用療法 50
シスプラチン、シクロホスファミド、アドリアマイシン併用療法 53
シスプラチン、フルオロウラシル併用療法 50

シスプラチン、ブレオマイシン、ビンクリスチン併用療法	48
シスプラチン、ペプロマイシン併用療法	59
シスプラチン、メソトレキセート、ビンブラスチン併用療法	56
耳性眼瞼反射	28
指節間関節	115, 116
自然経腟分娩	238
指尖手掌間距離	251
自然流産	218, 231
持続温熱腹膜灌流	52
持続携帯式腹膜透析	46
持続血液透析	52
持続血液濾過透析	52
持続静脈内インスリン注入療法	53
持続睡眠療法	73
持続性甲状腺刺激物質	123
持続性全身性リンパ節腫脹	178
持続性部分てんかん	82
持続注入肝動脈血管造影	112
持続的強制換気	56
持続的血液濾過	52
持続的循環式腹膜透析	49
持続的静脈静脈血液透析	66
持続的静脈静脈血液濾過	65
持続的他動運動	60
持続的動静脈血液透析	47
持続的動静脈血液濾過	46
持続脳室ドレナージ	65
持続皮下インスリン注入法	63
持続腹膜透析	60
持続陽圧換気(呼吸)	61
持続陽圧呼吸	59
肢帯型筋ジストロフィー	126
膝下	39
膝蓋腱移行術	198
膝蓋腱支持装具	196
膝蓋腱反射	120, 194, 198
膝蓋大腿関節	178
膝蓋大腿部	177
膝蓋跳動	170, 244
膝蓋軟骨軟化症	56
膝関節内障	111
膝胸位	120
シックビル症候群	222
実効線量	77
失語症	27
湿潤療法	269
湿疹	86
失認	19
自動運動	17
自動音量調節	18, 33
児童(絵画)統覚テスト	46
児頭骨盤不適合(不均衡)	59
(児頭)大横径	40
自動体外除細動	17
自動明聴調節	29
(自動)陽陰圧呼吸装置	187
歯肉膿腫	93
自発眼振	230
自発呼吸	221, 233
自発呼吸補助換気	30
市販薬	164
耳鼻咽喉科学	163
脂肪肝	90
指鼻試験	92
視標追跡検査	85
ジフテリア・破傷風トキソイド	73
ジフテリア・破傷風・百日咳三種混合ワクチン	74
ジフテリア・百日咳・破傷風三種混合ワクチン	72
ジフテリア・百日咳・破傷風三種混合ワクチンに不活性化ポリオワクチン(inactivated polio vaccine)を加えた四種混合ワクチン	72

項目	ページ
自閉症ならびに関連コミュニケーション障害の治療と教育	244
死亡	66
脂肪肝	90
脂肪肝・腎症候群	90
死亡時画像診断	20
脂肪塞栓症候群	89
脂肪負荷試験	92
視野	265
斜位	158
社会技能訓練	235
社会成熟指数	232
社会適合係数	219
社会的遂行能面接基準	232
尺骨神経	259
尺側手根屈筋	88
尺側手根屈筋腱	88
尺側手根伸筋	77
若年性関節リウマチ	119
若年性骨髄単球性白血病	120
若年成人平均値	273
若年性成人型糖尿病	142
若年性糖尿病	119, 120
社交不安障害	219
日本昏睡（ジャパン・コーマ）スケール	119
シャルコー・マリー・ツース病	56
シャント血流量	201
種	231
週	270
縦隔	137
縦隔腫瘍	146
習慣性流産	99
周期性四肢麻痺	188
周期性方向交代性眼振	168
周産期集中治療室	181
収縮期圧	192
収縮期血圧	221
収縮期雑音	228
収縮期前方運動	219
収縮時間	236
収縮性心膜炎	171
重症管理医学	49
重症急性呼吸症候群	220
重症筋無力症	138
重症再生不良性貧血	218
重症複合免疫不全	222
就寝前	264
修正右前斜位	144
修正大血管転位	64
集中治療室	111
十二指腸潰瘍	74, 258
十二指腸ファイバースコープ	88
肘反射	79
終板電位	83
十分量	201
周辺虹彩前癒着	169
終末肝動脈枝	247
絨毛がん	48
絨毛羊膜炎	45
主観的情報	218
主観的包括的評価	226
宿主対移植片反応	108
手根管症候群	65
手根中手間関節	55
手根中手骨の	54
樹枝状血管	43
手術	162
手術室	163
手術室技師	163
手術部位感染	234
主訴	48
手段的日常生活動作	109
出血時間	42
術後	187
術後性頬部膿疱	188
術後性上顎嚢胞	188
術後日	187

術中心筋梗塞	185	条件刺激	63
術直後義肢装着法	116	条件反射	61
手動弁	104, 141	症候性原発性胆汁性肝硬変	231
腫瘍移植抗原	254	猩紅熱	225
腫瘍壊死因子	249	錠剤	240
腫瘍関連抗原	240	詳細不明	154
腫瘍関連表面抗原	241	小細胞がん	222
腫瘍血管新生因子	241	小細胞肺がん	222
腫瘍抗原	240	小指外転筋	16
腫瘍浸潤リンパ球	247	上矢状静脈洞	235
腫瘍成長因子	246	硝子体混濁	159
主要組織適合遺伝子複合体	139	硝子体切除術	266
主要体肺側副動脈	133	上室性期外収縮	238
腫瘍特異抗原	253	上室性頻拍	239
腫瘍特異性移植抗原	254	上斜筋	230
腫瘍特異性表面抗原	253	上斜視	107
腫瘍マーカー	249	症状	239
純音聴力検査	196	床上安静	41
循環血液量	48	症状の訴え	57
循環血漿蛋白	251	上小脳動脈	222
純型肺動脈弁狭窄症	190	床上浴	35
純粋運動性片麻痺	185	掌蹠爪下黒色腫	190
純赤血球性貧血	191	掌蹠膿疱症	190
静脈血圧	263	常染色体優性遺伝	15, 16
上位運動ニューロン	259	常染色体優性遺伝型多発性囊胞腎	16
上衣腫	82	常染色体劣性遺伝	29
消化管	96	常染色体劣性多発性囊胞腎	29
消化管間質腫瘍	96	上大静脈	238, 264
消化管ホルモン	95	上大静脈症候群	238
上顎がん	161	上大静脈造影	238
上顎結節線	249	静注用帯状疱疹免疫グロブリン	273
上顎洞	145	上腸間膜静脈	230
上顎洞炎	80	上腸間膜動脈	228
消化性潰瘍	198	上腸間膜動脈症候群	228
小顆粒小胞	226	小腸大量切除術	221
笑気	153	小腸閉塞症	221
上気道	260	上直筋	233
上気道感染症	260	上直腸動脈	233
笑気麻酔	97		

常同(性)行動	221
静脈洞	238
小児うつ病特性尺度	50
小児科	176
(小児型)多嚢胞腎	60
小児期発型広汎性発達障害	58
小児集中治療室	181
小児慢性水疱症	47
小児用人格調査表	180
小脳橋角部	58, 59
上皮小体	197
上皮成長因子	78
上皮内がん	53, 248
上部消化管	258
上部消化管撮影	96
上部消化管内視鏡検査	78
上部消化管ファイバースコープ	96
上部食道括約部	258
小胞体	83
小発作	184
漿膜下層	234
静脈	118, 261
静脈圧	267
静脈栄養法	186
静脈確保	121
静脈血	261, 263
静脈性腎盂造影	115, 119
静脈性糖負荷試験	112
静脈性尿路造影	119
静脈洞欠損症	238
静脈動脈バイパス	261
静脈内	118
静脈内注射	118
静脈弁不全	265
常用者	15
小葉中心性肺気腫	50
上輪部角結膜炎	228
症例検討会	48
上腕囲	12

上腕筋周囲長	24
上腕三頭筋腱反射	248, 254
上腕神経叢神経症	41
上腕切断	17
上腕動脈	34
上腕二頭筋反射	38
ショートベベル	221
食間	109
食間に	274
職業性頸肩腕障害	158
食後	171
食前	12, 22, 27, 87, 151, 171, 264, 274
褥瘡	74
食中毒	91
食道	84
食道胃管式エアウェイ	78
食道胃接合部	78
食道がん	76, 161
食道内圧	177
食道ファイバースコープ	78
食道噴門接合部	76, 274
食道閉鎖式エアウェイ	81
職歴	160
所見なし	158
除細動	68
除脂肪体重	123
所属リンパ節転移の程度	148
徐波睡眠	239
初発尿意	88
徐頻脈症候群	42
処方	213, 217
徐脈	41
徐脈性心室性頻拍	228
自立訓練	31
自律神経機能障害	25
自律神経失調症テスト	159
自律神経系	25, 56, 155
視力	261

視力矯正不能	149	神経性難聴	150
腎移植	216	神経性膀胱機能障害	149
心因性多飲症	50	神経筋接合部	153
腎盂腎炎	186	神経線維腫症	151
腎盂尿細管移行部	199	神経伝導速度	150
腎炎因子	151	神経内科	151
腎横紋筋肉腫瘍様腫瘍	145	腎血管性高血圧	217
心音	106	心血管造影法	13, 45
心音図	172	腎血管抵抗	217
人格因子	177	真結合線	243
人格障害	174	腎血漿流量	213
心機図	135	腎血流量	205
心胸郭比	64	心原性ショック	51, 62
心筋梗塞	139	心原性肺水腫	60
心筋梗塞後症候群	185	進行胃がん	18
心筋(左心室)円周短縮速度	263	(人工)肩関節全置換術	253
心筋酸素消費量	147, 213	人工気胸	26
心筋症	54	人工肛門	18
心筋線維症	138	(人工)股関節全置換術	247
神経	148	人工呼吸器関連性肺炎	262
神経因性膀胱	149	人工呼吸器関連肺損傷	262
神経学的年齢	148	人工骨頭置換術	258
神経芽腫	149	(人工)膝関節全置換術	248
神経活動電位	149	人工授精	20, 21
神経筋単位	153	人工腎臓	22
神経系	155	人工心肺装置	187
神経系肉芽腫性血管炎	93	進行性外眼筋麻痺	177
神経血管圧迫症候群	156	進行性塊状線維症	184
神経血管性	156	進行性核上性麻痺	194
神経原性筋萎縮	153	進行性核性眼筋麻痺	187
神経興奮性検査	151	進行性球麻痺	171
神経循環無力症	150	進行性筋萎縮症	184
神経症	148	進行性筋ジストロフィー	184
神経鞘腫	153	進行性自律神経機能不全症	167
心係数	53	進行性神経性筋萎縮症	187
神経性うつ病	150	腎後性腎不全	192
神経性食思不振症	25	進行性脊髄性筋萎縮症	194
神経性進行性筋萎縮症	154	進行性全身性強皮症	194
神経成長因子	152	進行性対称性紅斑角皮症	193

進行性多巣性白質脳症	185
進行性肥厚性間質性神経炎	179
進行性風疹性全脳炎	192
進行性麻痺	97
人工足関節置換術	241
人工的肝機能補助	24
人工妊娠中絶	108
人工破膜	29
人工弁感染性心内膜炎	199
進行麻痺	188
心呼吸停止	59
深在性エリテマトーデス	125
腎細胞がん	205
深指屈筋	88
心室拡張終期圧	265
心室拡張終期容積	265
腎疾患集中治療室	120
心室興奮伝達時間	263
心室細動	265
心室期外収縮	199, 267
心室前駆出期・駆出時間比	177
心室粗動	265
心室遅延電位	129
心室中隔	119, 267
心室中隔欠損症	268
心室中隔穿孔	268
心室中隔破裂	268
心室中部閉塞症	147
心室頻拍	268
心室抑制型房室順次ペーシング	74
心室抑制心房同期型ペーシング	264
心室瘤	261
滲出性中耳炎	162
浸潤	114
浸潤がん	110
腎昇圧物質	213
尋常性天疱瘡	199
尋常性疣贅	268
腎静脈	216
腎静脈圧	217
腎静脈血栓症	217
腎静脈血レニン比	217
心身症	193
腎髄質嚢胞性疾患	135
腎生検	204
腎性骨異栄養症	212
新生児	149
新生児一過性多呼吸	254
新生児エリテマトーデス	153
新生児黄疸	114, 153
新生児過呼吸症候群	134
新生児肝炎症候群	152
新生児行動評価	149
新生児高ビリルビン血症	112
新生児呼吸窮迫症候群	117
新生児室	149
新生児死亡率	153
新生児集中治療部	152
新生児出血性疾患	102
新生児遷延性肺高血圧症	189
新生児溶血性黄疸	139
新生児溶血性疾患	102
真性早熟	251
真性多血症	199
腎性尿崩症	151
真性腹圧性尿失禁	98
新生物	152
新鮮液状血漿	91
振戦せん妄	74
新鮮凍結血漿	89
心尖拍動図	13, 135
心尖部肥大型心筋症	27
新鮮保存血	269
心臓	108
心臓移植	107
心臓移植術	65
腎造影	151
心臓カテーテル法	48

心臓血管障害	65	心肺係数	104
心臓集中治療室	53	心拍出量	57, 201
心臓電気生理検査	83	心拍数	106
心臓突然死	224	心拍動下冠動脈バイパス術	162
心臓弁膜症	264, 265	真皮浅層熱傷	223
心室抑制型心臓ペーシング	268	深部腱反射	74
迅速ACTH試験	203	深部腱反射亢進	74
身体検査	176	深部静脈血栓症	74
深達性Ⅱ度熱傷	68	心不全	50, 103
診断	66, 74	腎不全	208
診断群分類	72	人物画テスト	67
診断群別分類	72	心房圧	165
心断層エコー図	257	心房期外収縮	166
診断的腹腔洗浄	72	心房細動	17, 42, 68, 139, 167
診断分類別包括支払い方式	72	心房収縮期雑音	31
身長	107	心房性期外収縮	27
心停止	44	心房性早期収縮	28
心的外傷性ストレス障害	198	心房性ナトリウム利尿ペプチド	25
心電図	76, 79	心房粗動	17
伸展反射	233	心房中隔	109
新導入化学療法	148	心房中隔欠損症	30
腎動脈圧	203	心房同期型心室ペーシング	264
腎動脈狭窄	203	心房―ヒス束時間	19
腎動脈造影	203	腎明細胞肉腫	49
心内膜炎	75	唇裂	54
心内膜下心筋梗塞	225		
心内膜床欠損症	76		

す

心内膜心筋生検	80	髄核ヘルニア	105
心内膜心筋線維症	80	髄芽腫	134
心内膜線維弾性症	76	膵管胆道合流異常	27
腎尿管膀胱X線撮影	121	膵機能診断テスト	177
腎尿細管性アシドーシス	215	膵機能テスト	178
心嚢貯留液	175	膵空腸吻合カテーテル	182
心肺移植	104	髄質海綿腎	146
心肺蘇生法	61	水晶体後線維増殖症	210
心肺脳蘇生法	49, 59	水晶体囊外摘出術	76
心肺バイパス	59	水晶体囊内摘出術	110
心肺補助装置	61	膵腎同時移植術	232
心拍応答型ペースメーカー	214	水素イオン指数	179

膵臓がん	182
錐体外路症候群	83
錐体路	195
錐体路ニューロン	197
推定胎児体重	78
水痘	52
膵島細胞膜抗体	111
膵頭十二指腸切除術	174
水痘帯状疱疹ウイルス	269
膵頭部がん	183
水痘免疫グロブリン	265
膵尾部切除術	71
水分出納	114
水平面	99
水疱性口炎ウイルス	268
水疱性類天疱瘡	40
髄膜腫	132
睡眠関連呼吸障害	233
睡眠時低換気症候群	226
睡眠時無呼吸症候群	220
睡眠代謝率	229
睡眠脳波検査	193
頭蓋咽頭腫	62
頭蓋内圧	110
頭蓋内圧亢進	110, 113
頭蓋内血腫	110
頭蓋内腫瘍	111
頭蓋癆	64
スタンフォード知能テスト	227
頭痛	99
頭痛、不眠、うつ	104
ステロイドホルモン	226
ストーマ・ケア専門家	85
ストレプトキナーゼ	227
ストレプトマイシン	228
スモン	229
スルホニル尿素薬	237
スワン・ガンツカテーテル	225

せ

精神科ソーシャルワーカー	195
声音振盪	265
性格障害	49
生活の質	201
性感染症	236
整形外科	163
整形外科医	163
生検	43
性行動中枢	221
星細胞腫	31
青酸感受性因子	63
精子凝集試験	220
成熟度指数	139
正常圧水頭症	154
正常下限	128
正常眼圧緑内障	156
正常血清	155
正常色素性赤血球	150
正常自然満期産	155
正常所見	150
星状神経節ブロック	226
正常新生児室	94
正常赤血球	149, 155
正常値の最高	259
正常洞調律	155
正常範囲	152
正常範囲	154, 271
生殖補助技術	30
精神医学	165, 195
精神医学の	192
精神(科)医	165
精神科救急チーム	177
精神科集中管理室	181
成人型多嚢胞症	27
精神障害の診断・統計便覧	73
精神情動疾患	167
精神神経医学	154

項目	ページ
精神神経学	186
精神神経症の	186
成人T細胞白血病	32
成人T細胞白血病ウイルス	32
成人T細胞白血病関連抗原	32
成人T細胞リンパ腫白血病	32
精神的うつ病	174
成人突然死症候群	229
成人発症型多嚢胞腎	27
成人発症型糖尿病	26
精神発達遅滞	144
精神皮膚電流反射	179
精神病	165
精神病性進行性麻痺	97
精神保健センター	139
精製ツベルクリン	189
性腺刺激ホルモン	98
精巣性女性化症候群	246
声帯	263
声帯共鳴	267
生体腎移植	73
生体内レーザー生体内角膜切開術	123
生体リズムに基づく内服	206
正中頸嚢胞	135
成長ホルモン	95, 236
成長ホルモン分泌抑制ホルモン	96
成長ホルモン放出因子	98
成長ホルモン放出ホルモン	98
性同一性障害	96
性病	264
性病研究所梅毒検査法	264
性病性リンパ肉芽腫	266
性病性リンパ肉芽腫	127
生物(化)学的酸素要求量	40
生物学的偽陽性(反応)	37
生物学的半減期	242
成分栄養	77
生命維持装置	131
生命の尊厳	71
製薬企業の医療情報担当者	144
生理学	180
生理食塩液	155, 194
正量	201
世界保健機関	270
赤芽球癆	191
脊髄	222
脊髄延髄脊髄反射	222
脊髄クモ膜下麻酔	231
脊髄小脳変性症	222
脊髄髄膜瘤	141
脊髄性筋萎縮	228
脊髄性進行性筋萎縮症	232
脊髄前方固定	30
脊髄造影	140
脊髄造影法	147
脊髄麻酔後頭痛	193
脊椎骨端異形成	224
脊椎(の)	231
赤点斑	165
絶飲食	154
舌下	227
切開排膿	111
舌がん	273
赤血球	204
赤血球凝集反応	100
赤血球沈降速度	42, 84
赤血球鉄代謝	205
赤血球鉄利用率	206
赤血球濃厚液	205
赤血球容積	173, 206
石けん浣腸	224
石けん水浣腸	234
石けん清拭	221
接合子卵管内移植	273
接合尿細管	57
接触皮膚炎	49
絶対安静	47

項目	頁
切断	25
切迫性尿失禁	258
切迫早産	197
切迫分娩	251
切迫流産	240
線維化性肺疾患	90
線維筋形成不全	90
線維柱帯切開術	249
遷延性可逆性虚血性神経障害	191
遷延性植物状態	200
前額面	86
全荷重	92
前下小脳動脈	20
前下膵十二指腸動脈	22
腺がん	11
前期破水	192
前胸部横径	13
前胸壁	15
占拠性病変	230
前駆出期	177
ゼングスターケン・ブレークモア・チューブ	222
前屈	17
前脛骨色素斑	189
前脛骨筋	240
潜血	158
全血	269
全血液量	242
全血管抵抗	256
全血球計算	47
全血漿量	251
前交通動脈	14, 173
前広背筋	23
前後径	159
仙骨	218
仙骨の	218
前後方向	27
浅指屈筋	88
前十字靱帯	14
前収縮期雑音	194
前縦靱帯	23
線条体黒質変性症	230
洗浄赤血球剤	271
前上腸骨棘	30
全身炎症性反応症候群	227
全身血圧	220
全腎血流量	252
全身性エリテマトーデス	228
全身性強直性間代性発作	98
全身性強皮症	234
全身麻酔	93
先天性副腎性器症候群	45
先天性赤血球異形成貧血	49
先天性免疫不全症候群	53
全脊椎麻酔	253
全赤血球鉄	252
全赤血球量	252
前増殖糖尿病網膜症	189
全層植皮術	92
浅側頭動脈	236
前大脳動脈	12, 14, 172
選択的胃迷走神経切離術	238
選択的近位迷走神経切断術	232
選択的セロトニン再取り込み阻害薬	235
選択的臓器動脈造影	238
選択的肺胞気管支造影法	219
選択的腹腔動脈造影	222
前庭眼反射	267
前庭神経炎	266
先天奇形	54
先天性横隔膜ヘルニア	49
先天性肝線維症	52
先天性筋ジストロフィー症	55
先天性股関節脱臼	49
先天性骨髄性ポルフィリン症	50
先天性再生不良性貧血	51
先天性非進行性ミオパシー	56

索引語	ページ
先天性心疾患	52
先天性心臓奇形	55
先天性代謝異常症	112
先天性大腿骨欠損	178
先天性多嚢胞性腎	55
先天性多発性関節拘縮症	24
先天性胆道拡張症	47
先天性胆道閉鎖症	47
先天性内反足	48
先天性肺胞異形成	44
先天性皮膚欠損症	12
先天性風疹症候群	62
先天性副腎過形成	45
先天性リパーゼ欠損症	60
前頭部の	86
前投薬	191
前頭葉	90
前頭葉型認知症	90
全24時間尿量	255
全乳	266
全肺気量	248
全肺血管抵抗	251
全肺容量	249
全般性強直性間代性痙攣	98
全般性不安障害	93
全般てんかん	95
前鼻棘	25
前部虚血性視神経症	22
前方切除術	29
前房コンタクトレンズ	13
腺房細胞がん	12
前房内レンズ	12
前房レンズ	13, 172
全末梢(血管)抵抗	253, 254
全末梢血管抵抗	251
専門看護師	57
腺様嚢胞がん	12
前葉ホルモン	23
前頭葉型痴呆	88
前立腺がん	44, 172, 183
前立腺がん関連抗原	169
前立腺性酸性ホスファターゼ	168
前立腺痛	174
前立腺特異抗原	193
前立腺肥大症	40, 179
全リンパ球数	248
前リンパ球性白血病	183
全リンパ節照射法	250
全リンパ組織照射	248
前腕切断	37

そ

索引語	ページ
総アンモニア窒素	241
躁うつ病	136
造影剤	54
騒音レベル	187
増加	114
総肝動脈	51
早期胃がん	78
総義歯	88
早期破水	84
総虚血時間	248
総頸動脈	48
造血幹細胞移植	106
総血清ビリルビン	253
総血中好酸球数	244
総コレステロール	243
総指伸筋	77
創傷	269
創傷・オストミー・失禁	271
創傷・オストミー・失禁ケアの専門の看護師	271
巣状糸球体硬化症	89
巣状増殖性ループス腎炎	91
巣状肺気腫	88
増殖細胞核(蛋白)抗原	173
増殖硝子体網膜症	147, 200
増殖糖尿病網膜症	175

双胎間輸血症候群	255	足根中足関節	249
相対的危険度	214	側頭、後頭、頭頂葉連合野	250
相対的腎機能	208	側頭部の	239
総体表面積	242	側頭葉てんかん	248
相対不応期	214	足背動脈	71
総胆管	47, 52	側方伸展型(大腸)腫瘍	131
総胆管空腸吻合	54	足浴	87
総胆管結石	47	鼠径ヘルニア	112
総胆汁酸	242	組織プラスミノゲン活性化因子	250
総蛋白	250	蘇生せず	71
総腸骨動脈	53	ソラレン紫外線療法	199
早朝尿	81	ゾリンジャー・エリソン症候群	273
総鉄結合能	247	存続絨毛症	196
相当重量児	18		
側頭動脈炎	240	**た**	
総動脈幹遺残	195	体位性縮瞳反応	185
総動脈幹症	240	第1骨盤位	131
総肺静脈還流異常症	241	第1骨盤位第1分類	130
早発性認知症	71	第1骨盤位第2分類	131
早発卵巣不全	188	第1心音	218
総ビリルビン	242	第1頭位	129
僧帽弁	147	第1頭位第1分類	129
僧帽弁逸脱症候群	147	第1頭位第2分類	129
僧帽弁開放音	163	体位ドレナージ	174
僧帽弁狭窄兼閉鎖不全	146	退院	69, 81
僧帽弁狭搾症	145	大うつ病	136
僧帽弁形成術	147	体温	42, 239
僧帽弁口血流速波形	249	体温、脈拍、呼吸	251
僧帽弁後尖	185	体外限外濾過法	77
僧帽弁前尖	24	体外式心肺補助	76
僧帽弁前尖拡張期後退速度	68	体外式肺補助	76
僧帽弁大動脈弁置換	134	体外式膜型人工肺	77
僧帽弁置換術	147	体外受精	118
僧帽弁閉鎖症	133	体外受精胚移植	118
僧帽弁閉鎖不全	139	体外受精卵卵管内移植	192
僧帽弁閉鎖不全	144	体外循環	76
僧帽弁輪形成術	133	体外衝撃波結石破砕療法	85
ソーシャルワーカー	239	体外腎砕石術	77
ソーミーブレス	230	体外心マッサージ	76

項目	ページ
体外的微小発破砕石術	80
体格指数	39
大感情障害	133
大気圧	170
大胸筋皮弁	185
体血管抵抗	238
大血管転位	246
大後頭三叉神経症候群	97
対光反射	130
第3心音	218
胎児心拍数	90
胎児エコー	88
胎児監視装置	78
胎児呼吸様運動	87
胎児胸郭横径	92
胎児躯幹面積	92
胎児ジストレス	88
胎児循環遺残	177
胎児心音	90
胎児心音図	91
胎児心電図	88
胎児振動音刺激試験	262
胎児心拍	89
胎児心拍数モニタリング	64
胎児心拍動	90
(胎児) 頭殿長	62
胎児性アルコール症候群	87
胎児性がん細胞	76
胎児先進部	188
胎児大腿骨長	89
胎児胎盤不均衡	91
代謝当量	138
体重	271
対称性緊張性頸反射	237
帯状疱疹	108
帯状疱疹後神経痛	180
帯状疱疹 (ヘルペス) ウイルス	108
帯状疱疹免疫グロブリン	273
帯状疱疹免疫血清	273
大静脈	263
大静脈肺動脈吻合術	61
耐性	202
体性感覚誘発電位	225
大泉門	17
大腿脛骨角、膝外側角	92
大腿骨頸部骨折	90
大腿骨長	90
大腿膝窩動脈バイパス	91
大腿四頭筋セッティング運動	201
大腿静脈	92
大腿神経伸展テスト	90
大腿切断	22
大腿大腿動脈バイパス	89
大腿動脈	86
代替補完医療	45
大腸がん	54, 57
大腸菌	75, 77
大腸直腸がん	61
大腸内視鏡検査	50, 87
胎動	90
耐糖能異常	112
大動脈	26
大動脈冠動脈移植術	13
大動脈冠動脈バイパス移植術	12
大動脈冠動脈バイパス術	12
大動脈弓遮断	108
大動脈駆出音	17
大動脈後壁	26
大動脈三角	31
大動脈縮窄 (症)	57
大動脈縮窄症	44
大動脈縮窄複合	57
大動脈前壁	26
大動脈大腿動脈バイパス術	17
大動脈腸骨動脈閉塞症	21
大動脈内バルーンパンピング	108
大動脈肺動脈窓	27
大動脈肺動脈中隔欠損	28

項目	ページ
大動脈肺動脈中隔欠損症	28
大動脈弁	26, 33
大動脈弁狭窄および閉鎖不全症	31
大動脈弁狭窄および閉鎖不全症	30
大動脈弁形成術	34
大動脈弁疾患	33
大動脈弁上狭窄症候群	220
大動脈弁閉鎖不全症	29
体内総水分量	242
第2骨盤位	215
第2骨盤位第1分類	215
第2骨盤位第2分類	215
第2心音	218
第2頭位	213
第2頭位第1分類	212
第2頭位第2分類	212
胎嚢	98
大脳誘発電位	50
胎盤アルカリホスファターゼ	183
胎盤機能不全症候群	175
胎盤着床部絨毛性腫瘍	194
体表熱傷	41
体表面積	41
大便	86
胎便吸引症候群	134
大発作	97
第4心音	218
代理ミュンヒハウゼン症候群	145
大量化学療法	102
大量吸引症候群	134
体力指数	178
ダウノマイシン、サイロサイド、プレドニン併用療法	68
ダウノマイシン、ビンクリスチン、プレドニゾロン併用療法	74
ダウノルビシン、シタラビン、メルカプトプリン、プレドニゾロン併用療法	68
ダウン症候群	73
ダカルバジン、ニムスチン、ビンクリスチン併用療法	67
ダカルバジン、ニムスチン、ビンクリスチン、ペプロマイシン併用療法	67
多関門集積スキャン	147
タキソテール、シスプラチン併用療法	71
多形核 (好中性) 白血病	185
多形神経膠芽腫	94
多形滲出性紅斑	78
多系統萎縮症	145
多形日光疹	183
多血小板血漿	192
多源性心房頻脈	134
多重人格障害	143
打診音	195
多腺性自己免疫	178
多臓器機能不全	143
多臓器不全	142
多臓器不全症候群	142
多段階運動試験	98
脱臼	69, 132
多嚢胞化萎縮腎	13
多嚢胞腎	172
多嚢胞性卵巣	172, 173
多嚢胞性卵巣症候群	173
多発梗塞性認知症	140
多発性筋炎	184
多発性硬化症	145
多発性梗塞性認知症	70
多発性骨髄腫	141
多発性骨端骨異形成症	138
多発神経炎	192
多発性先天異常	135
多発性動脈炎	166
多発性内分泌腺腫症	138
ダブルプロダクト	192
ダブルルーメンカテーテル	70

痰	231
単位	256
単一光子放射型コンピュータ断層撮影	231
単一臍帯動脈	237
短胃動脈	225
単右心室	234
単回使用医療器材	237
段階別患者ケア	188
短下肢ギプス包帯	228
短下肢装具	18, 227
短下肢歩行用ギプス包帯	228
胆管がん	48
胆管腔内超音波検査法	111
胆管細胞がん	48
短期記憶	237
短期変動性	237
単球	142
単球性白血病	142
単極性うつ病	259
炭酸脱水素阻害薬	45
短時間増強感覚指数テスト	227
短縮携帯型精神状態質問票	232
単純型糖尿病網膜症	224
単純頭蓋撮影法	172
単純部分発作	232
単純ヘルペス性脳炎	106
単純疱疹	106
単純疱疹（ヘルペス）ウイルス	107
短小指屈筋	88
単心室	238
単心房	218
胆膵管鏡	61
弾性ストッキング	84
胆石症	98
胆石仙痛	36
断層撮影	250
端側	84
端々	78
端々吻合術	78
短橈側手根伸筋	77
胆道閉鎖症	34
胆嚢	93
胆嚢がん	94
胆嚢造影検査	93
胆嚢胆汁	36
胆嚢胆石	94
胆嚢動脈	44
蛋白栄養代謝障害	173
蛋白エネルギー栄養失調症	177
蛋白結合ヨウ素	170
短波長紫外線	261
単発性骨嚢腫	221
ダンピング症候群	73
短母指外転筋	27
短母指屈筋	91
短母指伸筋	82

ち

チアノーゼ性心疾患	52
チアノーゼ性先天性心疾患	48
チェーン・ストークス呼吸	63
遅延型アレルギー	73
遅延型アレルギー反応	122
遅延型過敏性反応	68
遅延型皮膚過敏症	67
地球医療再検討方策	128
恥骨上膀胱穿刺術	231
致死量	125
腟鏡的異常所見	13
腟式子宮摘出術	265
腟式子宮全摘出	256
腟式子宮全摘出術	268
腟上皮内がん	262
窒素酸化物	154
腟トリコモナス	255
腟内診	264
腟内洗浄	265

腟内容塗布	267
腟部びらん	176
知能指数	116
遅発性外傷性脳内血腫	74
遅発型喘息反応	123
遅発性ウイルス感染症症候群	238
遅発性虚血性神経脱落症状	69
遅発性ジスキネジア	244
チモール混濁試験	255
注意欠陥障害	15
注意欠陥多動障害	16
中央材料室	64
中間型インスリン	154
中肝静脈	139
中間層皮膚移植	237
中結腸静脈	263
中結腸動脈	135
中鎖脂肪酸ミルク	136
中鎖トリグリセリド	136
中耳炎	162
中趾節関節	146
注射	114
中手指節関節	136, 143
中心静脈	65
中心静脈圧	65
中心静脈栄養	65, 118
中心静脈栄養法	65
中心静脈カテーテル	65
中心・側頭部に棘波を伴う良性小児てんかん	36
中心動脈圧	46
虫垂	26
虫垂炎	28
虫垂切除術	26
中枢興奮状態	50
中枢神経管欠損	156
中枢神経系白血病	57
中枢性協調障害	273
中枢性尿崩症	49
中枢型睡眠時無呼吸症候群	63
中性脂肪	151, 246
中大脳動脈	135
中直腸動脈	144
中毒性ショック症候群毒素	253
中毒性表皮壊死症	245
中毒単位	255
中毒様症候群	253
中波長紫外線	261
肘離断	77
腸炎ビブリオ	267
超音波	260
超音波ガイド下経尿道的レーザー前立腺切除	255
超音波検査	76, 260
超音波砕石術	260
超音波心エコー法	257
超音波水晶体乳化吸引術	121, 176
超音波生体顕微鏡	257
超音波断層法	260
超音波内視鏡検査法	85
超音波ネブライザー	260
聴覚性電気眼球運動図	26
聴覚誘発電位	17
聴覚誘発反応	17
長下肢ギプス	128
長下肢装具	120, 128
腸管出血性大腸菌	79
腸間膜動脈閉塞症	133
長期間救命処置	183
長期記憶	131
長期酸素療法	131
蝶形骨洞炎	234
長骨前上棘	31
腸骨前上棘・果部間距離	229
腸雑音	41, 42
長指屈筋	88
腸重積症	114
長掌筋	183

朝食前	22
聴神経腫	25
聴神経腫瘍	31
聴性行動反応聴力検査	40
(聴性) 脳幹反応	37
聴性脳幹反応	37
調整粉乳	184
調節環境治療法	50
調節機械換気	56
調節呼吸 (法)	61
腸チフス	240
超低カロリー食	266
超低出生体重児	79
超低比重リポ蛋白	266
長橈側手根伸筋	77
長波長紫外線	261
超高比重リポ蛋白	265
重複切痕	71
腸閉塞	39, 115
長母指外転筋	27
長母指屈筋	91
長母指伸筋	83
長母趾伸筋	79
聴力損失	104
直視下僧帽弁交連切開術	162
直視下大動脈弁交連切断術	157
直視下レーザー前立腺切除術	266
直接型ビリルビン	67
直接凝集妊娠試験	67
直接クームス試験	68
直接血液灌流法	69
直接ビリルビン	67
直線加速器	127
直腸S状部	214
直腸温	215
直腸がん	205, 210
直腸診	72
直腸脱	213
直腸チューブ	215
直流除細動	68
直流除細動	67
治療	256
治療可能比	251
治療指数	247
治療、処置	251
治療増強因子	246
治療的患者クラブ	250
治療的血漿交換	251
治療的流産	240
治療的レーザー角膜切除術	197
治療必要数	153
治療薬物濃度モニタリング	244
陳旧性結核	164
陳旧性心筋梗塞	162
陳旧性脳血管障害	164
鎮静・興奮スケール	220
沈殿物	190

つ

椎間板ヘルニア	104, 154, 181
椎間板ヘルニア症候群	102
椎骨後下小脳動脈分岐部動脈瘤	262
椎骨動脈	261
椎骨動脈造影 (法)	262
椎骨脳底動脈循環不全	263
椎骨脳底動脈	263
対麻痺	169
通常型間質性肺炎	259
ツベルクリン反応	252

て

手足口病	103
低悪性度腫瘍	130
低位前方切除術	123
定位脳手術	236
帝王切開後の経腟分娩	263
帝王切開 (術)	62
帝王切開による出産	49

低眼圧緑内障	131
低灌流充血	130
低血圧	123
低在横定位	164
低酸素性虚血性脳症	104
低子宮頸部帝王切開	124
定時の服薬	215
低出生体重児	123
低進行性インスリン依存性糖尿病	232
低心拍出量症候群	129
低濃度領域	125
低比重リポ蛋白	125
低分子蛋白	129
停留睾丸	258
定量的冠状動脈造影（法）	201
定量的CT法	201
定量噴霧式吸入器	137
低レニン血症性低アルドステロン症	226
デオキシリボ核酸	71
デキサメサゾン、シタラビン、シスプラチン併用療法	68
デキサメサゾン抑制試験	73
デジタルサブトラクション血管造影法	73
デシベル	67
鉄	88
鉄欠乏性貧血	111
テトラサイクリン	243
テトラサイクリン系抗生物質	244
テトロドトキシン	255
デュシェンヌ型筋ジストロフィー	70
デュビン・ジョンソン症候群	70
転移性腎細胞がん	144
転移性肺がん	121
電解質コルチコイド	134
てんかん	82
点眼（液）	77
てんかん重積状態	224
てんかん大発作	97
電気眼振計	81
電気ショック療法	84
電撃療法	77
点状表層角膜症	232
伝染性単核球症	113
伝染性単核症	114
伝染性海綿上脳症	253
伝染性紅斑	79
伝染性軟属腫	135
点滴	69
点滴静注腎盂造影	69
点滴静注腎盂造影法	69
点滴静注胆嚢造影法	69
点滴静脈内注射	69
点鼻	149

と

頭囲	101
洞回復時間	230
動悸	168
同期式間欠的強制換気法	227
凍結乾燥豚真皮	130
洞結節	219, 230
糖原病	98
瞳孔間距離	174
統合失調症	218, 239
統合失調症家族歴	225
統合失調症残存状態	234
統合失調症反応	233
橈骨動脈	202
糖鎖抗原19-9	44
糖鎖抗原125	44
糖質コルチコイド	94
同種幹細胞移植	23
同種骨髄移植	23
同種の	23

同種末梢血幹細胞移植	23
動静脈奇形	33
動静脈の	33
動静脈吻合	33
動静脈瘻	33
洞性徐脈	221
洞性頻拍	236
橈側手根屈筋腱	87
到着時死亡	71
頭頂部の	165
洞調律	233
疼痛性チック	244
導入化学療法	111
糖尿病	70
糖尿病性筋萎縮症	66
糖尿病性ケトアシドーシス	70
糖尿病性糸球体硬化症	68
糖尿病性神経症	71
糖尿病性網膜症	71
糖尿病母体児	111
糖尿病網膜症	69, 72
頭部外傷	103
洞不全症候群	235
洞房伝導時間	219
洞房ブロック	219
動脈管開存(ボタロー管)切断術	175
動脈閉塞性疾患	26
動脈	8
動脈圧	26
動脈管	66
動脈管開存症	174
動脈血	8
動脈血酸素分圧	168
動脈血酸素飽和度	220
動脈血栓症	31
動脈血中ケトン体比	22
動脈血二酸化炭素分圧	167
動脈硬化症	30
動脈硬化性腎炎	31
動脈硬化性心血管疾患	30
動脈硬化性心疾患	20, 30
動脈周囲炎	166
動脈静脈バイパス	262
動脈造影	18
動脈内	108
動脈ライン	23
同名半盲	103
トータルヘルスプロモーションプラン	247
ドーパ	71
ドキソルビシン、タキソテール併用療法	31
特異的赤血球吸着試験	233
毒素	240, 242
毒素性ショック症候群	253
特発性間質性肺炎	113
特発性起立性低血圧症	115
特発性血小板減少性紫斑病	117
特発性呼吸窮迫	116
特発性呼吸窮迫症候群	116
特(自)発性細菌性腹膜炎	221
特発性心筋症	110
特発性新生児呼吸障害	116
特発性全般てんかん	112
特発性大腿骨頭壊死	114, 115
特発性ネフローゼ症候群	114
特発性肺線維症	115
特発性肺ヘモジデリン沈着症	116
特発性肥大型大動脈弁下狭窄症	113
特発性不応性鉄芽球性貧血	117
特発性プラズマ細胞性リンパ腺症	116
特発性門脈圧亢進症	115
ドコサヘキサエン酸	68
徒手筋力テスト	142
特記すべき疾患なし	148
突然死	223

突発性出血性壊死	226
突発性難聴	223
突発性発疹	84
ドセタキセル	256
ドナーリンパ球輸注	70
ドパミン	66
ドパミン塩酸塩	71
塗布剤	127
ドブタミン塩酸塩	71
トブラマイシン	250
トムゼン現象	239
トラコーマ封入体結膜炎	252
ドラッグデリバリーシステム	68
トランスファーRNA	252
腫瘍壊死因子	249
努力性吸気肺活量	90
努力性肺活量	92
トリヨードサイロニン	240
努力性呼気肺活量	88, 89
努力性呼気肺気量	90
努力性吸気流量	90
努力性呼気流量	88
トルサード・ド・ポアンツ	244
トレッドミル運動負荷試験	245
トレポネーマ	252
トロンビン凝固時間	244
トロンビン時間	254
トロンボテスト	242, 254
トロンボポエチン	251
鈍縁枝	161

な

ナースコール	149
内視鏡の経鼻膵胆管ドレナージ	81
内圧尿流検査	178
内因性急死	237
内胸動脈	117
内頸動脈	110
内頸動脈後交通動脈	111
内視鏡	74
内視鏡の逆行性膵管造影	84
内視鏡の逆行性胆管膵管造影	83
内視鏡の逆行性胆管造影	83
内視鏡の逆行性胆管ドレナージ	83
内視鏡の逆行性胆管内瘻術	83
内視鏡の逆行性胆嚢胆管ドレナージ	83
内視鏡の逆行性乳頭括約筋切開術	84
内視鏡の経鼻膵管ドレナージ	81
内視鏡の経鼻胆管ドレナージ	81
内視鏡の経鼻胆嚢ドレナージ	81
内視鏡の静脈瘤結紮術	85
内視鏡の静脈瘤硬化療法	79
内視鏡の食道静脈瘤硬化療法	86
内視鏡の膵石破砕術	82
内視鏡の膵胆管造影法	82
内視鏡の胆道ドレナージ	75
内視鏡の超音波カラー・ドプラー法	76
内視鏡の乳頭括約筋切開術	84
内視鏡の乳頭切開術	83
内視鏡の乳頭バルーン拡張術	82
内視鏡の粘膜切除術	81
内耳道	109
内斜視	85, 235
内旋	116
内臓幼虫移行症	266
内側側副靭帯	135
内側半月	141
内腸骨動脈	113
内転	10, 15, 16, 86, 233
内転筋	10, 15, 16
内毒素、エンドトキシン	85
内反尖足	245
内分泌撹乱物質	77
内用	17
ナチュラルキラー細胞	152

ナトリウム	148
ナトリウム−カリウムポンプ	148
生ワクチン	131
軟膏	258, 259
軟骨肉腫	62
難聴	105

に

肉眼的癌口側断端	164
ニコチン酸アデニンジヌクレオチド	148
二酸化炭素分圧	173
二次救命処置	14, 24, 39
二次性全般化発作	226
日常生活動作	16, 109
日光角化症	22
日光蕁麻疹	231
二点識別テスト	251
二頭筋腱反射	42
ニトログリセリン	152, 156
二倍量	201
二弁置換	74
日本骨髄バンク	120
日本昏睡(ジャパン・コーマ)スケール	119
日本脳炎	119
入院	16, 69, 72, 92, 262
乳がん	141
乳酸脱水素酵素	125
乳児壊死性脳脊髄障害	114
乳児自閉症	108
乳児重症ミオクローヌスてんかん	229
乳汁漏出・無月経症候群	19
乳糖	227
乳頭筋	184
乳頭状新生血管	156
乳頭腺がん	166
乳房自己検診	41
乳房自己検診法	221
乳房腫瘍	42
乳房生検	35
乳幼児突然死症候群	227
乳幼児突発性危急事態	24
ニューヨーク心臓協会	157
入浴(トイレ)歩行可	41
尿流測定	258
ニューロレプト麻酔	153
尿	106, 260
尿ウロビリノーゲン	261
尿管腎盂結合部	259
尿管膀胱接合部	261
尿／血漿濃度比	259
尿細管間質性腎炎	247
尿細管基底膜	242
尿細管腔液	246
尿細管最大輸送量	249
尿細管糖再吸収極量	249
尿細管排泄率	252
尿細管無機リン再吸収量	252
尿酸	256
尿生殖器の	98
尿潜血	257
尿素	256
尿素窒素	259
尿蛋白	259
尿中ナトリウム排泄率	89
尿沈渣	224
尿糖	260
乳頭腫	168
尿道造影法	258
尿道膀胱造影法	257
尿崩症	69
尿流動態検査	258
尿量	259, 260, 261
尿路	261
尿路感染症	261
尿路奇形	261

尿路結石	261
二卵性双生児	74
任意の量	201
妊娠	93, 191, 226, 234
妊娠高血圧症候群	182
妊娠週数	93
妊娠性掻痒性丘疹	190
妊娠性掻痒性蕁麻疹様丘疹兼局面症	199
妊娠性疱疹	103
妊娠糖尿病	95
妊娠末期骨盤位外回転術	125
認知行動療法	47
認知療法	64
認定看護師	56

ね

熱傷指数	38
熱傷集中治療室	37
熱傷面積	41
熱傷予後指数	170
熱性痙攣	87
熱帯性痙性不全対麻痺	253
熱帯性肺好酸球増多症	251
ネフローゼ症候群	155
年	273
粘膜下	228
粘膜下腫瘍	230
粘膜下鼻中隔切除	229
粘膜関連リンパ組織	133
粘膜筋板	141
粘膜上皮内	82
粘膜層のがん	133
粘膜皮膚眼症候群	136

の

脳底動脈	34
脳肝腎症候群	53
脳灌流圧	60
脳器質症候群	158
脳血液量	47
脳血管疾患	65
脳血管障害	65
脳血管造影法	45
脳血栓	64
脳血流量	47
濃厚血小板	171
濃厚赤血球	61
脳梗塞	53
脳硬膜動脈血管癒合術	77
脳酸素代謝率	56
脳死	37
脳室圧	267
脳室撮影	265
脳室周囲白質軟化症	199
脳室上衣下出血	226
脳室心房シャント	262
脳室心房短絡術	262
脳室ドレナージ	85
脳室内出血	118
脳室腹腔短絡術	267
濃縮赤血球	191
脳腫瘍	42
脳障害なし	149
脳静脈造影	65
脳神経	56
脳性ナトリウム利尿ペプチド	39
脳性麻痺	58
脳脊髄液	51, 63
脳脊髄膜炎	63
脳塞栓症	50
脳組織圧	42
脳卒中	28, 65, 149, 225, 245, 249
脳代謝率	56
脳底動脈頂点動脈瘤	34
脳転移	41
能動抵抗運動	29

脳内出血	110
脳波	78
脳波聴力検査	78
脳ブドウ糖代謝率	56
囊胞性線維症	50
囊胞様黄斑浮腫	55
脳梁	48
ノルアドレナリン	148
ノンストレステスト	156
ノンレム睡眠	155

は

パーキンソン認知症複合	175
パーキンソン病	174
バーゼルインデックス	38
肺移植	131
胚移植	85
肺炎	186
肺芽異形性神経上皮腫瘍	71
肺拡散能力	70
肺活量	263
背下部	123
肺がん	124, 128
肺気腫	176
肺機能	177
肺機能検査	126, 178
配偶者間人工授精	21
肺血管造影	167
肺血管抵抗	200
肺血栓塞栓症	197
肺血流量	170, 171
肺高血圧症	179
胚細胞腫	93
肺疾患	174
肺シャント率	201
肺静脈	199
肺静脈うっ血	199
肺静脈還流異常	28
肺静脈閉塞	200
肺性心	59
排泄性尿路造影	272
脾全摘出術	250
肺塞栓症	176
肺/体血流比	201
バイタルサイン	267
肺中葉	140
肺動脈	166
肺動脈圧	169
肺動脈拡張期圧	167
肺動脈拡張終(末)期圧	167
肺動脈楔入圧	170
肺動脈血流量	201
肺動脈絞扼術	166
肺動脈性肺高血圧症	168
肺動脈閉鎖症	166
肺動脈弁	170, 199
肺動脈弁開放速度	200
肺動脈弁逆流	191
肺動脈弁狭窄兼閉鎖不全症	194
肺動脈(弁)狭窄症	193
肺動脈弁置換術	198, 200
肺動脈弁閉鎖不全	180, 191
梅毒	121, 264
梅毒血清反応	237
梅毒性心疾患	127
梅毒トレポネーマ血球凝集反応	251
梅毒トレポネーマ・パリダム	250
梅毒トレポネーマ補体結合テスト	251
肺内ガス混合指数	185
排尿後残尿量	200
排尿時膀胱造影法	135
排尿時膀胱尿道造影	264
排尿量	268
背腹方向	74
背部の	66
排便、便通	39
肺胞気酸素濃度	87

項目	ページ
肺胞気二酸化炭素濃度	86
肺胞上皮がん	12
肺毛細血管	171
肺毛細血管楔入圧	174
排卵誘発ホルモン	161
破壊性脊椎関節症	73
白色上皮	269
白内障	46
剝離性間質性肺炎	69
白蝋病	268
播種性血管内凝固症候群	69
播種性紅斑性狼瘡	125
破傷風免疫グロブリン	247
破水	212
パスタ剤	169
長谷川式認知症スケール	102
バソプレシン	267
発育異常緑内障	68
発育性股関節脱臼	68
発育良好	269
はっきりした異常なし	148
白血球(数)	269
白血球エステラーゼテスト	126
白血球除去赤血球	130
白血球除去療法	124
白血球接着不全症	122
白血球破壊性血管炎	125
抜糸	73, 233
発達指数	72
発痛物質	190
鼻洗浄	155
鼻-胆嚢チューブ	149
鼻ポリープ	154
パニック障害	174
バニリルマンデル酸	266
母親	142
パパニコロウ染色法	168
バビンスキー反射	41
ハプトグロビン	105
ハミルトンうつ病評価尺度	99, 102
パラアミノ馬尿酸	168
パラアミノ馬尿酸塩の尿細管排泄極量	249
パラノイア	165
バリウム	34
バリウム注腸検査	37
バルーンカテーテル閉塞下肝動脈造影	40
バルーンカテーテル閉塞下肺血管造影	40
バルーン心房中隔裂開術	35
バルーン閉塞下動注法	40
反回神経	210
半規管機能低下	58
パンクレオザイミン・セクレチン試験	192
バンコマイシン	263
バンコマイシン耐性黄色ブドウ球菌	267
バンコマイシン耐性腸球菌	267
バンコマイシン低感受性黄色ブドウ球菌	265
反射	207
反射性交感神経性ジストロフィー	215
汎小葉型肺気腫	175
伴性遺伝性魚鱗癬	272
伴性劣性遺伝	233
半側顔面痙攣	103
ハンチントン舞踏病	101
汎動脈炎	165
反応性リンパ細網細胞増生	210
反応率	214
晩発性皮膚ポルフィリン症	173
反復時間	247
反復性緊張障害	215
反復唾液嚥下テスト	215
ハンフリー自動視野計灌流吸引チップ	107

半分	234
汎網膜光凝固	192

ひ

ヒアルロン酸	99
非アレルギー性好酸球増多性鼻炎症候群	149
ピークフロー率	178
B細胞急性リンパ芽球性白血病	35
鼻咽頭がん	154
皮下	237
非開胸心マッサージ	48
非潰瘍性消化不良	156
皮下（注射）	222
皮下注射	108
皮下トンネル感染	247
皮下の	237
光凝固	171, 179
光刺激	192
非観血的整復	61
非器質性発育不良症候群	151
被虐待児症候群	36
非経口的	169
非痙攣性てんかん重積状態	150
非ケトン性高浸透圧昏睡	104
非ケトン性高浸透圧症候群	104
肥厚性幽門狭窄症	106
非硬変症性門脈線維症	150
非細菌性咽頭炎	149
非細菌性血栓性心内膜炎	149
微小変化群	134
ピシバニール	180
比重	225
微小残存病変	144
微小神経血管減圧術	147
微小浸潤がん	140
微小脳障害	134
微小発破砕石術	138
微小変化型ネフローゼ症候群	141
微小変化型ネフローゼ症候群	136
微小変化群	129
脾静脈	238
非侵襲的陽圧換気	152
非心臓性胸痛	150
ヒス―心室時間	108
ヒス束心電図	100
ヒステリー	108
非ステロイド系抗炎薬	155
肥大型心筋症	101
肥大型非閉塞性心筋症	105
非対称性緊張性頸反射	32
非対称性心室中隔肥大	30
ビタミン	266
ビタミンK欠乏誘導蛋白	182
ビタミンC	263
ビタミンB	263
左胃大網動脈	126
左胃動脈	126
左頸部横位	129
左頸部後位	128
左頸部前位	128
左回旋枝	125
左下腹部	128
左肝静脈	127
左冠動脈	124
左肝動脈	127
左冠動脈主幹部	128
左冠動脈前下行枝	122
左結腸動脈	124
左肩甲骨後位	130
左後頭前方位	161
左後頭横位	161
左後頭後方位	161
左上大静脈	131
左上大静脈遺残症	184
左上腹部	131
左腎動脈	121
左前頭横位	126

左前頭後位	126
左前頭前位	126
左総頸動脈	124
左鼠径ヘルニア	127
左内胸動脈	128
左の	218
左背後位	125
左背前位	125
左(肺)上葉	131
左耳	30
非蛋白性窒素	154
非チアノーゼ性先天性心疾患	150
鼻中隔弯曲症	73
非直視下僧帽弁交連切開術	55
ピック病	174
必須アミノ酸	75
必要時	231
非定型精神病	32
脾摘痕重症感染症	163
脾動脈	218
非特異性反応性肝炎	156
ヒト絨毛性ゴナドトロピン	101
ヒト絨毛性乳腺刺激ホルモン	101
ヒト心房性ナトリウム利尿ペプチド	100
ヒト胎盤性ラクトゲン	105
ヒトT細胞白血病ウイルス	107
ヒトT細胞リンパ行性ウイルス1型	107
ヒトにおけるメンデル遺伝	140
ヒトパピローマウイルス	106
ヒト白血球抗原	104
ヒト閉経期尿性ゴナドトロピン	105
ヒト免疫不全性ウイルス	104
皮内の	109
泌尿器科	260
非配偶者間人工授精	21
非必須アミノ酸	151
皮膚移植	225
皮膚エリテマトーデス	54
皮膚炎	68
皮膚筋炎	70
皮膚試験	236
皮膚T細胞性リンパ腫	64
皮膚転移	227
皮膚電気活動	77
皮膚良性リンパ腺腫症	122, 123
鼻閉	153, 156
非抱合ビリルビン	257
非ホジキンリンパ腫	152
びまん性間質性線維化肺炎	69
びまん性気管支拡張症	67
びまん性糸球体腎炎	68
びまん性軸索損傷	66
びまん性増殖性糸球体腎炎	72
びまん性増殖性ループス腎炎	72
肥満性低換気症候群	160
びまん性転移性髄膜がん腫症	70
びまん性疾患	72
びまん性細胞障害	66
びまん性汎細気管支炎	72
びまん性表層角結膜炎	121
びまん性リンパ腫	70
非免疫性胎児水腫	152
百日咳毒素	198
百万分量単位中の絶対数	189
ヒュー・ジョーンズ分類	104
(病気の)進行	174
病原性大腸菌	82
表在性黒色腫	235
標準化死亡比	229
標準誤差	224
標準失語症検査	228
標準体重	109
標準注射針ゲージ	239
標準偏差	223
標準(模擬)患者	231
表皮脂質	234

表皮水疱症	75	不完全左脚ブロック	113
表皮熱傷	75	腹圧性尿失禁	237
病歴要約	233	腹囲	18
日和見感染	160	腹囲／殿囲比	270
ピラジナミド	200	腹会陰式直腸切除術	28
びらん	83	腹腔鏡検査	122
ビリルビン	38	腹腔鏡下総胆管切石術	124
非淋菌性尿道炎	152	腹腔鏡下胆嚢摘出術	123, 130
ピルビン酸脱水素酵素複合体	175	腹腔鏡下レーザー胆嚢摘出術	128
ビルロートⅠ法	34	腹腔鏡補助下子宮摘出術	123
ビルロートⅡ法	34	腹腔鏡（補助）下大腸切除術	122
本態性腎出血	83	腹腔-静脈短絡術	200
頻脈	240	腹腔神経叢ブロック	59
		腹腔動脈	44

ふ

ファイバー気管支鏡検査	87	腹腔内の	115
ファイバースコープ付き胃カメラ	98	副交感神経	194
		副交感神経系	187
ファロー三徴症	252	副甲状腺機能低下アジソン・モニリア症候群	100
ファロー四徴症	245, 250		
不安神経症	25	副甲状腺（上皮小体）機能亢進症	106
不安定狭心症	257		
不安定ヘモグロビン症	258	副甲状腺全摘出術	198
不安定膀胱	260	副甲状腺ホルモン	197
部位不明出血	43	複合免疫不全	53
フィブリノゲン	87	伏在静脈バイパス移植	238
フィブリン（/フィブリノゲン）分解産物	88	複雑部分発作	61
		複雑部分発作重積状態	61
フィラデルフィア染色体	179	腹式子宮単純全摘術	32
フェイススケール	91	腹式子宮摘出術	19
フェニトイン	180	副腎髄質	11, 15, 16, 44, 148, 171
フェニルケトン尿症	183	副腎性器症候群	19
フェノールスルホンフタレイン排泄試験	194	副腎脊髄神経障害	24
		副腎白質ジストロフィー	23
フェノバルビタール	170	副腎皮質	15
不応性貧血	202	副腎皮質がん	12
フォン・ウィルブランド病	268	副腎皮質機能不全	13
不快指数	69	副腎皮質刺激ホルモン	14, 23, 27, 62
不完全右脚ブロック	116		

副腎皮質刺激ホルモン放出ホルモン	62
副腎皮質ステロイド	94
副腎皮質腺腫	27
副腎皮質ホルモン	13, 194
副腎を摘出した	16
腹水	17
腹背方向	27
副鼻腔炎（蓄膿症）	81
腹部外傷スコア	33
腹部食道	75
腹部前後径	27
腹部皮弁形成	17
腹壁反射	37
腹膜	165
腹膜機能検査	177
腹膜転移	177
腹膜透析	174
福山型先天性筋ジストロフィー	87
服用	274
浮腫、蛋白尿、高血圧（妊娠高血圧症候群）	82
婦人科	99
不随意運動	119
付随的臨床所見	13
不正性器出血	74
不整脈	44
不全型（分類困難な）膠原病	257
不適例	257
ブドウ球菌	236
ブドウ球菌性中毒性表皮壊死性融解症	236
ブドウ球菌性腸毒素F	224
ブドウ球菌性熱傷様皮膚症候群	235
不当軽量児	225
不当重量児	103, 126
ブドウ糖	97
ブドウ糖インスリン負荷試験	96
ブドウ糖負荷試験	98
舞踏病－有棘赤血球症	44
部分	165
部分荷重	200
部分奏功	191
部分的回腸バイパス術	180
部分的脾動脈塞栓術	193
部分てんかん	175
部分トロンボプラスチン時間	198
部分肺静脈還流異常	169
不変	149
不飽和鉄結合能	259
プライマリヘルスケア	179
ブランド・ホワイト・ガーランド症候群	43
フリクテン性角膜結膜炎	183
振子様回転検査	192
プリン体	199
フルオロウラシル、アドリアマイシン、メソトレキセート併用療法	86
フルオロウラシル、アドリアマイシン、シクロホスファミド併用療法	86
フルオロウラシル、アドリアマイシン、シスプラチン併用療法	87
フルオロウラシル、アドリアマイシン、マイトマイシンC併用療法	86
フルオロウラシル、エピルビシン、マイトマイシンC併用療法	88
フルオロウラシル、シクロホスファミドA、マイトマイシンC、トヨマイシン併用療法	87
フルオロウラシル、シスプラチン併用療法	91
フルクトサミン	86
ブレオマイシン、イホスファミド、シスプラチン併用療法	38
ブレオマイシン、エトポシド、シスプラチン併用療法	37
ブレオマイシン、エンドキサン、6-MP、プレドニン併用療法	37

ブレオマイシン、オンコビン、ナツラン、プレドニゾロン併用療法……40
ブレオマイシン、シクロホスファミド、アクチノマイシンD併用療法……36
ブレオマイシン、ビンクリスチン（オンコビン）、マイトマイシンC、シスプラチン併用療法……40
ブレオマイシン、ビンクリスチン、シクロホスファミド、プレドニゾロン併用療法……43
プレドニゾロン……175, 194
プレドニゾロンブドウ糖負荷試験……179
プロスタグランジン……178
プロスタグランジンE1……178
プロラクチン放出因子……191
プロトロンビン時間……195
プロトンポンプ阻害薬……189
ブロムサルファレイン試験……42
プロラクチン……183, 192
プロラクチン放出抑制ホルモン……182
プロラクチン抑制因子……181
ブラロック・タウシッヒ短絡術……43
分化抗原群……49
吻合部ポリープ状肥厚性胃炎……232
分時換気量……147
分時換気量……264
分枝鎖アミノ酸……36
文章完成法……223
分腎機能比……225
分層植皮術……236
分娩後出血……189
分娩予定日……49, 77, 239
分類不能腫瘍……257

へ

平滑筋細胞……229
平均血圧……133, 134
平均循環時間……146
平均腎血流量……144
平均赤血球ヘモグロビン（血色素）濃度……135
平均赤血球ヘモグロビン（血色素）量……135
平均赤血球容積……136
平均肺動脈圧……143
閉経後出血……184
閉経後症候群……185
閉経後卵巣腫大……185
肺血管閉塞性病変……200
敗血症性肺水腫……231
米国疾病管理センター……49
米国心臓協会……19
閉鎖密封療法……159
閉塞肝静脈圧……270
閉塞性黄疸……161
閉塞性細気管支炎……40
閉塞性気管支細気管支炎……36
閉塞性気道障害……157
閉塞性血栓性血管炎……241
閉塞性血栓（性）脈管炎……250
閉塞性細気管支炎器質化肺炎……40
閉塞性睡眠時無呼吸症候群……163
閉塞性動脈硬化症……31
閉塞性肥大型心筋症……105
ペースメーカー……184
ペースメーカー植え込み術……185
β遮断薬……35
ベクトル心電図……263
ベタメサゾン……39
ベッカー型進行性筋ジストロフィー……39
ベックウィズ・ウィーデマン症候群……43
ペニシリン……171
ペニシリン感受性肺炎球菌……194
ペニシリン結合蛋白……170
ペニシリンG……172

索引語	ページ
ペニシリン耐性肺炎球菌	192
ペニシリン低感受性肺炎球菌	182
ペニシリンV	173
ヘモグロビンＡ１ｃ	100
ヘパプラスチンテスト	106
ヘマトクリット値	107
ヘモグロビン	100
ヘリコバクター・ピロリ	105
ヘルツ	108
ヘルパーTリンパ球	246
ベル麻痺	40
ベロ毒素産生性大腸菌	268
変形性関節炎	66
変形性関節疾患	69
変形性関節症	157
変形性筋異緊張症	70
変形性脊椎症	223
ベンス・ジョーンズ蛋白	38
ベンス・ジョーンズ蛋白尿	38
変性	68
片側痙攣片麻痺てんかん症候群	103
片側性肺門リンパ節腫大	258
便通正常	40
扁桃周囲膿瘍	195
扁桃腺	24
扁桃摘出(術)とアデノイド切除(術)	240
扁平円柱上皮境界	222
扁平上皮	218
扁平上皮がん	222, 232
片麻痺	102

ほ

索引語	ページ
包括支払い方式	190
膀胱	257
膀胱鏡	63
膀胱頸部狭窄症	39
膀胱腫瘍	42
方向性冠状動脈粥腫切除	67
膀胱造影	51
縫合(単数)	237
膀胱内圧測定	55
膀胱尿管逆流現象	268
膀胱尿管結合部	268
膀胱尿道造影法	65
縫合(複数)	237
膀胱留置カテーテル	42
傍糸球体装置	119
房室	33
房室回帰性頻拍	34
房室管孔欠損	33
房室結節	34
房室伝導時間	190
房室ブロック	33
房室弁	34
放射受容体測定	214
放射状角膜切開術	210
放射性アレルゲン吸着試験	204
放射性同位元素	209
放射性乳頭周囲血管炎	213
放射性ヨード	203
放射性ヨード摂取率試験	203
放射線化学療法	62
放射線学的診断	203
放射線効果	214
放射線全身照射	242
放射線治療学	251
放射線治療計画	216
放射性免疫吸着試験	210
放射線免疫沈降法	210
放射線誘発肝疾患	210
放射線誘発肺疾患	210
放射線療法	215
放射免疫測定法	209
放出ホルモン	208
胞状奇胎	142
傍正中橋網様体	190
包帯交換	67

乏突起膠腫	161
飽和回復法	233
飽和の	221
ボールマンの胃がん分類	40
北米看護診断協会	148
保健師	180
母指内転筋	16
補助機械換気	25
補助呼吸法	29
補助人工心臓	262
ボストン失語診断検査	37
ホスホジエステラーゼ	175
補体	44
補体結合反応	50, 51
母体搬送	146
補体レセプター	61
勃起障害	77
発作性寒冷ヘモグロビン(血色素)尿症	172
発作性上室性頻拍	194
発作性心室性頻拍	200
発作性心房細動	167
発作性心房頻拍	170
発作性頻脈	195
発作性夜間呼吸困難	186
発作性夜間ヘモグロビン(血色素)尿症	186
発作の	169
発作頻度	225
発赤所見	206
母乳	141
骨と関節	38
母斑細胞母斑	150
ポリープ	187
ポリオ後症候群	190
ポリメラーゼ連鎖反応	173
ホルモン補充療法	106
本態性高血圧症	78

ま

毎朝	201
マイクロ波凝固療法	136
マイコプラズマ肺炎	143
毎時	201
毎週	201
毎食後	151
(毎)食前	264
毎分呼吸数	40
毎分心拍数	40
毎夜	201
膜性糸球体腎炎	139
膜性腎症	142
膜性増殖性糸球体腎炎	143
膜性ループス腎炎	141
マグネシウム	138
マクロファージコロニー刺激因子	136
マクロファージ遊走阻止試験	140
麻疹	144
麻酔後回復室	167, 169
麻酔後の回復	169
末端感覚	253
末期腎臓病	84
末期腎不全	84
マックバーニー圧痛点	135
末梢血幹細胞移植	171
末梢血幹細胞採取	171
末梢血管疾患	199
末梢血管抵抗	200
末梢血白血球	200
末梢血リンパ球	170
末梢静脈圧	200
末梢静脈栄養	189, 199
末梢神経	186
末梢神経系	187
末梢神経障害	187
末梢性肺動脈狭窄	190

末梢挿入中心静脈カテーテル	181	慢性細菌性前立腺炎	47
末端部黒子型黒色腫	23	慢性糸球体腎炎	51
松葉杖歩行	66	慢性持続性肝炎	60
麻痺量	174	慢性腎盂腎炎	58, 60
マロリー・ワイス症候群	147	慢性進行性外眼筋麻痺	60
満期産生存児	242	慢性進行性多発性関節炎	172
満期正常経腟分娩	92	慢性進行性ミエロパチー	60
満期正常自然分娩	92	慢性腎疾患	54, 61
満期正常分娩	92, 249	慢性心不全	52
慢性萎縮性胃炎	45	慢性腎不全	62
慢性咽頭炎	171	慢性膵炎	58
慢性炎症性脱髄性多発根神経炎	53	慢性脊髄性筋萎縮症	64
慢性潰瘍性大腸炎	65	慢性増殖性糸球体腎炎	60
慢性活動性肝炎	45	慢性代謝性アシドーシス	54
慢性活動性肝疾患	45	慢性単球性白血病	55
慢性化膿性中耳炎	162	慢性中耳炎	57
慢性化膿性副鼻腔炎	232	慢性統合失調症	63
慢性過敏性症候群	53	慢性動脈閉塞	46
慢性顆粒球性白血病	51	慢性特発性偽性閉塞症	53
慢性肝炎	51	慢性特発性再発性多発神経症	53
慢性肝疾患	54	慢性肉芽腫症	51
慢性肝性脳症	52	慢性尿細管間質性腎炎	64
慢性感染性心内膜炎	47	慢性の	53
慢性完全閉塞病変	64	慢性脳血管疾患	49
慢性期	58	慢性肺気腫	60
慢性気管支炎	47	慢性肺疾患	54
慢性器質性脳症候群	57	慢性肺性心	49
慢性気道閉塞	46	慢性白血病	54
慢性好酸球性肺炎	50	慢性B型肝炎	51
慢性光線過敏性皮膚炎	60	慢性非活動性肝炎	53
慢性光線皮膚炎	44	慢性非細菌性前立腺炎	56
慢性好中球性白血病	56	慢性非特異性肺疾患	57
慢性喉頭炎	124	慢性皮膚エリテマトーデス	48
慢性硬膜下血腫	63	慢性皮膚粘膜カンジダ症	55
慢性呼吸器疾患	61	慢性疲労症候群	51
慢性呼吸不全	62	慢性疲労免疫異常症候群	50
慢性骨髄性白血病	55	慢性副鼻腔炎	63
慢性骨髄増殖性疾患	56	慢性腹膜透析	59
慢性骨髄単球性白血病	52, 55	慢性閉塞性気管支炎	57

慢性閉塞性気道疾患	57
慢性閉塞性肺疾患	57, 58
慢性溶血性貧血	51
慢性リンパ性白血病	54
慢性非化膿性破壊性胆管炎	57
マンモグラフィー	141

み

ミオクローヌスてんかん	137
右	202
右胃大静脈	265
右胃大網動脈	208
右胃動脈	208
右横前頭位	208
右頤横位	211
右頤後方位	211
右頤前方位	211
右下行肺動脈	206
右下肢	210
右下腹部	210
右冠状静脈洞	206
右冠尖	205
右冠動脈	205
右肝動脈	208
右冠動脈主幹部病変	211
右結腸動脈	205
右後斜位	213
右後前頭位	208
右鎖骨下動脈	215
右斜位	203
右上肢	216
右上中葉切除	216
右上腹部	216
右仙骨前位	215
右前方後頭位	159, 212
右総頸動脈	205
右鼠径ヘルニア	210
右中葉	211
右腸骨窩	209
右内胸動脈	210
右肺下葉	210
右肺上葉	216
右付属器摘出術	215
右耳	15, 30
未熟児慢性肺機能障害	60
未熟児の持続性呼吸障害	189
未熟児網膜症	212
水	28
未然型乳児突然死症候群	151
ミトコンドリア脳筋症	138
骨髄化生を伴う骨髄硬化症	141
右肺上葉	216
未分化型リンパ性リンパ腫	175
未分化がん	258
みみず腫れ様所見	217
耳、鼻、咽喉	81
脈圧	188
脈管膜毛細管性糸球体腎炎	135
脈拍	165
脈拍数	191
脈絡膜剝離	49
ミリグラム当量	138

む

無影響量	151, 154
無γグロブリン血症	19
無菌室	122
無菌性壊死	25
無菌溶液	234
無血管性大腿骨頭壊死症	25
無呼吸指数	20
ムコ多糖症	144
無腫瘍期	246
無条件刺激	257
無条件反射	257
無症候性キャリア	30
無症候性心筋虚血	229
無毒性量	153

| 無脈性電気活動 | 176 |
| 無抑制収縮 | 259 |

め

迷走神経刺激法	266
メープルシロップ尿症	146
メサンギウム性増殖性糸球体腎炎	143
メソトレキセート、アクチノマイシンD、エトポシド、ロイコボリン併用療法	80
メチシリン感受性黄色ブドウ球菌	146
メチシリン耐性黄色ブドウ球菌	145
メチシリン耐性表皮ブドウ球菌	145
メッセンジャーリボ核酸	145
メトトレキサート	146
メニエール病	137
メラニン細胞刺激ホルモン	145
メラノトロピン放出抑制ホルモン	140
免疫芽球性肉腫	109
免疫芽球性リンパ節症	109
免疫グロブリン	112
免疫グロブリンA	112
免疫グロブリンD	112
免疫グロブリンE	112
免疫グロブリンG	112
免疫グロブリンM	112
免疫性胎児水腫	113
免疫反応性インスリン	117
免疫不全症候群	111
免疫抑制薬	117
免荷	157

も

毛細血管	43
毛細血管拡張性運動失調	31
毛細血管腫	133
毛状細胞性白血病	101
網状赤血球	207
盲腸	43
網膜黄斑	273
網膜芽細胞腫	204
網膜色素上皮	213
網膜色素変性症	181
網膜神経線維束	212
網膜中心静脈閉塞症	62
網膜電図	83
網膜剥離	206
網脈中心動脈閉塞症	61
毛様体	47
網様体	204
沐浴	242
モザイク	133
モノアミン酸化酵素	133
モヤモヤ病	141
問題志向型記録	230
問題思考型システム	188
問題志向型診療録	188
門脈	267
門脈圧亢進症	180
門脈下大静脈吻合（術）	173
門脈肝炎	179
門脈血栓症	200
門脈血流量	199
門脈臍部	259
門脈静脈	199
門脈大静脈吻合	172

や

夜間陰茎勃起	154
ヤグ	272
薬害有害反応	16
薬剤性大腸炎	69
薬剤誘発性過敏性腎炎	69
矢田部・ギルフォード性格検査	273

ゆ

有核細胞数	150
有効肝血流量	79
有効半減期	245
有効不応期	84
通常体重	260
夕食前	27
遊走阻止因子	140
有熱時	15
誘発電位	84
幽門狭窄症	193
幽門形成術	188
幽門側胃切除	72
幽門輪温存胃切除術	189
幽門輪温存膵頭十二指腸切除術	190
遊離サイロキシン	92
遊離脂肪酸	89
遊離脂肪酸	258
遊離トリヨードサイロニン	92
輸血	42
輸血関連移殖片対宿主病	241
輸血関連性肺障害	252
輸血後肝炎	197
癒着	16, 169, 177, 195, 221
緩やかな胎児心拍数基線細変動	131

よ

陽圧換気	190
陽圧呼吸	188
陽陰圧呼吸法	187
溶液	230
溶血性尿毒症症候群	107
溶血性貧血	99
葉状魚鱗癬	127
羊水	17
羊水指標	18
羊水塞栓症	18
羊水大量吸引症候群	133
羊水量	18
陽性支持反射	194
陽性的中率	190
陽性反応的中度	200
容積	267
陽電子放出断層撮影	177
腰仙部	130
溶存酸素	71
腰椎	121
腰椎穿刺	129
腰椎椎間板ヘルニア	125
腰椎の	121
腰椎-腹腔短絡術	130
腰痛	123
腰動脈	122
腰部脊柱管狭窄症	130
腰椎	132
用量	71
用量(服用量)	66
抑制性シナプス後電位	116
予後	178
4時間ごとに	162
予備吸気量	117

ら

来院時心肺停止	59
来院直後心肺停止	59
ライ症候群	214
ラウン・ギャノン・レバイン症候群	126
裸眼視力	156
ラジオアイソトープ	209
ラテックスアレルギー	121
ラテックス凝集反応	123
ラムゼイ・ハント症候群	209
卵円孔	90
卵円孔開存	178
卵円窓	164
卵黄嚢腫	273

卵管采周囲癒着	177
卵管周囲癒着	195
卵管内胚移殖	245
卵管内胚細胞移植	96
乱視	30
乱視矯正角膜切開術	22
卵実質内精子注入法	111
卵巣過剰刺激症候群	160
卵巣がん	164
卵胞刺激ホルモン	91
卵胞刺激ホルモン放出ホルモン	91, 92

り

リード・シュテルンベルグ細胞	214
リーメンビューゲル	204
リウマチ因子	208
リウマチ性疾患	206
リウマチ性心疾患	209
リウマチ性多発筋痛症	185
リウマチ熱	208
理学療法	195
理学療法士	195
リコール	127
離脱症候群	270
立体撮影	236
リハビリテーション	207
リファンピシン	208
リボ核酸	211
リボ核蛋白	212
リポ蛋白	129
リポ蛋白分解酵素	130
隆起性皮膚線維肉腫	68
流行性角結膜炎	79
流行性肝炎	112
流行性出血熱	79
硫酸亜鉛混濁試験	274
両眼	164
両眼視力	43
両眼同時認知	231
両脚ブロック	36
両室肥大	43, 65
両心室	43
良性潰瘍	43
良性筋痛性脳脊髄炎	137
良性呼吸窮迫症	41
良性上皮腫瘍	37
良性頭蓋内圧亢進	38
良性単クローン性免疫グロブリン症	39
良性乳房疾患	36
良性発作性体位性眩暈(症)	41
両側	38
両側肺門リンパ節腫脹	38
両側卵管卵巣摘出術	42
両大血管右室起始	71
両大血管左室起始	71
量不足	201
両卵管結紮術	42
緑内障	96
リン	165
臨界閉鎖圧	49
リン酸排泄係数	176
臨時	86
リン脂質	183
淋疾後尿道炎	179
臨床心理士	59
臨床認知症評価尺度	50
臨床病理カンファレンス	59
リンパ増殖性疾患	130
リンパ管内マッサージによる間質液吸収促進	140
リンパ球刺激テスト	131
リンパ球浸潤胃がん	94
リンパ球性間質性肺炎	127
リンパ球性白血病	128
リンパ球性脈絡髄膜炎	124
リンパ上皮性病変	125

リンパ節 129
リンパ節症関連ウイルス 123
リンパ節転移 132
淋病 264

る

ループス腎炎 129
ルーY型腸吻合術 217

れ

レイノー症候群 214
レイノー病 206
レーザー 123
レーザー屈折矯正角膜切除術 191
レーザー線維柱帯形成術 131
歴年齢 44
レギュラーインスリン 209
レギュラーベベル 204
レストレスレッグ症候群 210
劣性栄養障害型表皮水疱症 206
レニン・アンギオテンシン・アルドステロン系 202
レニン・アンギオテンシン系 203
レビー小体型認知症 70
レム睡眠 207
連合弁膜症 65
連鎖球菌 237
連続トロンビン時間 237
連続波ドプラー 66

ろ

労作性呼吸困難 71
労作性狭心症 75
老視 191
老人性円板状黄斑変性症 224
老人性角化症 227
老人性認知症 223
老人性脳疾患 221
老人斑 231
老年うつ病スケール 95
老年の 218
濾過率 89
ロゼット形成細胞 208
肋間腔 111
肋間の 109
濾胞性リンパ腫 90
論理療法 207

わ

話声域 233
ワッセルマン反応 269
ワルファリン 270
ワレンベルグ症候群 271

やさしくわかる
医学・看護略語カタカナ語事典

2017 年 11 月 30 日　第 1 版第 1 刷発行

監修者	奥原秀盛（オクハラヒデモリ）
発行人	中村雅彦
発行所	株式会社サイオ出版
	〒101-0054
	東京都千代田区神田錦町 3-6　錦町スクウェアビル 7 階
	TEL 03-3518-9434　FAX 03-3518-9435
カバーデザイン	Anjelico
DTP	マウスワークス
印刷・製本	株式会社朝陽会

ISBN 978-4-907176-20-4　　Ⓒ Scio Publishers Inc.

● ショメイ：ヤサシクワカルイガクカンゴリャクゴカタカナゴジテン

乱丁本、落丁本はお取り替えします。

JCOPY ＜（社）出版者著作権管理機構　委託出版物＞

本書の無断複写は著作権法上での例外を除き禁じられています。複写される場合は、そのつど事前に、(社)出版者著作権管理機構(電話 03-3513-6969、FAX 03-3513-6979、e-mail: info@jcopy.or.jp)の許諾を得てください。

本書の無断転載、複製、頒布、公衆送信、翻訳、翻案などを禁じます。本書に掲載する著作物の複製権、翻訳権、上映権、譲渡権、公衆送信権、通信可能化権は、株式会社サイオ出版が管理します。本書を代行業者など第三者に依頼し、スキャニングやデジタル化することは、個人や家庭内利用であっても、著作権上、認められておりません。